U0228258

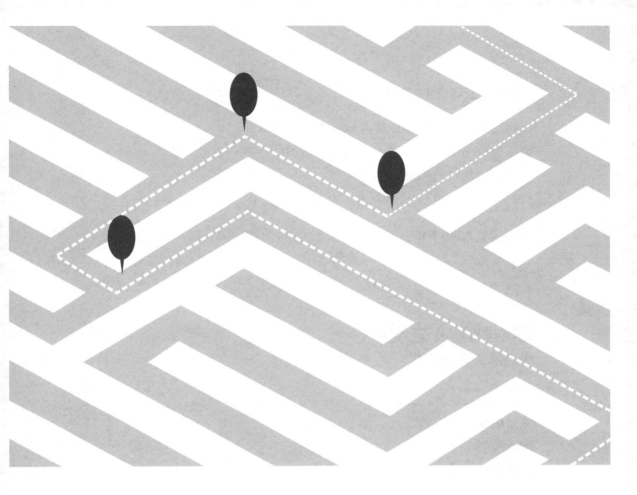

建构解决之道

焦点解决短期治疗

许维素 / 著

Interviewing for Solution
Solution-Focused Brief Theory

图书在版编目（CIP）数据

建构解决之道：焦点解决短期治疗 / 许维素著．—宁波：宁波出版社，2013.5（2025.1 重印）
ISBN 978-7-5526-0529-7
Ⅰ．①建… Ⅱ．①许… Ⅲ．①精神疗法 Ⅳ．① R749.055

中国版本图书馆 CIP 数据核字（2012）第 265947 号

建构解决之道

焦点解决短期治疗

许维素　著

责任编辑	陈　静
责任校对	叶呈圆
装帧设计	金字斋
出版发行	宁波出版社
地址邮编	宁波市甬江大道 1 号宁波书城 8 号楼 6 楼　315040
网　　址	http://www.nbcbs.com
印　　刷	宁波白云印刷有限公司
开　　本	787 毫米 ×1092 毫米　1/16
印　　张	27.5
字　　数	350 千
版　　次	2013 年 5 月第 1 版
印　　次	2025 年 1 月第 19 次印刷
标准书号	ISBN 978-7-5526-0529-7
定　　价	58.00 元

如发现缺页或倒装，影响阅读，请与承印厂联系调换，联系电话：0574-83875165。

序一

骆　宏

　　易学好用、适用广泛、积极正向、最小伤害……由于这些特点，近年来焦点解决短期治疗（简称SFBT）如雨后春笋般地普及开来，这自然也带动了广大心理学爱好者对高品质专业读物的需求。目前国内已经引进了不少国外SFBT经典译著，可供读者选择的SFBT学习用书已不下十余本。但是，作为一名学习和实践焦点的狂热分子，一直以来我都期待着阅读台湾师范大学许维素教授结合了二十年实践经验独立撰写的这本著作！

　　可以说，许维素教授分享SFBT具有三大优势：

　　第一，扎实的理论功底。在已有众多中文版的SFBT著作中，"许维素"大概是译者和校阅者中出现最多的一个名字，而在为数不多的中文研究文献中，"许维素"也是出现频次最高的一个名字。

　　第二，多年本土化实践。尽管SFBT融合了不少东方哲学思想，但终究还是一种生于西方的舶来品，唯有长期专心实践，不断整合本土文化，才能真正做到融会贯通，才能对其精髓心领神会。在这个方面，我以为在全球华人中许维素教授无人能及。

　　第三，丰富的专业教学培训经验。作为台湾师范大学的资深教授，许维素教授不但在大学开有SFBT的研究生课程，近年来在海峡两岸所做的工作坊活动也已经不下百场，这份经历使她深谙SFBT的学习关键。我想，如今在国内谈 SFBT 培训必谈维素老师,绝对不是一句过分的评价!

　　然而,更为重要的是,在与维素教授的接触中,给我留下最大感触的是,她已经不仅仅把 SFBT 当成一种职业工具。伴随着二十年的教学相长,她整个人已然成为"焦点化"的典范。这两年与她多次接触沟通心得,共同策划酝酿焦点活动,即便是闲聊家常,也总能感受到她思维中那种 SFBT 所独有的"人本精神"和"一小步思维"。相信这种感受读者会从书中,在她将 SF-BT 学习心得与大家娓娓道来中有所领略。

　　当前,心理治疗的应用已远非局限在精神卫生领域,在社会工作、学校教育、行政管理、商业服务等诸多领域大都需要借鉴心理学专业谈话的经验。而在跨领域的应用中,SFBT 确实具有自己独特的优势,它的"非病理性"思维方式可以说是对传统心理治疗的一种颠覆,也让心理治疗技术可能成为一种大众都可以享有的谈话工具。这也意味着这本《建构解决之道——焦点解决短期治疗》绝非仅仅是心理咨询和心理治疗专业人员的选读之物,任何对专业谈话甚至自我心理保健感兴趣的读者都可拿来读一读,相信必有所获。

　　正因为这么多理由,我想这是一本国人学习焦点解决短期治疗值得推荐的必读书,也期待着维素老师今后有更多 SFBT 实践心得与粉丝们分享……

　　(作者系杭州市五云山疗养院院长、浙江理工大学心理学系副教授、《焦点解决模式:理论和应用》合著者、《焦点解决治疗:理论、研究与实践》主译)

❧序二❧

赵　然

2012 年的金秋时节，在芝加哥伊利诺伊大学东校区希腊城（Greek-town），接到宁波出版社陈静女士的委托，为好友许维素教授的新书写序，欣喜与责任同时涌上心头。

在 SFBT 落地中国大陆近十年的时间里，SFBT 从无人知晓到慢慢热烈，有太漫长的过程，也有太多的杂音，变质的态势纷纷出现。维素老师不辞辛苦奔波在台北、北京、上海、杭州之间，近些年举办了不下百场的讲座和培训，把 SFBT 的理念、精髓、技术以及宝贵的践行心得和经验教训带给大家。《建构解决之道：焦点解决短期治疗》这本书可以说是维素近二十年经验积累的总结。维素也是我见过的最勤奋的 SFBT 践行者、最忠实的 SFBT 拥护者和最优秀的 SFBT 学者。

对于一本专著的水准和价值，每个读者都是最好的书评家。我在阅读维素《建构解决之道：焦点解决短期治疗》的书稿时，有以下感受和评价，与大家分享。

以咨询师的身份读书：我深刻体悟 SFBT 的人性观，"每个人都有力量、智慧及经验去产生改变""在非常困难的处境下，每一个人都已经尽了全力""一个人会被过去影响，但不会被过去所决定""每个人都希望维持仁慈、道德、礼貌、友善、诚实，希望改善自己的生活，也希望他们所爱、所尊重、所敬仰的人的生活有所改变。"这些观念，当我与来访者坐在咨询室里，去洞悉困扰所在,探索来访者所欲目标,构建解决之道时有巨大的影响力量,甚至决定了我接下来的一句话是如何脱口而出的。在书中,维素用自己的语言,基于二十年的实践经验,从实用的角度,用精彩的案例来展现 SFBT 的核心技术:例外、目标、一小步如何操作,给咨询师更加实用的临场指导,极其宝贵。这不是一位只讲理论,不进行具体实践探索的学者能够给出的。

以 SFBT 培训师的身份读书:实用的 BOX 活动,实在是非常精妙! 信手拈来,在活动中把培训目标、实施途径、方法一一展现,马上可以操作。她怎么可以如此倾囊而出,毫无保留,用 SFBT 的经典问句问维素:"你是如何做到的?",让她有自我赞美的机会。

以 SFBT 研究者的身份读书:我深知一本专著所耗费的心血和撰写的难度。要把国外的一个心理咨询流派介绍到完全不同的文化群体中,而且能够被接纳、可操作,能践行。作者一定要对 SFBT 的哲学理念有深刻而独到的理解,对 SFBT 技术有实际应用和体悟,对 SFBT 的效能和特色有冷静而客观的评估和判断。

以心理咨询师督导的身份读书:也许广大咨询师朋友会同意,我们最不愿意面对的是非自愿个案和危机案例来访者。他们实在太具挑战性,甚至引发咨询师的自我挫败感。在《建构解决之道:焦点解决短期治疗》中,我们看到应用 SFBT 对困难个案的具体应对和处理。而且,详细介绍了 SFBT 督导模式的哲学、效能、构成和特色。对目前正在从事督导工作的专业人士非常具有参考价值。

在写下这些文字的时刻,维素正与儒雅的先生和美丽的女儿在佛州的迪斯尼度过圣诞假期。2013 飘然而至,希望这本书是送给中国热爱 Short Term Counseling & Brief Therapy 咨询师的新年礼物。

（作者系中央财经大学心理系教授、知名 EAP 专家、《员工帮助计划——EAP 咨询师手册》作者、《家庭治疗》合著者。）

自序

　　写书对我来说，与其说是一个成果的展现，不如说是一个学习阶段的汇整。对于焦点解决短期治疗（Solution-focused brief therapy，以下简称 SF-BT）的学习快二十年了。在学习的路途上，有很多收获与突破，但也有不少的挫折与疑问。阅读、整理与思辨文献，对我就是一个很重要的学习方式。除了阅读文献，多年持续接受督导与训练更是促进了我的蜕变，且进行咨询、督导与训练的种种实务中之体会，也激发与维持着我的反思与修炼。这本书，就是在这些脉络下得以诞生的。

　　本书主要分成五篇。

　　第一篇"焦点解决短期治疗的基本精义"，主要介绍 SFBT 的人性观、专业价值等基本精神，并说明 SFBT 晤谈中的基本元素、代表性技巧、重要阶段，最后再强调 SFBT 核心的咨询历程要素，以期读者能先统整地认识 SFBT 晤谈的全貌，也为后面三篇的共同基础架构。

　　第二篇为"焦点解决短期治疗的反思与应用"，主要是用我自己的语言，将多年对 SFBT 的体会，以实用的角度加以介绍。内容包括对于 SFBT 例外架构与目标架构的应用、非自愿来谈当事人辅导、后续辅导以及对学习 SF-BT 的历程等主题进行分享，深具实用价值。

　　第三篇为"焦点解决短期治疗于危机干预与情绪困扰的应用"，先介绍

SFBT 于危机干预以及情绪辅导应用的理论重点,再举例说明各个技巧应用于这些主题时,如何贴近当事人的各种进阶变化应用,颇可被直接加以应用。

第四篇"焦点解决督导构成要素的探讨与应用",则说明 SFBT 如何应用于咨询督导中,包括说明焦点解决督导模式的哲学、效能、构成要素及其特色,以及几个应用模式,以期协助欲学习 SFBT 的咨询师持续成长。

第五篇的附录,主要是收纳了《悼念焦点解决大师 Steve de Shazer》以及《给亲爱的 Insoo 督导的一封信》。这两篇文章都是我在得知两位 SFBT 创始人过世时有感而写,内容包括他们的生平以及接受他们督导时的互动经验,以及深深的诚挚感念。

前四篇的内容,我除了汇整与萃取相关文献之精华以及呈现我的心得之外,各篇整理的架构以及撰写的方式,其实也反映了我学习与应用 SFBT 的重点与历程。除了文章内容撰写之外,第一篇到第四篇中,每一篇还会有十余个"活动 BOX"。这些活动汇集了我多年带领 SFBT 工作坊的训练重点,也撷取与修改了我曾经参与过的多位 SFBT 代表人物的训练中所提供的活动,以及我参加 SFBT 协会所举办每期半年的四次网络课程的督导作业。这些大师包括 Insoo Berg、Steve de shazer、Theresa Steiner、Ben Furman、Alasdier Macdonald、Harry Hoffman、Lance Taylor、Heather Fiske 等,也非常感谢他们的指导与智慧的分享。在各段落所插入的"活动 BOX"用意,即是希望读者通过这些相关活动,除了对 SFBT 各重点与要素更为掌握,也能更加深刻地体验与了解 SFBT 的精神与应用。当然,这些活动也正是欲带领 SFBT 训练者可多加善用的课程素材。

本书之所以可以顺利出版,要特别谢谢骆宏博士引荐宁波出版社,以及宁波出版社陈静编辑的大力支持。没有他们的鼓励与激发,也就没有本书的企划与完成。此外,也谢谢我的研究生,台湾师范大学教育心理与辅导学系陈宣融同学的细心校对与宝贵意见,使本书更具可读性。

这几年,SFBT 的英文著书如雨后春笋般可见,令人欣喜与惊艳,也鼓励喜欢 SFBT 的读者与咨询师能多涉猎这些大师累积自己宝贵经验的第一手资料,并能争取接受他们的实地训练,以有机会窥见与吸收他们对 SFBT 经验之深度内化与游刃有余。毕竟,学习 SFBT 如同进修咨询专业与其他咨询取向一般,是一个辛苦经营的、无法速成的、需形塑自我风格的专业发展历程。所以,希望本书能成为于华人领域中想要学习、精进与培训 SFBT 者的一个重要和暂时性的桥梁;而这,也是我对我亲爱的督导 Insoo 的承诺,要不断推行 SFBT 所完成的阶段实践之一。

目录

第一篇

焦点解决短期治疗的基本精义

随着后现代时代的来临,咨询(counseling)的学派也有所变迁。焦点解决短期治疗(Solution-focused brief therapy,以下简称 SFBT)不同于传统的问题焦点(problem-focused)取向,归属短期治疗之一支,也被称为后现代及社会建构论的派别,是一种心理治疗派典转移的代表(Kim,2006)。SFBT已有二十多年的历史,其起源于 Steve de Shazer、Insoo Kim Berg 和他们的同事,在美国密尔瓦基的短期家族治疗中心通过临床实务结合研究历程逐渐发展出来的(Trepper,McCollum,De Jong,Korman,Gingerich,&Franklin,2010)。SFBT 深受 Palo Alto 策略学派、Milton Erickson 催眠学派、Wittgensteinian 社会建构论及佛教思想等思潮的影响,将对过去的失误与问题的强调减至最低,重视当事人的优势(strengths)与之前的成功经验,可谓"以胜任能力为基础的模式"(competency-based model)(De Shazer,Dolan,Korman,Trepper,2007;Trepper 等,2010)。SFBT 不以病理学的角度来分析当事人的问题成因,因为病理性的标签并没有办法使当事人改变,只会让当事人更卡在他的问题里;相反,SFBT 视心理治疗为一个过程,当事人与咨询师一起建构当事人所欲的目标,咨询师则积极协助当事人发展出不同的角度来看待自己、身处情境、行为与人际模式,而能充分运用既存优势与胜任能力(competence)来发展有效的解决之道(solution)(Kim,2006)。SFBT 也特别着重当事人如何理解自己所关注的议题及身处情境的知觉,同时,咨询师也会以当事人希望问题解决后的不同生活为咨询目标,并与当事人善用其个人优势与内外资源,共同建构出让当事人可以美梦成真的特定行动方式(Trepper 等,2010)。换言之,SFBT 的核心假定是:咨询的目标乃由当事人所决定,而咨询师之任务则是以尊重的、合作的、不评价的姿态,在当事人的参照架构运作内,针对当事人目标协助其建构出具体、正向化、行动化、情境化的小步骤,并平稳地一步步前进(Macdonald,2007)。

于是,SFBT 非常重视当事人的成功经验、力量、资源、希望、小的改变与合理可行的目标,通过解决导向的对话,使得当事人在面对问题时,愿意去思考:对他来说,什么是有效的解决方法,以及这些方法是如何产生的? 如此一来,当事人不会一直陷在问题里,而能减少挫折感,增加自我效能感。所以,SFBT 是采取和当事人合作的方式,秉持正向性及整体性的观点,相信当事人是解决自己问题的专家,重视可能存有的小改变。也可以说,SFBT 是一个着重"改变"的对话,不是"问题式谈话"的对话。治疗的一开始,即积极辨识当事人想不想要改变、知不知道如何改变、是否了解改变的阻力等;治疗过程中,则以各种"解决导向"及"策略性导向"的问话,引发当事人的动机与具体行为的改变,并且帮助当事人了解自己如何可以维持已经拥有的一切、如何再学习欠缺的不足,以及如何评量自己的行为策略等,最后再追踪当事人,强化其改变(O'Connell,2001)。亦即,SFBT 企图引导当事人从"问题式谈话"(problem talk),经由"未来式谈话"(future talk),而能展开"策略式的谈话"(strategy talk)(O'Connell,2001)。

Berg 与 Dolan(2001:1)认为,若为 SFBT 下定义,则可直言 SFBT 是一个"希望与尊重的实用主义"(pragmatics of hope and respect)。在不到三十

年的时间里,SFBT 已广为人知,且多方应用在学校、医院、家庭治疗、心理卫生、儿童与社会福利、收容机构与监狱司法系统等范畴(许维素、郑惠君、陈宇芬,2007;许维素、蔡秀玲,2008;Castro & Guterman,2008;Franklin,Moore,& Hopson,2008)。SFBT 在台湾的发展有近二十年的历史,于实务界深获好评,特别是对于青少年、非自愿当事人、社工界以及学校辅导的适用性,尤为突显。近年来,在中国大陆也逐步发展,特别为企业咨询所应用。在 SFBT 的疗效部分,Stams,Dekovic,Buist,de Vries 于 2006 年(Macdonald,2007)针对 SFBT 21 个相关研究进行综合的元分析,结果发现:于婚姻及精神疾病等问题上,SFBT 比行为学派更有帮助;大人比儿童更喜欢SFBT;于收容机构的当事人较之非收容机构的当事人更接受 SFBT。由此可知 SFBT 的疗效,如同 Kim(2006),Stams 等人(Macdonald,2007),Macdonald(2007)及 Trepper,Dolan,McCollum 和 Nelson(2006)于汇整 SFBT 的研究后宣称:SFBT 可以产生小而正向的治疗效果,且特别在个人行为改变上有所成效;虽然 SFBT 没有比其他学派的疗效更高,但具有与其他学派一样程度的效益。不过,对于特定议题以及某些类型的当事人(如某些接受传统治疗方式无效者)来说,SFBT 所需的晤谈次数更少却更具经济效益,甚至比其他取向更能满足"当事人自主的需求"。虽然不是说 SFBT 可以适用于所有人与所有事情,但是,所有的人与事皆可以试着采用 SFBT 这个取向来加以协助或介入(Macdonald,2011)。故此,SFBT 为一个有时间限制的目标导向治疗,不重视过去历史,更致力于对现在及未来的看重。于现代社会中,SFBT 是一个相当值得推广的咨询派别。

于本篇中,汇整 SFBT 相关文献重点,先介绍 SFBT 的基本精神、基本元素、代表性技巧、重要阶段以及咨询历程要素,最后以学习 SFBT 的历程作总结,以期读者能统整地认识 SFBT 的全貌,并为后面三篇内容的基本理解搭建框架。

一、 焦点解决短期治疗的基本精神

SFBT 的重要基本信念包括(Trepper 等，2010)：

1. 基于建构解决之道(solution building)，而非问题解决(problem solving)。

2. 治疗的焦点应在于当事人所欲的未来，而非过去的问题或现在的冲突。

3. 当事人被鼓励去增加现今有效行为出现的比率。

4. 问题不会总是一直在发生。问题应出现时刻而没有出现的例外(exception)，可以被当事人与咨询师用来共同建构解决之道。

5. 咨询师帮助当事人发现：对于目前不想要之行为模式，发展出其他选择。

6. 与行为治疗介入及技能建构取向之不同，乃在于 SFBT 相信解决之道的相关行为已经存在于当事人身上。

7. 声称小改变的增加会导致大改变的出现。

8. 当事人的解决之道，不必然会与任何被当事人与咨询师加以确认的问题有着直接的关连。

9. SFBT 咨询师如何邀请当事人建构解决之道的必备晤谈会话技巧，乃与那些针对当事人问题进行治疗之派别策略，有很大的不同。

SFBT 对人的看法，可谓人性本善价值的展现(许维素，2011b)：

1. 每一个人都是独特的，虽然不见得都能做到想做的事情，但都是有资源与潜能去解决自己的问题，同时也知道自己的目标与方法的。

2. 每个人都有力量、智慧及经验去产生改变。

3. 人们是拥有惊人的资源的，尤其当他们被允许时。

4. 一个人会被过去影响，但不会被过去所决定。

5. 人们拥有自然的复原力，也会持续运用这个复原力来改变自己。

6. 当事人不等于他们的问题；当事人是当事人，问题是问题。

7. 在非常困难的处境下，每一个人都是已经尽了全力的。

8. 解决之道即在个人经验之中，只有当事人最了解自己的状况。

9. 当事人是带着解答而来的，只是他们不知道自己已经知道答案了。

10. 一个人是愿意努力实践自己构想出来的意见的。

11. 每个人都希望被人尊重，也愿意尊重别人。

12. 每个人都希望自己是好的、可以更好的，也希望别人过得好。

13. 人们是希望维持仁慈、道德、友善、礼貌、诚实，希望改善自己生活的，也想使他们所爱、所尊重、所景仰的人的生活是有所改进的。

14. 每个人都希望与别人和睦相处的，希望被别人接纳，并归属于某个团体的。

15. 人们都希望留下正向美好的足迹，并对世界具有正面的贡献。

明显可见，SFBT 强调发展性、复原力与去病理化，相信"复原"乃开始于当事人愿意改变的那一刻。SFBT 也十分强调，人们不会只被过去、心理疾病等所局限，人们是可以创造出自己想要的未来的，而且，聚焦于未来的探讨将会比探索过去更可提升能量，尤其人们在足够的社会支持下，将会走出所要的不同人生道路。因而，于 SFBT 晤谈中，咨询师会特别看重与开发当事人想要有所不同、已有过的成功经验或者他们已经试着改善问题情境的作为等"可能性的征兆"（hints of possibility）之所在，并将其用之于建构解决之道。

活动 BOX1－1：可能性的征兆

进行方式：

1. 咨询师五至六人一组，针对下列案例简述，寻找值得加以探究深入、可能用以建构解决之道的"可能性征兆"的所在，例如：(1)当事人想要有所不同；(2)已有过的成功经验；或者(3)他们已经试着改善问题情境的作为。

2. 小组进而讨论，探索可能性的征兆、所反映出来的人性观与专业价值和与传统其他咨询取向的差异。

案例简述：

建华主动来晤谈，想讨论的主题是如何使自己可以不会生气。他认为生气是一种不科学、不理智的反应，尤其对他这一位相当受器重的优秀主管来说更是如此。在平常的生活中，他给人的印象总是温文有礼、有条不紊，只有在和助理相处时，才会有生气的反应。他和助理的冲突是：当他客客气气地告诉助理哪里该改进时，他的助理会嬉皮笑脸地说"小事一桩"，然后岔开话题乱聊。后来略有改进，但未全改。于是，当助理再用类似的态度对待他时，他因为担心上级的要求以及自己的责任问题，便直接指责他的疏失，摔助理的企划书，说他不负责任。事后知道助理跟其他人在抱怨他，很想出面澄清，但又担心事情反而闹大，所以没有任何动作。他觉得目前自己这样的情况真的很不好。

可能性征兆的举例：

＊ 建华对于如何当一位好主管有他的想法。

＊ 建华对于自己的情况有所觉察且努力想改变。

＊ 建华曾尝试以不同方式来处理助理的事情。

与这样的人性观相对应,SFBT 对专业的基本承诺与认同,以及评量咨询专业可被接受度的专业价值(professional values),De Jong 和 Berg(2007)则认为有以下几点:

(一)尊重人类尊严

SFBT 强调当事人这个人的所有面向都必须被接纳,不同于当事人生活中的其他人,咨询师不对其任意评价,而此也成为合作咨询关系的重要基础。当然,接纳不等于是同意当事人的不当行为。接纳的重点在于,对当事人而言什么是真实的,而非什么是对的。焦点解决晤谈方式是接纳当事人的知觉(perception),并在其参照架构(reference frame)中工作的,并将晤谈中出现的解决方法加以脉络化(context)、考量了当事人身处环境的价值观,毕竟,与人连结会使人产生价值感与提高尊严。亦即,焦点解决晤谈会邀请当事人成为自己与生活的专家,并在晤谈过程中表示当事人的知觉是最有价值、最为重要的资源,而使每位当事人拥有并提升个人价值及尊严感。

(二)个别化服务

尊重每位当事人的独特性与差异性是焦点解决晤谈的基础,而此也是人类之共同渴望。所以,SFBT 咨询师会采取"未知"(not-knowing)的态度以及保有"身后一步引导"(leading behind one step)的弹性,持续在当事人的参照架构及其自身语言中寻求确认与澄清个人化目标,并从每位当事人特殊生活事件所产生的例外(exception)经验及应对(coping)策略中,逐步建立起具个人意义的解决之道,而此也可提高多元文化的胜任能力。

(三)助长当事人的愿景

SFBT 强调引导及培养当事人的希望感,提供当事人有可能改变的未来,并且利用当事人自身参照架构,对问题创造出新颖且较佳解决方法的愿景,如此将能助长当事人的希望感与动机,减少对咨询师给予建议的依赖,而实践了个别化服务及提升当事人自我决定的专业价值。

（四）以当事人的优势为基础

SFBT 相信，尽管生活艰难，每个人仍然拥有能提升与改善生活质量的优势力量。SFBT 强调探索及澄清当事人的例外经验、持续赞美当事人的优势力量及小小成功，并以此与当事人连结。特别是，当咨询师能聚焦于当事人的优势力量上，将能使咨询师远离评断或责备当事人的诱惑，也不易对当事人产生负向刻板印象，甚至咨询师反而能转而察觉：即使在最困难的环境、情境中，当事人又是如何能设法存活下来的。亦即，SFBT 认同助人专业者应有义务让当事人因自己独特的优势而自我赋能，而此也成为 SFBT 的代表标志。

（五）鼓励当事人参与

SFBT 强调咨询师协助当事人学习自助，且咨询师是与当事人"一起"（with）工作，而非"对他"（to）或"为他"（for）工作。亦即，咨询师在晤谈中参与当事人所关注的事情与重视的经验，来与之合作；咨询师会特别去引导当事人定义奇迹的未来、界定例外经验以及探索过去的成功优势，如此，将使当事人更容易与咨询师合作，并主动参与及投入于晤谈之中。

（六）充分提高当事人的自我决定

SFBT 认同当事人拥有自己做选择与决定的自由权利与需求，以能成熟发展"我是谁"的观点；SFBT 也相信当事人的自信心与满足感，是来自于自身责任的履行以及善用使生活更为成功的最佳选择，绝非是因为咨询师为他做了什么事所致。因此，焦点解决历程会邀请当事人界定生活中的问题为何，也会邀请当事人专注于构想更满意的未来以及现存的期望、动机与信心程度为何，以积极培养与助长当事人的自我决定，并让当事人通过建构解决之道的历程来对自己的生活负责。使当事人的自我决定最大化，应是 SFBT 最被强调的专业价值。

（七）助长转移性

为了使当事人可以将晤谈期间所学的解决之道转移应用于其他生活事件中,焦点解决晤谈让当事人对自己的内外在资源、过去的成功及力量之觉察变得更为敏锐,也会给予当事人去确认外在资源的机会,同时,还会进而与当事人讨论如何维持进展以及如何类推到其他情境中加以应用。

（八）极大化当事人的赋能感

SFBT 是一个赋能导向的取向。焦点解决问句能够借由形成当事人自身的目标(goal),整合其内在力量及家庭、社区等资源;同时,SFBT 会促进当事人增进对自己的反思与觉察,并且更加懂得连结、运用与扩大自己解决导向的相关资源,最终,在心智与知觉有所转变后,对自己的生活产生了合理的控制感与改变力,以及拥有与增进了赋能感。

（九）保密性

咨询历程中,保密于咨访关系的信任发展过程中是相当重要的。SFBT不深究负向故事与过去历史,也不需要协助当事人揭露重要议题之详情,如此乃创造了更深层的保密脉络,如此也更不容易遭遇到所谓当事人抗拒的问题。例如,评量分数的运用,让当事人可以表露自身的观点,但无须说明不想透露的个人故事。亦即,SFBT 让当事人可以自行决定:为了建构解决之道,于晤谈中,需要以及想要谈论哪些内容,如此创造了一个更为深层的保密脉络。

（十）促进一般化(normalizing)

对于当事人的状态与情绪(feeling),SFBT 会加以接纳,并会反映这些情绪与状态在生活脉络中是有原因和意义的。如此,将能助长当事人一般化的想法。SFBT 常会运用"暂时性"的语言,借由引导当事人,于这个阶段的处境下,得知如何重复使用并超越过去的成功经验与有效应对策略,而鼓励当事人变得较有希望感并能接受更为实际的做法,尤为重要的是,当事人常会通过应对问句产生要如何与痛苦或失能"共处"、"共同生活"的新想法。此外,能够与一般人一样平等的一般化,对身心障碍者来说,甚至是所谓的首要目标。

(十一)监测改变

在焦点解决晤谈中,咨询师会一直监测当事人的改变,也会不断引导当事人具体评估自己改变的速度与方向。这些改变的发现,往往能促发当事人觉察被自己遗忘的优势力量。尤其,若当事人有具体改变时,咨询师会深入探讨其涟漪影响效应,以带出滚雪球效果,并促使当事人可以将改变维持与类化应用。当然,若发现没有进步或某一方法无效时,咨询师则会鼓励当事人做些不同的尝试,好让当事人保持在"进行实验"的努力与合理期待中。

因着上述之专业价值的观点,SFBT咨询师持有积极、尊重、希望感的态度,也不评断当事人、不假设当事人行为背后的意义与动机。当然,SFBT承认咨询关系中是有位阶存在的,但是SFBT认为咨询关系一定会比独裁制度更为平等、尊重及民主(De Shazer等,2007)。SFBT认为咨访关系是重要的,是可以鼓励与催化当事人改变的,并不同意其他取向认为咨访关系是当事人改变的重要核心,或造成当事人改变的媒介。亦即SFBT,视咨询关系有如"可以把药吞下去(改变过程中)的一匙糖"之元素,咨询师会温暖和善地对待当事人,但是更会强调当事人以自己的方式来寻求改变的发生(Berg & Reuss,1998),而当事人的动机更可视为是晤谈关系的一部分(Harry,2011)。因而,SFBT强调,当事人与咨询师是一个治疗的团队,乃相互合作、一起进行实验。咨询师是"催化当事人目标与解决导向者",是"邀请"的专家,当事人是他自身生命与生活的专家,为治疗过程的"决定者";SFBT咨询师是以顾问及合作伙伴的关系,来协助当事人达成目标。

明显可见,不同于传统心理治疗是以"读者焦点"(reader focus)看重潜意识机制及隐含动机,SFBT是为"内文焦点"(text focus),即:当事人所提供的信息、所使用的语言、所拥有的理解、所连结的思想及其对个人的影响等表述,是被充分看重及被运用的。当咨询师能精准配合当事人的语言运用方式(language matching)时,便掌握了与当事人快速建立关系之关键(Macdonald,2007)。换言之,咨询师必须向当事人探问求知,由当事人来教导咨询师如何帮助他,而不是一位治愈或修理当事人的人(许维素,2011b)。如此,对照于传统以问题为焦点的取向,非常依赖咨询师所拥有不为当事人所知的绝对专家知识来进行晤谈,SFBT 是十分不同的咨询派典(De Jong & Berg,2012)。当然,虽然 SFBT 认为详细的历史探究并非必要,但是基本的背景脉络、当事人想表述的内容故事或阻碍晤谈进行的背景资料,咨询师仍会加以了解与倾听之;且于有必要时,亦会对当事人进行安全评估(safe assessment)(Macdonald,2007)。

在 SFBT 如此独特的基本精神之下,SFBT 历程中存有与一般咨询晤谈共通的基本技巧,常是较少被着墨与强调的,甚至有些咨询师还会以为 SFBT 并没有基本的咨询技巧。然而,缺少基本的咨询技巧训练,咨询师其实难以将 SFBT 顺利推进。同时,又因为 SFBT 深受后现代思潮、社会建构论、MRI 系统观、Erickson 催眠学派的影响,其基本技巧虽然与一般咨询技巧有其共通性,但仍有其偏重之处与特定的意图。故于此先介绍 SFBT 基本元素、基本技巧、代表问句技巧,以及晤谈的重要意图与方向,继而再阐述 SFBT 晤谈过程的阶段与要素。

 活动 BOX 1-2:焦点解决思维的体验

进行方式:

1. 于 SFBT 训练课程中,咨询师两人一组,进行访谈(而非进行咨询辅导)。

2. 一人扮演受访者,一人扮演访谈员。访谈员根据下列两组问句,一一访谈受访者。访谈员可依据需要自行将问句修改得更为口语化;受访者则根据个人一个较为轻微的困境,逐一回答访谈问题。每个人被访问约 10 至 15 分钟。

访谈问题:

第一组

(1) 你最近遭遇的一个困境是什么?

(2) 发生这样的事情,你的感觉与想法是什么?

(3) 这个困境持续了多久? 对你造成的影响是什么?

(4) 你认为这个困境何以会发生? 又是谁造成的?

(5) 你曾经用过哪些方法来处理这个困境,你想何以会失败?

(6) 因为处理失败,你的感觉与想法又是什么? 对你又造成了什么影响?

(7) 你觉得目前是什么阻碍了你突破困境?

第二组(焦点解决取向)

(8) 你最近遭遇的一个困境是什么? [与第(1)题同一个困境]

(9) 你希望这个困境最后的解决情况或者最美好的结局是什么? 如果发生了,你的状况会有什么不同?

(10) 这个困境何时没有发生(或比较不严重)? 何以能如此?

(11) 当你面临这个困境时,什么力量支持你支撑与面对?

(12) 若询问你周围的好朋友,他们对于你面临这个困境,会给你什么样的建议(或鼓励、肯定)?

(13) 你觉得你需要什么资源或力量来帮助你处理这个困境? 你要如何找到这些资源?

（14）若你想要的结果是 10 分的话［第（9）题］，你目前在几分？若具有前述资源后［第（13）题］，又可以再到达几分？因此，你觉得需要跨出的"第一小步"是什么？

3. 完成访谈后，两人角色互换，并完成前述流程。

4. 同组两人皆接受访谈后，则根据两组问句访谈对同一困境的引导方向，所产生的效果之差异，进行相互分享与讨论。

5. 于课堂上进而讨论，"以问题为焦点"以及"以解决之道为焦点"两个取向派别，在晤谈焦点及使用问句上，各有何重点（可参考下表，Macdonald，2011）。课程带领者加以补充及汇整。

信念：

以问题为焦点	以解决之道为焦点
* 抱怨	* 目标
* 过去	* 未来
* 何者有问题	* 何者有效用
* 对问题的假设	* 正向特质与优势
* 缺点	* 资源
* 僵局	* 进展
* 何处被控制	* 何处有影响力
* 咨询专家知道最多	* 双方的合作
* 复杂化	* 简单化
* 顿悟	* 行动
* 预测	* 第一小步

问句型态与意图的差异:

以问题为焦点	以解决之道为焦点
* 专家如何帮助你? * 你认为的问题是什么? * 在你目前的症状之下,还有什么更深层的问题? * 你可以多告诉我一点关于问题的部分吗? * 我们如何了解存在于过去的问题? * 需要多少次的晤谈?	* 你对晤谈成功的定义是什么? * 你想要改变的是什么? * 我们澄清了什么议题,是你想要专注讨论与改变的? * 我们可以探讨更多关于例外的部分吗? * 没有问题的未来会是什么样子? * 需要什么才能到达目的地?

 活动 BOX 1－3:维持在焦点解决的思维脉络之中

进行方式:

1. 请 SFBT 训练课程中的咨询师,以下列题目检查自己对于各题目观点的认同度(Macdonald,2011)。

2. 找出个人认同度最低的三题。

3. 针对低认同度的三题,找寻课堂中之高认同者,并访问何以其认同度为高。

4. 最后,四人一组,讨论与分享这些题目的观点可以如何协助咨询师维持在焦点解决的思维脉络中。

问卷题目	毫不认同	低度认同	中度认同	高度认同
1. 问题就是问题本身,当事人不是问题。				
2. 问题是发生在两人的互动之间,而不是在这两人身上。				
3. 问题不尽然就是暗指当事人有缺陷。				
4. 问题不总是一直发生或出现;例外是存在的。				
5. 复杂的问题不尽然需要复杂的解决方法。				
6. 过去的事件发生已经发生了,探讨过去的成因会引发责难;而目标是根据未来的责任来发展的。				
7. 积极于探讨没有问题的未来,甚至无需一定要了解过去的行为。				
8. 诊断,并不能决定未来。				
9. 许多改变虽然微小,但却是非常有价值的。				
10. 改变可以通过对话历程而发生。				
11. 在尊重当事人语言表述下进行工作,别猜测当事人的弦外之音,因为那可能只是咨询师自己的诠释而已。				
12. 积极寻找什么是有效的,而非什么是有问题的。				
13. 当事人已经拥有对问题的解决之道了,只是需要被协助去发掘而已。				
14. 由当事人产生的解决之道会是更有意义、更能达成以及更有成就感的。				
15. 对有些人有效的方法,不见得对这位当事人有用。				
16. 增加当事人的选择空间,将能促使当事人行为的改变。				
17. 当事人的目标必须是对他有意义,而且也需要是符合法律与伦理的。				

二、焦点解决晤谈基本元素与代表性技巧

SFBT 聚焦于当事人如何改变,因而所使用的语言亦是有关"改变"的语言。在晤谈过程中,咨询师全神贯注地倾听与理解当事人的词汇及其意义,特别关注于他们重视什么、想要什么以及相关的成功经验,然后进一步思考、形塑与提问下一个问句,并且尽量于问句中并入当事人的用字。于当事人的回答中,咨询师会尝试从当事人的参照架构持续倾听与理解当事人,然后根据当事人的回答再接着形成下一个问句,而这些 SFBT 的问句往往隐含着对当事人的能力与专家地位的肯定。亦即,通过咨询师倾听、理解、连结以及当事人的回应,咨询师与当事人一起共同建构了新的、不同的意义;当事人也因着参与发现与建构自己拥有正向能力的过程,而使晤谈朝向建构解决之道及创造出更令其满意生活的方向前进(Trepper 等,2010)。是以,如同其他咨询技巧一般,SFBT 的技巧是容易理解但却不容易熟练运用的技巧,因为 SFBT 技巧所反映的是,咨询师对生命与生活各种情境与脉络的深度接纳与理解(许维素,2009b)。

SFBT 为人所知的是其提问的代表性问句,然而在 SFBT 晤谈中,如同一般咨询,仍然有着非常重要的基本元素与基本技巧。若缺乏这些基本元素与技巧的功能发挥,SFBT 的代表性问句将无法妥善提出,SFBT 晤谈亦无法流畅进行。故,以下介绍的技巧,是 SFBT 引导与催化当事人能保持正向叙说,并与当事人建立关系的基本态度与技巧(许维素,2009 a & b)。

(一)倾听与理解

1. 建构理解基础

Bavelas、Healing、Tomori 和 Gerwing(2010)通过研究 SFBT 大师逐字晤谈历程,首先提出 SFBT 晤谈中"理解基础"(grounding)的存在性与重要性。"理解基础"是一个倾听者与发言者相互协调的系列行动,有了这个"理解基础",才能确保晤谈对话每一片刻所说的内容,都是被双方所理解的。

建立彼此的"理解基础"的过程,是双方彼此合作的一个微观历程。这一过程是可以被观察的,因为双方都有具体行动。其行动包括:发言者传递讯息,倾听者确认理解与否,发言者再确认与得知倾听者是理解的,或纠正被理解的讯息(Bavelas 等,2010)。换言之,一个共同"理解基础"最简单的模型包括三个系列步骤:(1)"呈现"一些新讯息的说话者;(2)一位"显示或展现"他了解或不了解新讯息的接收讯息者;以及(3)说话者"体认"到接收讯息者正确或不正确地了解他(De Jong & Berg,2012)。

咨询师常是晤谈对话中的倾听者,当事人常是发言者。有时,晤谈中倾听者的确认可能很短,如"嗯哼",而发言者再去确认咨询师的理解也会是很含蓄的,或会假定已被理解而继续发言下去;有时,倾听者的反应会很明确,如复述当事人的话或换句话说,而发言者也可能很明确地表示他被理解了(Bavelas 等,2010)。例如:

发言者:我们从台北市来。
倾听者:台北市在台湾。
发言者:对啊。

"理解基础"所展现的一个功能是,当倾听者与说话者发现没有理解对方时,他们会进而澄清之。若没有理解基础,对话中接收的讯息是较不正确且较不具效益的。"理解基础"还具备的另一个功能是,双方会共享着一个共同的基础:他们知道彼此是共享这个基础的,而且,是他们一起共同建构了这个"理解基础"(Bavelas 等,2010)。所以,SFBT 的咨询师与当事人在"理解基础"之中共同合作,而"理解基础"让 SFBT 的咨询师可以通过对当事人的知觉及参照架构的了解与尊重,对当事人的生活与生命脉络拥有全貌性的认识,而不会只限于某个层面的关注而已。"理解基础"除了是双方合作的重要基础外,同时也是咨询师之后要提出适合当事人思考的问句以及推进晤谈的重要资源。

因此,SFBT 咨询师会十分重视当事人所表述的一切,并且持续抱有好奇的心。咨询师常思考的会是,要如何提出合宜的问句以及要做什么,才会使当事人回到他的实际生活中能有所帮助;而咨询师好奇的是,当事人想要的生活以及想成为什么样的人,而此,便会与当事人共同建构了这一"理解基础"。与此同时,明显可见 SFBT 咨询师需要去汇整当事人所言,但又需要保持其原貌,不分析或过度剪裁,其实存在一个很高的难度(Harry,2011)。由此可知,SFBT 晤谈中所强调的"理解基础"的概念类似于"咨询关系",但更强调"理解"的意义与价值,是 SFBT 晤谈十分重要的基础,也常常是许多认识与学习 SFBT 的咨询师非常容易忽略与产生误解之处。

2. 倾听

晤谈的对话是一个"共同建构"的沟通历程。于晤谈的对话中,往往包含了一些要素:语言内容(不是摘要或被纠正过的)、有意义的声音(如笑、叹气)、声韵质量(如音调、音量、加重音、速度)、可补充所表达之文字意义的脸部表情(如微笑、看起来是有兴趣或疑惑的)、姿势(补充说明用词的意义)、眼睛注视的对象与方式等,而这些要素的整合成为一个整体的讯息。通常,发言者(当事人)直接对倾听者(咨询师)说话,且一直在为自己设计着这个沟通过程的内容与方向,而倾听者(咨询师)会同时表示着理解,也会说话、摘要或提出问句。所以,倾听者(咨询师)虽名为倾听者,但实际上是会影响这个对话过程的发展的(Bavelas 等,2010)。

心理治疗最有效的一个要素是:当事人觉得咨询师是倾听(listening)着他,并且尝试去理解他(Harry,2011)。有趣的是,在倾听的过程中,不同的咨询派别,会因为理论取向的差异而有不同选择的倾听重点(Harry,2011);例如一般的咨询认为所谓的倾听,是了解与抓住当事人沟通的讯息,不论是语言或是非口语、清楚或是模糊的,都要能听出当事人想要表达的内容,并能筛检出背后感觉的线索(林美珠、田秀兰,2000)。虽然 SFBT 也认为倾听是非常重要的基本技巧与态度,咨询师也会耐心倾听当事人的诉说,毕竟这对当事人来说,故事诉说会有宣泄其挫折情绪的作用,然而,SFBT 咨询师却也会适时让当事人思考与表达:当事人究竟希望咨询师听到他说什么,才会对他是有所帮助的。同时,在倾听的过程里,SFBT 咨询师是以"建构解决之道的耳朵"在倾听着当事人说出的故事,也会倾听出当事人未说出的角度——那些有能量、有意义的部分。换句话说,在焦点解决晤谈的过程中,当事人的抱怨被视为是解决之道的重要基石。不过,咨询师需要放下个人的参照架构,努力地去倾听出什么人与什么事情对当事人来说才是重要的,并且刻意捕捉当事人诉说中有关正向资源优势及例外的成功经验。当咨询师能找出可能性的讯号,且使用"并入当事人的用字"的未知问句来询问当事人更多细节时,咨询师的非口语沟通的展现便会自然地倾向于搭配对当事人发言的内容,以一个统整的状态呈现。在此同时,晤谈的过程亦将会获得四个重要的结果:(1)咨询师很快会聚焦在当事人参照架构上的某些重要环节;(2)此将会阻止咨询师养成评估当事人话语的习惯,而能更尊重与理解当事人所言;(3)可预防过早从倾听者的观点来解决问题,转而能协助其扩大知觉并探讨各种解决之道的可能性;以及(4)咨询师不会只忙着使用 SFBT 的相关技巧,而未能仔细倾听当事人在乎的事,或未能对当事人的处境表达自然同理,如此,当事人也就不易对咨询师感到不满(De Jong & Berg,2007 & 2012)。

此外,在助人过程中,相当重视咨询师倾听时的非口语行为,包含:说话的语调、身体的姿势、眼神的接触等。咨询师的非口语行为常被认为是显示其有无专注倾听当事人说话的表现;而咨询师非口语的态度,如何以身体、声音、表情等媒介,表现出尊重、温暖、专注的态度,是非常影响咨询能否建立一个支持性气氛的关键因素(林美珠、田秀兰,2000)。不过,非口语行为固然重要,但 SFBT 更重视咨询师所使用的言语与问句。因为,SFBT 认为,当咨询师学习停止以自己的参照架构来解读当事人的叙说,而仔细地倾听"谁"和"什么"对当事人是重要的时,非口语技巧与倾听的态度就会自然而然地展现。当然,在专业晤谈中,任何派别取向的咨询师仍需注意避免出现不适宜的非口语行为,例如:不安于座位上、奇怪的眼神、令人分心的姿势等,以使咨询能顺利进行。也就是说,SFBT 相信专注倾听与使用当事人的用字会是很有疗效的。因而 SFBT 咨询师需要时时思考自己到底选择倾听了什么内容及需要询问什么问句,如此,方能证明咨询师是一直在尊重倾听着他们的诉说。而且,SFBT 并不是不注重咨询师的非口语行为,而是让专注倾听的非口语行为在通过专注于彼此的语言互动中自然地展现。如此一来,咨询师不但不会因为要去注意自己是否有表现出专注倾听的样子,而疏漏了当事人所要表达的重要讯息,反而能同时自然而然地展现其专注的非口语行为,且不显得做作(De Jong & Berg,2007)。

综言之,在一般助人专业的基本教育,是强调通过倾听来筛检并评估当事人,并着重于情绪线索的检视。但是,SFBT 却强调,倾听是协助咨询师形成后续介入技巧的关键。通过倾听出对当事人来说重要的人、事、物,从中寻找正向讯息及成功的例外,并企图厘清与遵循当事人的参照架构,以当事人为专家的角度,来协助当事人解决问题。因而,SFBT 之倾听所偏重的重点,是有其独特之处的(Bavelas 等,2010)。

3. 自然同理的态度

Carl Rogers 认为咨询师需具备的特质之一是"正确同理性(empathy)的了解",即是要能进入当事人的主观世界,深入地了解他的感受,与当事人同在一起,其目的是鼓励当事人更接近自己,更深更广地去感受,并能确认和处理存在于内在的不一致(修慧兰,2002)。亦即,一般助人咨询认为,当事人的情绪乃和当事人所说的内容同等重要,因此情感反应是助人中最重要的技巧之一,因其可帮助当事人指认、澄清和表达感受,并让当事人深入探索其感受,同时也成为建立关系的必备原则,如此,晤谈才能继续前进以解决他们的困扰(林美珠、田秀兰,2000)。

然而,SFBT 则认为,针对当事人的情感进行详细的对话或许可以促进同理,也可提升彼此间的正向关系,但是,SFBT 并不认为应该将情绪独立于认知与行为之外,也不视情绪为问题的肇因,因为,一个人的知觉是整体的、有其道理的、有其脉络的(De Shazer & Miller,2000),而独立探讨情绪可能会将咨询师专家角色的解释,强加在当事人的困境和解决方法上,而创造出倾向于视情感为导致当事人困境的对话脉络,这将会限制合作关系的建立,进而阻碍了当事人去扩展建构解决之道的知觉(许维素,2011b)。所以,SF-BT 的咨询师倾向采用自然倾听之的“自然同理”(natural empathy)态度。“自然同理”是表示倾听者已经留意到对方所描述的内容,但是以一种更真实、更表达关心对方的方式来回应之。如当事人叙述她的丈夫不愿意回家吃晚餐而让当事人苦恼时,咨询师的回答为:“噢,不!”——有如一般人在倾听时的自然反应。之后,SFBT 咨询师便会开始探索当事人想要有些什么不同,或者当事人可以做些什么来启动他的优势之处以建构解决之道(De Jong & Berg,2007)。

换言之,SFBT 认为咨询师的同理,不一定与当事人的改变有绝对的相关,但却会影响到“理解基础”的建立以及咨询关系的发展。SFBT 认为咨询师的同理心,是穿透当事人生命的经验,并专心倾听当事人的一切,所以在SFBT 的晤谈过程中,咨询师会展现对当事人情绪的接纳与理解,但是,不会特别重于负面情绪或语言的同理,反而是强调咨询师对当事人整个人及全体知觉的同理与理解。亦即,SFBT 所强调的是,咨询师能够进入当事人认知、情感与行动的整体主观世界,并且进行反应,但是不会陷在当事人的困难与情绪里(许维素,2011b)。所以,对 SFBT 而言,自然同理不是一个单独的技术,而是持续贯穿于整个晤谈过程中的一种专业态度与能力。

4. 一般性与明确性的回应

身为倾听者,SFBT 的咨询师于对话中的角色还包括给予一般性回应(general response)与明确性的回应(specific response)。一般性回应是指并不特别明确的说话内容,如说"嗯哼"、"好"或者点头,在晤谈大多的时候都是很合宜的反应。明确性回应指的是,在某一特定时刻,如当事人的样子是重视的、放松的、退缩的或用手势等时,咨询师紧接着当事人所说的内容而发言。这段发言在特定的时刻是合适的,但对别的时刻则不见得合宜。

当事人的目标、例外、一小步、进展,常是明确性回应的重要向度,其如:

当事人:我有改变了。
咨询师:有改变啊!

有时,咨询师会以一般性的用字放在一个明确性的反应中,这可用来表示同意(如"当然")、表示听到(如"你有四个孩子啊"),以及表示了解("噢,原来如此")。例如:

当事人:我的孩子想自杀。
咨询师:嗯哼(很用力地)。

研究显示,一般性与明确性的回应需要紧紧跟随着当事人叙说内容的轨道;而且,有时若咨询师没有做出明确性回应,甚至会瓦解当事人这位发言者的叙说历程。当然,咨询师会跟着彼此眼神的注视与观察当事人的非口语讯息,而自动调整这些回应的方式(Bavelas 等,2010)。

活动 BOX 1－4:何谓倾听?

进行方式:

1. 于训练课程中,请咨询师两人一组,一人扮演发言者,一人扮演倾听者,进行一个实验活动。请发言者自由发表一个主题,约2分钟,倾听者则故意做一些反应与动作(如打呵欠、打断),而让发言者"有讲不下去"的感觉。

2. 时间到时,两人交换角色。

3. 两人小组讨论"什么行为会破坏谈话的进展",并进而讨论"何谓倾听的表现"。

4. 课程领导者整理与补充"何谓咨询中的倾听表现",并介绍SFBT特别看重的自然同理、一般性与明确性回应。

5. 接着,再进行另一个实验活动。请发言者表达一个主题,约3分钟,而扮演倾听者需要表现出自然同理的倾听行为,并且,在听发言者说话时,以一般性及明确性回应的方式来表示自己的专注。

6. 时间到时,两人交换角色。

7. 之后,两人小组讨论对于第二个实验活动的过程有何感想,这样的倾听行为有何效果,并且,针对这个实验活动的过程与感想,提出分享与疑问。

8. 课程领导者汇整小组的讨论内容,并整体回应之。

(二)形塑

形塑(formulation)一直真实地发生在人们日常生活的对话当中,其常是隐晦或未被注意的,除非双方发生争执。形塑是指"就发言者方才所讲的内容,加以描述、说明、阐述、转译之,或者,予以特征化、归纳之",即形塑为咨询师针对当事人的说话内容,选择性地去谈论或发表意见。

形塑是 SFBT 咨询师另一个可选择的回应。形塑常接在"所以、你的意思是指"、"你刚讲的意思是"、"换句话说"等词句之后。形塑的反应并不是一般自然的沟通反应,而是一个想要去推动或促发"改变"的选择。所以,不可避免地,形塑势必会"转化"原本发言者的表述,如省略发言者表述中的某些字,保留某些内容,甚至对保留的内容做一些修正或增加一些新的用字与意义(Bavelas 等,2010)。亦即,咨询师的回应常保留了当事人所言,但在保留的同时,也删除了另一些发言的内容,以至于倾听者回应中所呈现的讯息已然转化了(transform)当事人所说的内容。有时转化得不多,有时转化了很大的程度,而这些转化亦反映了不同咨询取向认为"什么才是对当事人有帮助"的不同重点及其背后的不同假设(De Jong & Berg,2012)。

以 SFBT 的咨询为例:

当事人:我来谈是想要处理我酗酒的问题,这问题搞了我很久了。
咨询师:哇,你现在愿意处理酗酒这个问题,这很不容易呢!

又例如:

当事人:我之前陷在这件事里。
咨询师:所以,是指现在已经走出来了。

这些例子很明显乃不同于其他取向可能会选择性地优先探究"这问题'搞'很久"以及"之前'陷'在这件事里"的字义及其情况。

换言之,不同于多数关于晤谈的文献乃跟随(Carl Rogers 1957;1961)

的观点，SFBT 强调晤谈技术是"反映性的"（reflective）；因为，SFBT 是跟随着语言心理学以及沟通领域研究者的论点，反而认为晤谈的技术是具"选择性"（selective）以及"转化性"（transformative）的。

在形塑的意图下，摘要（summarizing）、简述语意（paraphrasing）、一般化（normalizing）与重新建构（reframing），即是常见的几种具体咨询技巧。

1. 摘要

一般咨询晤谈中的摘要技巧，可以让当事人确定咨询师的确是仔细在倾听，也让咨询师确认自己是否已经听懂当事人所说的内容，并会将当事人之前说过的话做一番整理与连结。由于每位当事人都是独一无二的，SFBT 认为摘要是咨询师不可或缺的技术。在 SFBT 晤谈中，于当事人诉说一个段落并获得当事人描述部分故事的细节之后，咨询师偶尔会用摘要来复述与整理当事人的想法、行动以及感觉，以提供当事人修改咨询师知觉的机会，也促进当事人的反思。在进行摘要时，咨询师需要使用当事人的字词和说法。这不仅是一种尊重，也是尽可能了解当事人参照架构的方法之一。此外，摘要还可以帮助咨询师以当事人刚刚所表达的内容为基础，形成后续的下一个问句。尤其，咨询师以开放的精神来描述和提供摘要时，常能产生邀请当事人说得更多的效果，因为摘要技巧本来就具有反思性效果，是一个能让当事人决定如何继续描述其经验的有效方法（De Jong & Berg，2007）。

2. 简述语意

简述语意即是重复当事人表述话语中的重点，好让当事人有阐述的机会，但是简述语意又不像摘要技巧一样会打断当事人的思绪而进行整理。SFBT 认为简述语意的方式与目的乃与摘要相类同，但又比摘要简短，可用来简化和澄清当事人的话语，以反馈当事人话语中的本质。因此，通过简述语意，SFBT 咨询师不但能对当事人表达倾听与尊重，也能跟随着当事人的参照架构来工作，并可因此建构出解决之道。

尤为特别的是,Carl Rogers 在个人中心学派中强力主张晤谈过程从头到尾都要使用摘要技巧。但 SFBT 则认为偶尔使用摘要技术即可,甚至认为摘要是适合初学者使用的技巧,因为经验丰富的 SFBT 咨询师则会采用较多的简述语意(类似于前述明确性回应),即咨询师只需使用较少的字词去展现他们对当事人的细心倾听。

但是,无论是简述语意或摘要,SFBT 都非常强调咨询师需要以当事人的关键字与整体知觉为基础,而非以咨询师的语言来诠释当事人的故事,如此,才能发挥真正同理、理解的精神以及形塑的效果。

3. 一般化

在当事人谈论问题时,SFBT 咨询师会用一般化技巧来回应当事人:所处的困境及其反应(特别是情绪反应),是一般多数人皆会发生的,是常态性的一种展现,或者是一种发展阶段中常见的暂时性困境。一般化的展现将会让当事人能将其困扰视为生命中预期的挑战,而更能接受其情绪反应是有原因的,也让当事人觉得自己并不是那么孤单或特异,而促使当事人对他们的困难产生"去病理化"(depathologize)的思维(许维素,2011b)。

SFBT 咨询师在使用一般化的技巧时,常引用"当然"、"自然"、"可以了解"、"像大多数"、"是典型的"、"难怪"等用字。咨询师也会将当事人所说的内容以"过去式"、"阶段化"、"暂时性"的用词加以回应,如"'曾经'想要动手打他"、"'目前'这个阶段一般人都不容易熬"、"'暂时'、'尚未'找到工作的难过"以暗示现在的负向感受将会成为历史,而且目前的状况是有可能会有所变动。又或者,咨询师会将当事人以为的负向事实改为"主观"的部分觉知,如加上"是你说的"、"似乎"、"看起来"、"变得"、"感觉上",而非"你就是",以去除绝对性。同时,咨询师也会把当事人所用的强烈性、扩散性、绝对化的字眼,转换为严重程度较低的词汇、发生比例较少的用字、或者较为明确具体设定的范围。例如:

当事人:我考试考坏了,我真差劲,我很痛苦,快活不下去了。

咨询师:上次考试考得不尽理想,让你目前对自己的成绩感到不满意,也觉得很难受。

又例如:

当事人:我一直找不到工作,无法养家,真不是个男人!

咨询师:现在尚未找到工作的情况,让你目前在男性角色上感到挫折。

一般化技巧暗示当事人一切的负面感受是可以理解的、是暂时性的、仍可改变的状态,是针对某些特定情境而非生命全部的。当然,咨询师回应时仍必须符合当事人所描述的故事情节以及当事人个人的情绪脉络,同时也要能表示理解了当事人所感受的强烈程度。亦即,面对当事人的强烈情绪,SFBT 咨询师会使用一般化的技巧来帮助当事人不过度扩散其情绪的效应,也能削弱当事人害怕自己过于特异独行的恐惧,但是,对于当事人负向情绪的程度是同时有所回应且尊重接纳的。例如,咨询师回应的方式可能是:"这样的事情'令人'害怕"而非"这样的事情'令你'很害怕";或者"离婚这件事对人们的生活都会有很大的影响",而非"你深陷于离婚的动荡中"。

 活动 BOX 1—5:SFBT 对话的态度

进行方式:

1. 于训练课程中,请成员三人一组,并分别命名为 A、B、C。A 与 B 对话 10 分钟,A 负责叙述个人经验故事,B 的回应则都以下列甲版的开头语句为主,C 则予以观察。

　　2. 之后,请 A 继续就原故事与 B 对话,而此次 B 的回应开头语言改为下列乙版者;C 则对 A 于两段对话的反应差异进行观察。

　　3. A、B、C 三人进行活动经验的分享,并讨论甲、乙版本语言形态所反映出回应者态度的差异,以及乙版与 SFBT 尊重、接纳当事人之语言表达模式的相关与连结。

甲版	乙版
● 你怎么会…… ● 但是/不过…… ● 是的……但是 ● 我觉得你是…… ● 我不认同…… ● 我认为你应该做……对你最好	● 原来你是…… ● 难怪你会…… ● 是的……而且 ● 我了解到…… ● 我同意你说的…… ● 我不太确定,如果你去做……是否会比较好,你觉得呢?

　　例如:

　　甲版

　　A:我很气我爸妈假日不让我打球,要我读书。

　　B:我觉得读书对你也很好啊。

　　A:他们说话不算话。

　　B:但是他们也是关心你啊。

　　乙版

　　A:我很气我爸妈假日不让我打球,要我读书。

　　B:原来你是气这件事情。

　　A:他们说话不算话。

　　B:我了解到你希望你父母守承诺。

4. 重新建构

重新建构即是用另一个新的正向语言与观点,来重新看待与诠释同一个问题。举凡某行为背后反映出当事人的特质、优点、能力、资源、动机、意图、努力、本意,或某事的意义与功能,都是重新建构的向度。例如,一个喜欢控制的人,也往往是一个很有计划与架构性的领导,一个青少年违抗的行为背后,也有开始独立思考的发展与行动的勇气。亦即,重新建构即是咨询师将当事人所描述的事件,重新赋予新的正向意义,或是特别强调与反映其中的某些正向价值与个人目标,而促使当事人看到自己真正看重与在乎之处,以进而形成新的解决方法。当然,重新建构的表述,仍需要被当事人所认同,也需要符合心理健康与社会规范(许维素,2011b)。

于重新建构中,常用的中文语言结构至少有五种句型:(1)“虽然(负面),但是(正面、可贵、难得)”。例如:“虽然你成绩不及格,但看到你很努力。”“虽然你一直在责怪你的孩子,但也从这里看到你十分关心孩子。”(2)“我不确定……但我确定……”的语句也是常用的一种句型。“我不确定你的孩子是否能马上变成你要的样子,但我确定的是你希望孩子拥有一个好的未来。”(3)“至少”、“起码(没更糟)”的语句检索,就容易看到正向价值。“至少你的孩子会跟你说他有这样的交友烦恼。”“你的领导虽然对你不满,但起码你的领导没有采取任何行动。”(4)最重要的是,从当事人的抱怨与强烈情绪中,去发掘其正向的意义及其在乎之处。“从你对先生过世的痛苦中,看到你们很深的感情。”“从你对你父亲的不满中,看到你好像很期待他能认同你。”以及(5)“一定有一个重要的理由”的信念,是咨询师探问“某些不当行为的背后动机”的重新建构的态度,也是一种直接回应当事人的方向。

负向情绪同理,有时反而使当事人更加深陷于痛苦之中,而难以采取有效行动。以重新建构来辨识、认可及肯定当事人各类情绪背后的正向涵义,将能转化当事人的负面情绪。一般化与重新建构往往会带给当事人新的观点,其负向情绪也会有所减缓,而且在当事人的情绪被理解接纳后,这些负向情绪将可转化成为有效能的改变行动力,而带动出不同的情绪状态与行动策略。尤其,当咨询师能以重新建构厘清当事人真正在意之处,或者让咨询目标的设定在考量了当事人负向反应背后的正向性之后,当事人的解决之道将会更为弹性化与多元性(许维素,2011b)。

(三)代表性问句

1. 未知态度的开放式问句

在一般助人历程中,咨询师需要适时提出适当的开放式问句(open questions),以收集信息并具体了解当事人所言的内容与处境,同时也让当事人有机会澄清或探索其想法和感觉,而不只是想获得一个明确的答案(林美珠、田秀兰,2000)。当然,咨询师要避免问一连串太多的问句,因为这会给当事人一种被询问、被挖心事的感觉,而减少了当事人的自我开放(林家兴、王丽文,2000)。

除了倾听,SFBT 咨询师的工作当然也包括提出开放式问句;而提出问句的行动,亦会共同建构这个对话历程。于 SFBT 晤谈中,一开始,咨询师仍会需要了解当事人来谈议题的概况,所以,在理解支持的态度下,咨询师仍会询问:发生什么事情? 何时开始? 持续多久? 出现的频率有多少? 做了什么处理? 周围的人谁注意到? 谁说或做了什么? 影响是什么? 何以这会是一个问题? 周围的人同意否?

于一般助人过程中对开放式问句的定义十分多,但是没有一个定义能全然符合所有情况。而 SFBT 最有兴趣的是"未知问句"以能寻求提问者还不知情的讯息。然而,SFBT 不认为开放式问句仅仅是为了收集资料而已,反而认为开放式问句还会开启当事人与咨询师一个相互作用的序列。因为开放式问句通常包含了提问者一个未言明的、符合某些假设的预设立场。在当事人回答问句时,他会就这个预设立场去思索相关经验,也间接地接受了问句中的预设立场。通常当事人不会去挑战这个预设立场，于是当他们回答开放式问句时，将会创造新的观点；而当对话继续下去时，这个预设立场以及当事人的答案，又会成为咨询师与当事人之间建构新的、共同的"理解基础"（Bavelas 等，2010）。往往，当 SFBT 咨询师的引导方向不同于问题式谈话，且非直接给予建议时，当事人将会叙述与建构出不同的故事叙说（Harry，2011）。

　　形成 SFBT 各种问句最简单且重要的通则是：从当事人最后或较早的回答内容中来形成与选择下一个问句；当然，咨询师的提问也需要在前述整体的"理解基础"以及基本元素与技巧之下，才能发展得出下一个合适的问句（Bavelas 等，2010）。亦即，SFBT 咨询师所提的问句，将显示他是否理解与接纳之前当事人所说的内容，同时也反映了咨询师一直在判读、选择、形塑新问句的状态。SFBT 咨询师相信"在当事人回答我的问题之前，我不可能知道我问的是什么样的问题"，于是，咨询师就会尽力地关注当事人的回应，并避免重复提出相同的问题（De shazer 等，2007）。由是可知，SFBT 的问句虽然看起来简单，但是，在实际运用上，是需要十分贴近当事人的主观知觉，并发挥前述 SFBT 的种种精神与架构，所以，是必须不断熟练 SFBT 精髓之后，才能发挥良好功效的。

2. 代表性问句类型

　　在倾听当事人的描述后，特别是当事人的描述开始有所重复时，在前述基本咨询技巧与态度的原则下，SFBT 的咨询师会向当事人表示，此时应可以开始进行不同方向的思考，而开始大量运用"改变导向"（change-oriented）的问句来加以引导。为人耳熟能详的是 SFBT 各种具代表性的焦点解决问句，包括成果问句（outcome question）、奇迹问句（miracle question）、假设问句（suppose question）、例外问句（exception question）、差异问句（different question）、应对问句（coping question）、评量问句（scaling question）、关系问句(relationship question)、赞美(compliment)以及追踪问句(follow-up question)(陈郁珊、黄淑贤、郑英玮、谢蕙春、许维素，2007；De Jong & Berg，2007；Walter & Peller，1992)。这些 SFBT 代表性问句的形成，是促使咨询师得以对当事人建构解决之道作出贡献的基础方法(De Jong & Berg，2007)。

当然，于 SFBT 中使用问句的最大意图，是想发挥前述 SFBT 的精神与哲理，所以咨询师需要谨慎地考量、判读、选择适合的技巧及运用时机。最重要的是，咨询师需要在发挥共同的"理解基础"下并入当事人的关键用字来加以提出(Macdonald，2011)。如此，将会创造出当事人与咨询师共构的语言体系，当事人也会体会到咨询师对他的接纳与理解，甚至是佩服和欣赏。这不仅能使晤谈关系更为坚固，也会使当事人更能跟随咨询师问句而思考回答之。当然，SFBT 咨询师将会置自己于"身后一步引导"的位置，一方面尝试理解当事人，一方面确认自己对当事人理解的正确与否，同时，还会思考如何让当事人于回答问句时能自我赋能之。

以下简介 SFBT 各代表性问句的定义与例句。这些问句除了可以单一提出外，也可以加以弹性组合变化之。

(1)成果问句

成果问句是 SFBT 咨询一开始会使用的技巧，以理解当事人的来谈动机与目的，并引导当事人开始朝向正向、未来及解决导向的晤谈方向。例如：

今天你觉得我们讨论什么主题对你是最重要的？

今日你来到这里，你会希望我如何可以对你有所帮助？

要让今日的晤谈真的变成一个有效果的晤谈，需要讨论什么事情才行？

今天晤谈结束后，若你获得了什么，就会觉得来晤谈的这个决定是值得的？

在晤谈后你的生活有了什么改变，才会让你觉得说来这里晤谈是一个好主意？

你如何知道何时不必再来接受咨询？

（2）奇迹问句

奇迹问句引导当事人进入想象：当问题已经获得解决时之未来美好愿景、细节以及正向影响为何。之后，再结合其他问句带领当事人思考如何由目前的处境向此愿景靠近一步。奇迹问句给予当事人一个深层的相信与想象：他们的生活是可以改变的。如此，将能鼓舞当事人拥有希望，也让当事人愿意思考可能改变的结果与好处。往往，奇迹问句特别能在尊重当事人的问题强度下，使当事人能戏剧化地从谈论问题转而开始聚焦思考解决之道，同时还能帮助当事人形成愿景与具体可行的目标。所以，奇迹问句不只是为了让当事人说出"美梦成真"的奇迹为何，而是想知道当事人认为何时咨询可以结束，并且探索、辨识和复制有形的咨询目标，及了解可能影响目标的因素。

你的想象力好吗？我要问你一个奇怪的问题。（停顿）今晚你回家睡觉时，有一个奇迹就这么发生了，你带来这里的问题都解决了。（停顿）由于你在睡觉，所以不知道奇迹已经发生了。当你隔日起来，你会注意到什么，便知道奇迹已经发生了？

（3）假设问句

以假设性语句（"如果"之词）探问当事人在未来（而非过去）于某特定情境下的可能想法与作为，特别是关于当事人偏好的结果或达成目标时的情景。通过预设性问句来形成当事人期待的目标及其愿景，所产生的目标是当事人想要的目标,而不是咨询师认为他"应该"拥有的目标。当然,若当事人很难用正向的角度来看待问题或想不到例外时,咨询师也可以用此具有预设立场的假设问句来创造可能性。

当问题已经解决时,你如何可以得知?

如果我是你家墙上的时钟,而你们家已经改变了,我会看到你们在做些什么事情?

如果我问你的太太,她会认为如果你有了什么改变,会对你、对这个家是有帮助的? 在你家,谁对你有了这个改变会最惊讶? 谁最不惊讶? 怎么说?

当事情有所改善的时候,你第一个会注意到的讯号是什么?

如果开始往解决之道前进时,你的生活会出现什么讯号?

(4)例外问句

例外问句引导着当事人去看到问题不发生或比较不严重的时刻,以及探讨这些时刻是如何发生的,以能开发过去成功的解决方法并判读可否运用于现在,特别值得看重的是,可能达成当事人所欲目标的相关例外。例外问句促使当事人有意识地注意与参考自己过去的成功之法,而让当事人从注意问题的严重性,转而思考问题可以如何解决的可能性与具体策略,并进而能提升当事人的自信心与赋能感。当有例外发生时,咨询师记得询问足以促发例外的人、事、时、地、物等有用资源与互动历程,并且重复提醒当事人的优势与成功之处。除了连结目标达成之外,"多使例外产生",也可能会是当事人想要追求的方向。

过去什么时候,你们夫妻是可以像你们期待的那样,是比较能平心静气地讨论孩子的事情的？那是怎么发生的？

以前有没有遇过相似的困难？你那时是如何处理的，而让情况没有变得更棘手？你还做了哪些有帮助的事情？

你认为你应该继续做什么，才能让这美好的事情继续发生？

跟最近的日子比起来，你如何得知你拥有较为美好的一天？别人又会注意到你有何不同？

当这些（例外）更常发生时，会有什么不同？这会是你想要的吗？

SFBT咨询师也常在初次晤谈一开始时，先进行特别探问，当事人于预约晤谈后到第一次来谈期间，在面对问题时已有的自发因应行为或已经发生的"晤谈前改变"（pre-session change）的例外：

你有没有注意到在你预约后到现在来谈的这段期间，家里有些改变已经发生了？你们是怎么做到的？这些改变会是你想要继续发生的吗？

(5)差异问句

差异问句邀请当事人思考与回答：于目前现况与例外经验之间，或者，目前现况与美好愿景之间，有何不同的细节，以使当事人在对照之下，除了能带出希望感外，也能激发找到适用于目前可以开始行动的次目标或具体策略。此问句常接在奇迹问句与例外问句的运用之后。

在你能认真平静念书的时候，会跟现在有什么不一样？你是怎么发现这样的差异的？

你觉得在奇迹发生后的景象，会与你目前的状况有什么不同？奇迹发生后，到时你就可以做什么是现在不能做的，或者，就可以不用做什么是现在不想做的？

（6）应对问句

应对问句询问当事人一些很小的、被视为理所当然的行动与动力是从何而来的，特别是当事人针对问题情境的自发应对与处理。应对问句能在同理支持当事人感受的同时，又激发当事人看到自己已在发挥的能量与做到的小成功，以及目前走过困境的小小有效方法。应对问句亦可邀请当事人确认自己如何能持续承受或对抗此一困境的种种优势，而暗示着值得当事人去讨论既存隐含的自发力量，而减少被困境击垮的挫折感。

在最近因为失恋心情不好的状态下，你都是怎么让自己还能上班的？

我很好奇，在婚姻这么辛苦的过程中，是什么力量支撑你走过来的？

你采取了什么步骤，让事情没有变得更糟？

在这么不乐观的情境下，你们怎么能够没有放弃？

（7）评量问句

评量问句以 1 至 10 分量尺，请当事人进行评量；常将大的愿景或正向目标置于 10 分的位置，询问当事人目前的现况所在的分数，以及对照两者差异，进而询问现在与再进 1 分后的不同，以及如何迈进 1 分的方法，如此将可帮助当事人于接纳理解现况后，又可进而探讨如何推进一小步的行动。亦即，评量问句可将当事人愿景转化为可具体掌握的阶段与步骤，或者将当事人的感受、态度、动机与想法等抽象概念转变成具体的量化资料，以协助当事人自我澄清，以及表达与接纳难以言喻的内心状态与目标，也可用来协助当事人评估自身已经拥有的资源、改变的进展，或者进行安全与危机的评估。评量问句的使用反映了当事人的知觉与评量远远重要于咨询师对当事人的评估。

以 1 到 10 分来评价,10 分是你刚说的,奇迹发生后,你能平静充实地过日子的样子,1 分是相反的状况,那么你觉得现在自己在几分的位置?

何以能在这个分数,而不是更低的分数?

若再进 1 分时,会跟现在有什么不同?

你觉得需要什么才能够再进 1 分?

(8)关系问句

关系问句是找出当事人的重要他人,并将运用于当事人的互动脉络中的一个问句。常见咨询师使用关系问句来探问当事人生活中重要他人对他或对特定事物的观点、期待以及对当事人的肯定与鼓励。因而,关系问句会激发当事人的现实感,激发外在资源,并能在人际互动观点中,思考他们的生活情境中自己与别人想要的不同,进而反思如何启动目标与产生解决之道,也就是说,关系问句有助于在"当事人想要的目标"、"愿意去做的目标"以及"别人对他的期待要求"之间取得平衡。有时,对于特定的当事人,关系问句可以提供给当事人与咨询师之间一个安全距离,因为当事人可以不用先谈自己的看法,而是先说出别人的看法。

如果你的爸爸在这里,他会说你在学校的什么表现,让他以你为荣?

如果我询问把你送来辅导室的老师,他会希望你至少有些什么改变?

如果我问你的好朋友,他们会对你的处境,提出什么建议?

如果你的老板看到你有什么不同了,就不会找你麻烦了?

关系问句也可与循环问句(circular question)相结合,以促发当事人发现人际互动之间的相互循环性。

你说你要有耐心跟老板沟通，那是指什么？那要如何做？从你老板的眼中，会看到你有什么表现？他觉得跟以前有什么不同？

当你的妈妈改变了，你又会有何不同？你妈妈会如何得知你改变了？你又会如何注意到你妈妈已经知道你的改变了？

（9）赞美

赞美应是以"现实为基础"（reality-based）的。除直接赞美外，咨询师所给的"最有效的赞美"，是通过提问问句，让当事人在回答过程中，吐露自己的能力、自觉与善意，在此同时，当事人也能对于成功的方法更为意识化，并对个人自我价值更为提升。赞美主要是针对当事人执行对他自己助益或有助于朝向目标达成的行动。赞美可以结合假设问句、关系问句进行间接赞美，或以振奋性引导（cheer leading）使当事人自我赞美之。

如果有一天你的孩子能够说话了，他会最感谢你这段时间为他做的是什么？他会怎么说？你又是如何能为他做到这些的？

你怎么能够在别人恶意批评你时，还是很冷静地、就事论事地讨论？你是怎么做到的？

（10）追踪问句

若当事人找到愿意尝试的一个方向时，咨询师会继续追问如何具体执行的行动细节；或者，会积极引导当事人如何将晤谈过程所得，持续运用至平日行为或结束晤谈后的生活中，以强化当事人之行动执行力与落实性。

你在害怕的时候能够提醒自己要深呼吸，这真的不容易啊！你是怎么做到的？你日后如何提醒自己继续维持这个方式？如果别人看到什么，就知道你的改变是继续维持的？如果你的改变能继续维持，对你的生活会有什么不同的影响？

未来如果发生什么，就知道自己这些经验都是值回票价的？

日后你如果看到什么，就会知道自己一直维持在进步的轨道上？看到什么就知道自己又进了一步？其他人又如何知道？

对于晤谈的收获与改变，你会如何继续运用在晤谈结束后的生活中？需要什么才能使这些收获与改变效益发挥到极致？

(11) 还有呢？

"还有呢？"(What else?) 是一个看似普通但却非常重要的问句。一旦咨询师与当事人确认了奇迹、例外或进展的存在时，咨询师对于奇迹图像及其影响、进展例外情景与感受、有效方法与资源等，都记得多接着问"还有呢？"以使当事人进行联想，平行扩大思考。往往当事人持续回应时，就会带出一连串的记忆或扩大图像（Harry，2011；Macdonald，2011）。

3. 提问后的态度

于一般助人过程中，当咨询师提出问句后，有时当事人不知如何回答时，即会沉默。当事人之所以会沉默，其原因可能有很多：一般咨询中认为沉默可能是一种沉淀，表示当事人正在静思之前谈话的内容，或是在琢磨刚刚的觉察（修慧兰，2002）；但是，也有可能是这个问句对当事人造成威胁，或是当事人不知道要如何表达自己。因此，有些助人专业会认为，咨询师必须评估沉默所代表的意义，并决定是否继续沉默，或是打破沉默（林美珠、田秀兰，2000）。

相对的，在 SFBT 中，反而认为咨询师应增加他们对当事人沉默的包容度。因为 SFBT 提问的多为引导正向思考的问句，往往为当事人所不熟悉，特别需要当事人于费心思考后，才能将他们的反应诉诸言语。若咨询师能够忍受当事人的沉默，那么当事人就有机会酝酿答案，而其答案往往会让当事人自己也觉得惊艳。同时,如果咨询师发展出维持沉默的能力,当事人很快就会学到:咨询师不会帮他们回答问题,他们便会更需要为寻找他们自己的答案而努力。当然,新手咨询师要学习对当事人沉默的忍受度并不容易的;但是,唯有接受当事人的沉默,咨询师才不至于产生焦虑,也才能进而给当事人足够的空间思考,以建构属于他自己的解决之道,而此也是 SFBT 赋能当事人的重要方式之一(De Jong & Berg,2007)。

此外,除了请当事人具体澄清所言内容之外,咨询师可以于各种代表问句后面多接几次"还有呢?"(What else?)的提问。有时"还有呢?"的提问会引发出当事人更多的思考及答案(Macdonald,2011)。咨询师特别需要知道,咨询师说什么或不说什么,本身都需有治疗性存在(Harry,2011)。

 活动 BOX 1—6:并入当事人用字的提问

进行方式:

1. 请咨询师五至六人一组,一人扮演受访的当事人,其他人则扮演提问者。

2. 当事人述说完一个简短段落时,则有一位小组成员对当事人提一个问句,提出的问句以 SFBT 的代表问句为佳。当事人则根据小组成员所提问的问句简要回答之。小组成员则轮流发问。

3. 提问时,提问者必须将当事人前段述说中的用字并入于提问的问句里,否则,扮演当事人者不予回应。若当事人不回应时,则可由另一位小组成员立刻接续提问之。

4. 进行六至八回合的问与答活动。

5. 结束问与答活动后,所有小组成员进行讨论,特别针对如何并入当事人用字之诀窍与效果进行分享（Macdonald，2011）。

（四）其他重要晤谈技巧与原则

1. 以"澄清式自我揭露"与"温和挑战"取代面质

一般咨询中的自我揭露（self-disclosing）是指咨询师对当事人表白自己过去一些经验，主要目的是提升当事人的洞察力，并促进当事人对自己的想法、感觉、行为及相关议题的了解。有时也可用来挑战当事人，处理当事人的抗拒（林美珠、田秀兰，2000）。然而，SFBT并不建议咨询师告诉当事人有关自己的过去经验，尤其是个人之前的惨痛故事，或直接建议当事人的个人体验。因为咨询师个人故事的自我揭露难免会影响当事人、造成当事人模仿，或是让当事人有自叹不如的感受，如此将会削弱当事人建立他们自己解决方法的能力。但是，这也不表示SFBT咨询师不能揭露自己。若当事人说话内容中有矛盾或不一致时，为了帮助咨询师了解与澄清当事人对他们生活的知觉，此时告诉当事人咨询师的当下想法与困惑，是重要的（De Jong & Berg，2007）。但是，SFBT咨询师的这种自我坦露是以"澄清"的方式来询问当事人，并仍扣着目标导向与优势观点。例如："你刚说你痛苦欲绝，但又会记得照顾你的孩子，我很困惑这两件事如何能够同时发生？你又是如何同时兼顾的？"（许维素、郑惠君，2006）。这样形式的自我坦露能催化当事人面对自己的挣扎，同时仍能在此澄清中看到自己的优势力量，进而愿意继续往解决导向的路线前进。当然，有时当事人会坚持想知道咨询师的个人故事，那么SFBT的咨询师会先询问当事人认为获得这样的信息会有什么帮助，然后再针对当事人的需求简短地、就事论事地回应当事人，并且再尽快地回到SFBT的晤谈轨道上来（Berg & Reuss，1998）。

不少咨询派别会针对当事人不一致的言行或所谓不合理的信念进行面质（confrontation），以促使当事人面对自己想法的扭曲（林美珠、田秀兰，

2000）。然而，SFBT 却认为，面质的技术可能导致当事人难堪，并使当事人对自己更加否认与怀疑。SFBT 相信当事人任何的想法在其脉络中一定有其原因和道理的，值得咨询师尊重与尝试理解。因此，SFBT 咨询师并不强烈面质当事人的不一致，来处理当事人所谓的抗拒行为，反而选择采用前述较为温和的自我揭露方式，来澄清咨询师所发现当事人矛盾之处及其存在的主观诠释，最多以"温和挑战"（gentle challenge）的技巧来催化当事人反思。如此一来，不但可以避免使当事人产生负向感受或影响，亦可以避免咨询师借自我揭露之名来满足自己的需求。尤其，SFBT 视当事人为专家，会虚心地向当事人学习如何帮助他，而此所创造的正向运作气氛，常会更加引发当事人自发的自我反省与面对现实（许维素、郑惠君，2006）。

再者，SFBT 也认为在咨询中没有所谓当事人抗拒的存在；咨询师对于当事人，是以合作的态度与之共事的（David & Osborn，2000；Lipchik，2002）。SFBT 创始人之一 De Shazer（1985）撰写《抗拒之死》一文，强调 SF-BT 不以抗拒的观点来看待当事人，而将当事人的"抗拒"，善意解读为一种当事人保护自己的方法，或者反映了咨询师没有贴近当事人的需求与目标，而提醒辅导人员要谨慎处理与放慢脚步。甚至 SFBT 认为咨询师工作中的僵局和目前的失败，并非来源于当事人抗拒咨询师想要让他们更好而做的最好的专业努力，而是来源于咨询师倾听当事人的失败，以及没有认真理解当事人告诉咨询师的信息所致。换言之，所谓当事人的抗拒反而被 SFBT 视为是：人们自然的保护机制、现实性的警戒，或者是因为咨询师没有同步于当事人进行介入的失误（Trepper 等，2010）。也因此，SFBT 假定：没有所谓抗拒的当事人，当事人都是竭尽所能地与咨询师合作，只有咨询师才会有与当事人合作困难的可能（Harry，2011）。如此一来，咨询师要如何辨识与找到当事人愿意合作的方式，来与当事人合作，才是专业的挑战所在。所以，在建构解决导向谈话的过程中，咨询师并不企图借助克服当事人的抗拒来促进当事人的动机,反而是让咨询师退出自身的思维架构,用着解决导向谈话的耳朵去倾听当事人,并邀请当事人参与建构解决之道的会话(De Jong & Berg,2007)。由于SFBT相信,成功的治疗是基于当事人自己所做的决定,因此咨询师可以扪心自问:当事人如何可以得知跟咨询师谈话是对他有意义、是对他有好处的? 如此,咨询师将可避免直接以传统咨询取向的面质,来挑战当事人所谓的抗拒行为(许维素,2011a)。

2. 重视"行动"成效体验,而不以"解释"来产生顿悟

在一般咨询中,当事人常常疑惑于事件在他们生命中的意义。此时,咨询师会提供一个解释(explanation)架构让当事人去思考。解释技巧意图超越当事人所描述或承认的陈述,而给予当事人一个新的定义或架构,以促进当事人以新的观点来看待自己的想法、行为、感觉及问题而产生顿悟(林美珠、田秀兰,2000)。

然而,SFBT咨询师并不使用一般咨询技巧中所强调的解释技巧。这是因为SFBT非常强调咨询师需要以当事人的整体知觉为基础,落实"当事人才是专家"的原则,不以咨询师的语言来诠释当事人的故事,以能真正同理与理解的精神;同时SFBT也担心,有时咨询师的解释会对某些当事人产生暗示的作用,反而误导了当事人主观感受或意义诠释。而此,也符合社会建构论的观点:"在关注发生了什么事之时,找寻'解释'乃是一个错误。"(Fiske,2011)

再者,大部分当事人在描述他们的困扰时,都谈到他们想要"别人"做些改变。在一些咨询中认为,那可能是一种所谓的"防御",用来掩饰当事人的焦虑,因此一般咨询师会教导当事人,在晤谈过程中要以自己为焦点,才会获得良好的治疗效果及自我了解(林家兴、王丽文,2000)。然而,由于SFBT看重当事人的知觉,包括其谈论别人的问题,所以乃采取了与其他学派不同的角度与观念,而出现不同的态度,即使与其他学派一样会将晤谈焦点转至当事人身上。具体而言，SFBT咨询师会尊重当事人期待别人改变的知觉，但不会过度解释其是否为当事人的焦虑或防御，反而视这样的期待为当事人目前如何看待他们生活方式的表征。不过，若要使当事人从无力感转而拥有赋能感，当事人的确需要转换其思考的焦点——较少期待他人的改变，并能多加思考自己在目前困境中所欲的目标，以及自己能够为问题解决去做哪些努力。转移焦点的方式即是运用提问问句的方式，直接或间接地引导当事人将焦点回到自己身上，如："如果我问你老板，他会说，当他看到你有什么不同时，他就不会再一直指责你?"当SFBT咨询师在把晤谈焦点放回到当事人时，其实也是将行动与改变的责任归于当事人的身上（De Jong & Berg，2007）。

　　SFBT所服膺的社会建构论，认为当事人的描述、意义、经验与行动之间会有交互建构与相互循环。因此，SFBT十分重视行动，也认为先有行动改变了现况，感受与想法也就会跟着改变（许维素、郑惠君，2006）。所以，SF-BT的晤谈方向，在探索当事人生活中的例外资源以及期待生活中有什么样的改变之后，会将晤谈对话朝往"有效行动"移动，并开始邀请当事人思考与如何落实拥有美好未来的选择与努力。SFBT并不会停留于问题成因的分析而寻求解释顿悟。SFBT坚信，当事人知觉的转变应由他自己本身来创造，顿悟并非一定要发生在行动之前。反之，当事人往往在行动之后，其顿悟会更为真实适切。当然，SFBT的咨询师是会配合当事人可以接受以及愿意的前进速度，来温和推进行动的产生（如以实验的方式来进行），特别是会邀请当事人"多做有效之处"的行动。而有趣且开放之处是，若对当事人有效的方法，是与SFBT不同价值或介入方式的医疗模式或传统派别，只要当事人同意，SFBT咨询师也会鼓励当事人继续使用之（Trepper等，2010）。

3. 关注晤谈过程与当事人非口语讯息的同步

　　在咨询关系中，要了解当事人，常包括要了解当事人表达的内容（content）和过程（process）。"内容"，指的是当事人的口语讯息或所说的平面资料；"过程"意指当事人表达信息的方法、立场与态度，也就是当事人提供信息时，同时所传达出的感觉或影响（De Jong & Berg，2007）。咨询师可选择对当事人表达中的内容或过程的素材来进行介入。

当事人之非口语讯息，就是"过程"的一个重要线索。就像咨询师要注意自己的非口语行为一样，一般咨询多会强调咨询师需时时观察当事人的非口语讯息，然后再选择是否要探究其非口语讯息背后的意义，因为非口语讯息含有个人独特性及文化差异性的意义，同时也是一种自我呈现的方式（林美珠、田秀兰，2000）。SFBT 也认为非口语讯息会因为当事人的脉络、文化及个别差异而产生不同的意义，但是，在 SFBT 晤谈中对于当事人非口语讯息的介入，则不尽同于一般咨询。

SFBT 咨询师对于当事人所言，都会以支持了解的态度来展现。咨询师在与当事人的互动中，亦会观察当事人特定的人际沟通与表达能力，并入其独特的语言使用习惯及世界观，并依据当事人的反应来调整咨询师回应的速度，因此讲究的是"同步"（pacing）以及"正向运作"（yes-set）气氛的建立。若当事人的内容和过程的信息互相吻合时，SFBT 咨询师会简述和摘要内容，以确定咨询师与当事人对其处境有相同的理解基础。不过，如果当事人表达的内容和过程并不相符时，SFBT 咨询师则会通过简述语意、摘要、澄清或温和挑战来提出这些不一致，或者，先暂且搁下，在稍后的晤谈中再提出。至于该如何进行下一步，会以对当事人会产生最好效益的基础来进行选择判断，以让当事人感觉晤谈正朝向一个建设性的方向前进。因此，开放地直接回应当事人的非口语讯息，甚至是面质当事人口语与非口语的不一致，或者进而直接处理咨询师与当事人的关系等其他派别咨询师的介入都不会是 SFBT 咨询师的选择。

换言之，SFBT 不会依赖非口语行为对当事人做解释，或是进行咨询关系的分析与探索,反而是参考当事人的非口语行为,确认对话是否有捕捉到当事人的知觉或是可能性的征兆,进而继续修正提问问句或反应的方向(De Jong & Berg,2007)。这是因为 SFBT 看重未有预设立场的未知问句,以及当事人参照架构下的答案,因此希望在此晤谈问与答的往返过程中能创造出改变的可能性。而当事人之非口语行为的种种讯号,将能反映出咨询师的陈述和回应是否尊重了当事人,是否有以当事人的参照架构在工作,如此,在前述种种 SFBT 技巧与元素的同时运用下,当事人与咨询师之间将能建构厚实的"理解基础",并建立可工作的合作关系。当然,若咨询师觉得当事人通过非口语讯息,表现出投入晤谈的意愿降低,咨询师则会重新检视晤谈的目标是否为当事人所欲,而再进入当事人的参照架构中了解其所欲探究的方向。可见,SFBT 兼顾了当事人表达之"内容"和"过程",但不企图面质与分析之;而且,SFBT 也是一个参考当事人非口语讯号但更看重语言运用、注意咨询关系也更重视目标的咨询模式。这也是 SFBT 与一般咨询取向的差异之处(许维素、郑惠君,2006)。

 活动 BOX 1—7:焦点解决短期咨询的综合演练

进行方式:

1. 请训练课程中的成员三人一组,一位扮演咨询师,一位扮演当事人,一位扮演观察员,进行 20 分钟的咨询演练。

2. 根据当事人的情况,咨询师尽量表现 SFBT 的态度以及使用 SFBT 的代表性技巧(如下所示)。观察员则记录咨询历程的进行。

3. 演练结束后,当事人与观察员给予咨询师反馈,包括:

（1）赞美咨询师任何表现不错以及介入有效之处。

（2）咨询师使用了哪些 SFBT 的技术与态度？效果如何？

（3）咨询过程中，何处可以改为使用 SFBT 的哪个技巧？何以如此建议？

（4）其他学习感想与疑问。

4.进行所有成员整体分享、反馈与讨论，课程带领者针对各组心得与疑问给予回应。

SFBT 代表性技巧与态度

建构理解基础	
正向态度与肯定回应	问句
积极倾听	成果问句
自然同理	奇迹问句
一般性回应	假设问句
明确性回应	例外问句
形塑	应对问句
一般化	差异问句
重新建构	评量问句
简述语意	关系问句
摘要	自我/间接赞美
直接赞美	追踪问句

三、建构解决之道晤谈的阶段

SFBT 看重当事人的参照架构，强调正向积极面与可能性，注重现在与未来，为一个积极的、具有希望感的、未来导向的建构解决之道晤谈。SFBT 认为，问题不见得能被解除，但解决之道仍可尝试被建构。因为，事情没有绝对的因果论,解决之道也不见得一定会跟问题有直接的关连(David & Osborn,2000;Lipchik,2002)。是以,致力于扩充、发展"解决式谈话"的治疗对话,正是 SFBT 咨询师最大的重要任务。而当事人来谈问题的解决之道,乃从咨询晤谈的互动协商中被"概念化"(conceptualizing)以及逐步"建构"(building)出来的(许维素,2009a;许维素,郑惠君,2006)。

为了要建构解决之道、为了要发展"解决式谈话",综合前述可知,SFBT 咨询师会借由询问与确认当事人的知觉,真正接纳他们的告知,并且会肯定这些知觉的重要性;同时,SFBT 也重视短期治疗取向共同强调"现在发生什么"(what now)以及问题解决的重点,而不会以潜意识的观点来臆测与诠释当事人,也不花时间探讨问题根源(why now)(Macdonald,2007)。再者,SFBT 咨询师亦不会教导或面质当事人,反而运用问句,用较为缓和、尊重当事人、与当事人平等的态度,将焦点转回当事人身上,致力于从当事人身上获得关于问题、解决方法或任何其他主题的信息。而在询问与回答的过程中,让参与晤谈的当事人产生新的觉察,并为未来创造了新的可能性,而又促发当事人自我赋能(许维素,2011b)。赋能感是一种知觉。为了要使当事人更具有赋能感,须通过"解决式谈话"来提升其赋能的心理感受。所以,若当事人一直陷于谈论其问题与困难时,SFBT 会企图将晤谈的对话从讨论问题本质与细节的"问题式谈话"对话,转为加入运用 SFBT 特定的技巧,以可能性征兆为获取细节的方向,以形成与维持探讨当事人目标、例外与行动的"解决式谈话"的对话(De Jong & Berg,2007)。

进行"解决式谈话"以建构解决之道的 SFBT 晤谈,基本上分为以下几个阶段(许维素,2011b;De Jong & Berg,2007;Kim,2006):

(一)正向开场

一个简短的社交开场可以让当事人感到放松,咨询师也会简单地说明晤谈架构流程,好让当事人可以安心了解与同意。接着,咨询师会询问当事人背景,让当事人从容易回答的人、事、物开始,尽快找到可以肯定当事人的正向之处,或者让来谈的家庭成员可以相互赞美,而开始营造一个正向运作的氛围。当然,咨询师也会询问当事人来谈的目标,以使晤谈有聚焦焦点。

(二)问题简述

咨询师会尝试了解当事人对问题的主观诠释、问题对当事人的影响、当事人如何处理问题等个人与问题之间的互动。咨询师需要知道现在发生了什么事,是让当事人觉得困扰而在意的,同时,也会于初次晤谈开始不久,特别探问当事人"晤谈前改变"。当然,咨询师仍需要关注咨询关系的建立,累积对当事人的各方理解,以及建构共同理解基础。

(三)建构良好的目标

咨询师会协助当事人澄清,对于问题解决时所欲的美好愿景为何,而非以咨询师认为当事人该改变之处为目标。从当事人所偏好未来(preferred future)之细节探讨,将引发当事人改变的动力,并能发展出行动计划。SF-BT也会从当事人多个目标中有所聚焦,逐步引导当事人从问题的描述与抱怨,转而能与咨询师共同建构出明确具体可行的、具人际情境互动的、个人能力意愿所及的、符合当事人生活脉络的以及立即可以开始行动的步骤。

(四)探讨例外

针对当事人的目标,积极探讨当事人过去相关的小小成功经验、各种资源及优势力量,尤其以最近发生的例外尤佳。咨询师协助当事人对于各项例外与优势力量的运作,更加意识化及愿意多加执行,以能找寻有效要素,开发各种可能性,而逐步建构为解决之道。当事人面对问题情境的自发应对策略,咨询师会与当事人充分讨论以促发当事人能有意识地善用之,以使问题先不要变得更糟。

(五)反馈(feedback)

晤谈进行40分钟完成前述阶段后,会暂停10分钟。于暂停后,咨询师会给予赞美（compliments）、桥梁（a bridge）、建议（a suggestion）等反馈讯息，以鼓励当事人于晤谈室外持续改变与行为之发生。赞美是对当事人整体的肯定，特别是针对与目标达成有关的优势力量；桥梁是在赞美与建议之间提供有意义的连接性讯息，让当事人觉得去执行下述建议是很重要且有意义的；建议就是鼓励当事人开始尝试的行动，例如建议当事人继续多做一些于晤谈中提及的例外，或者开始朝着所欲的未来愿景前进一小步行动等。

（六）后续晤谈

评量进展与探讨改变为开场，并积极讨论进展何以能发生与维持，并确认与目标的轨道一致，以能将其稳定与扩大。之后，再询问当事人于改变后，还想要再往前走的一小步方向为何，继而循环前述步骤。若没有进展，则以重新检视目标与方法为主。

Harry（2011）以及 Sklare（2005）（蔡翊楦、张晓佩、王昭琪、陈素惠、许维素译，2006）将初次晤谈与后续晤谈的流程，以图示呈现，如图 1—1、图 1—2 所示。虽然 Harry（2011）以及 Sklare（2005）的晤谈架构流程图略有不同，但都可以看到其乃配合前述 SFBT 各晤谈阶段性的重点。

初次晤谈

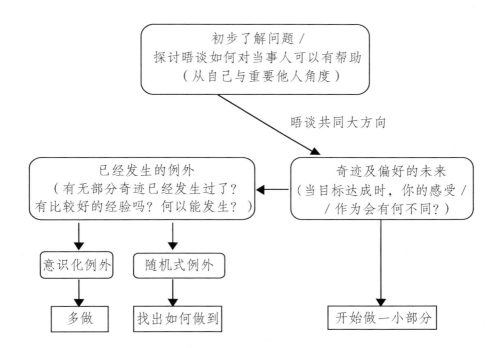

后续晤谈

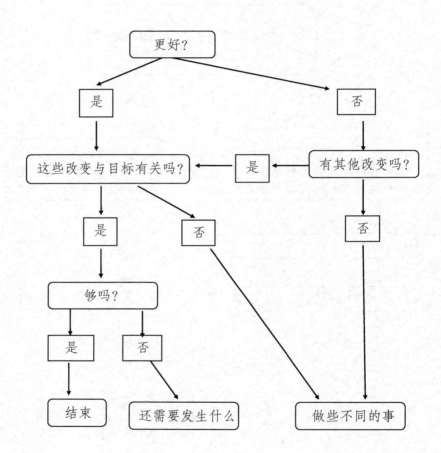

图 1—1　Harry 晤谈流程架构图（Harry，2011）

初次晤谈

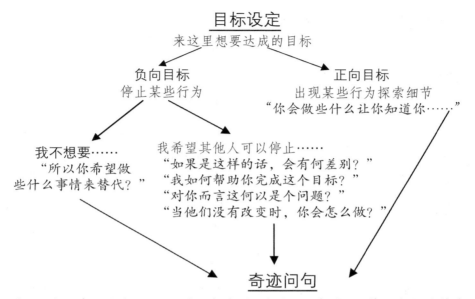

目标设定
来这里想要达成的目标

负向目标
停止某些行为

正向目标
出现某些行为探索细节
"你会做些什么让你知道你……"

我不想要……
"所以你希望做
些什么事情来替代？"

我希望其他人可以停止……
"如果是这样的话，会有何差别？"
"我如何帮助你完成这个目标？"
"对你而言这何以是个问题？"
"当他们没有改变时，你会怎么做？"

奇迹问句

"如果今晚奇迹发生,而明天早上起床时,你的问题解决了,第一个征兆将会是什么？"

"你将会有什么不同？"

"第一个注意到你不一样的人会是谁？"

"他们会注意到什么？"

"当他们观察到你的不一样时,会如何反应？"

"对他们的反应,你会有何不同的回应？"

当奇迹发生后,还会有什么不同 ／发生什么(问 3 或 4 次)

关系问句

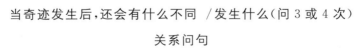

"当奇迹发生了,你的(配偶、老师、朋友、父母、老板、子女等)将会说有些什么不同？"

"当他们看到你不一样时,会有什么反应?以及当你观察到他们对你有不同的反应时,你会用什么不一样的行为来回应他们?"

例外

"告诉我,什么时候这样的奇迹已经发生过,或这奇迹已开始在发生了,即使只发生了一小部分?""那是如何做到的?"

"问题何时没有发生?何时比较不严重?"

评量

"在0—10的量尺上,0是指最糟的情况,10是当奇迹发生后的状况,你现在是在哪一个位置上?""何以有此分数?"

"当你的位置提高1分你将会有什么不同?"

"如果……你将会怎么做?"

有什么其他事情是我需要询问／知道的?

反馈

赞美(至少3个)——桥梁——建议

后续晤谈

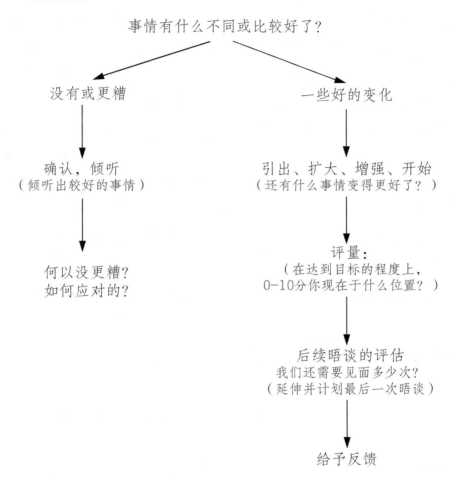

图 1—2　Sklare 晤谈流程架构图
资料来源：蔡翊楦等译(2006:92,124)

　　许维素(2009)通过 SFBT 晤谈逐字稿的探究,整理出 SFBT 有效治疗因素于晤谈过程中可能出现的阶段,也将有助于咨询师对 SFBT 晤谈流程的掌握。在晤谈前面阶段出现较多的是,探讨个人与其困境互动的重要主观诠释、正向所欲咨商目标的探究与形成等治疗因素,以能开始引导当事人确认与思考所欲目标与优势资源。而晤谈间进展的确认与强化之治疗因素，则是第二次晤谈以后的开场方向或后续晤谈中持续被强调的重点。而注入希望感的愿景建构与描绘、困境应对及其正向力量的转化、晤谈前例外的深究与善用等治疗因素，则是多出现于大量产生协助当事人知觉扩大与转化的中期阶段。特别是在当事人未准备好解决问题的时候，咨询师则会特别深入愿景的探讨。若当事人处于抱怨诉苦、还未预备改变时，晤谈则会进入困境应对主题的深入。至于具体立即可行的小目标确认与建构、咨询所得的汇整与追踪应用、正向反馈等治疗因素，则是在晤谈较为后面阶段出现，也突显了 SFBT 重视晤谈后当事人的行动及其解决方法的维持。

表 1—1   SFBT 治疗因素于晤谈过程可能出现的阶段

前面阶段 了解现况与咨询目标	中间阶段 知觉扩大与转化	后面阶段 行动与推进
1. 探讨个人与其困境互动的重要主观诠释。 2. 正向所欲咨询目标的探究与形成。 3. 晤谈间进展的确认与强化（后续晤谈中）。	1. 注入希望感的愿景建构与描绘。 2. 应对困境其正向力量的转化。 3. 晤谈前例外的深究与善用。 4. 晤谈间进展的确认与强化。	1. 具体立即可行的小目标确认与建构。 2. 正向反馈。 3. 咨询所得的汇整与追踪应用。

四、建构解决之道晤谈历程要素

从前述焦点解决建构解决之道晤谈的阶段，显见几个重要的晤谈历程要素，值得学习 SFBT 者加以掌握，是以在此加以深入说明及探讨之。

（一）尊重、确认与转化当事人的知觉

于所有咨询中，其实都创造了一种"治疗性的现实"（therapeutic reality)，其为仰赖当事人所知觉的现实而成。咨询师会依据自己的理论，以当事人的生活为蓝本，去创造了一个未来，而此创造的未来可能会与当事人有关，也可能与当事人无关。也就是说，咨询师其实不知当事人真正的现实为何，只能信任于创造出的咨询室内真实，同时也只能相信这真实与当事人的生活有关，能反映他的生活，也会影响当事人的生活。当事人会将其部分的生活在咨询中加以强调，对于某些部分则会予以省略，所以咨询师要记得自己不是全知全能；当事人对于自己与生活本来就有固定的看法，离开晤谈时可能会有些改变，也可能毫不被动摇。因此，SFBT坚持咨询师采取未知的立场，努力让当事人扮演自己生命中专家的角色，而前述与当事人对话中的"共同理解"就成为建构晤谈室内现实以及当事人生活现实的重要基础（Harry，2011）。

为建立共同理解基础，于 SFBT 晤谈中，存在着一个重要的意图与基础，即是：尊重、确认与转化当事人的知觉。SFBT 认为，探索和肯定当事人的知觉，是在建构解决之道中需要去完成的主要事项之一。所谓知觉，包括了个人的想法、感觉、行为和经验，也是当事人对自我及生命的一种觉察；通过这些知觉，当事人拥有了思考、感受等能力。SFBT 会探索的当事人的知觉主要包含：当事人本人和困扰本质相关连之处、当事人已尝试做些什么来克服他们的困扰、当事人想要在生活中有什么改变、当事人已经做了什么处理以及还没有做什么行动，以能多加认识当事人的经验及其对事情的参照架构（De Jong & Berg，2007）。这样的探索除了能了解当事人主观的诠释之外，也能引导当事人去觉察已经存在但未被注意的一些知觉，尤其是所欲的目标与正向的资源。当咨询师能尊重当事人的知觉时，表示咨询师视当事人为一个独立完整的个体，鼓励着当事人重视与信任自己体验生活的知觉与方式，如此，也影响着当事人愿意更加信任咨询师，而能发展出一个共同理解基础以及合作性工作关系。

SFBT 认为情绪是当事人知觉中一个重要的部分,但情绪不会比当事人的想法、态度、信念和过去行为来得更重要(De Jong & Berg,2007)。亦即,SFBT 把情绪视为人们生命中的核心,但不视情绪为一种需要被修补的、有问题的错误反应。所以,对于当事人的情绪会予以接纳认可,并看重其代表的意义与价值(de Shazer & Miller,2000)。换句话说,SFBT 并非不注重当事人的情绪,而是将情绪视为当事人整体知觉的一部分,因此不会特别将当事人的情绪从整体知觉中独立出来予以单独探讨,反而是非常重视去了解包含情绪的整体知觉,并将情绪视为当事人"希望自己在生活中更能获得什么?"的一种反应,甚至是一种能反映当事人资源与目标所在的指标。

再者,通过前述晤谈阶段的推进以及各种技巧的运用,SFBT 希望能扩大探索和确认当事人的知觉层面与范畴,并且在精确贴近当事人的"情绪脉络"下,再确认出当事人知觉中的目标、例外与方法。往往在此同时,亦能使当事人重新定义问题,转化了的负面的情绪并创造其正向的情绪,并促使当事人产生积极行动,或者,当事人在执行行动有成效之后,便会改变原有因问题情境而来的负向情绪。所以,SFBT 仍然能帮助当事人增加对自己情绪状态及处理情绪能力的觉察,并且积极创造新的、可遵循的情绪运作规则,甚至可以改善当事人长期性的情绪状态(mood)(许维素、郑惠君,2006;De Shazer & Miller,2000)。所以,SFBT 不将情绪独立于当事人的社会建构或认知、行动之外,只处理因特定事件所引发的情绪而已(McNeilly,2000)。SFBT 晤谈反而将以当事人的知觉转移(shift)为主要工作。一旦当事人的知觉能有所转移时,咨询师便会邀请当事人立刻加以发现与确认,而当事人能够转移知觉的能力,又可被视为是当事人的一项优势(De Jong & Berg,2012)。

以下列的对话片段,即欲举例当事人的知觉如何从担心与先生的沟通困难,转移到愿意努力与突破婚姻困境的方向。

咨询师:其实你是很能够去体谅你先生是不是压力太大,但是因为你们聊起来时,他的态度比较不好。不过,我不太懂这怎么造成你刚讲的那种疙瘩而不好处理?

当事人:我是想说因为之前就有他外遇的问题发生嘛!然后我现在跟他通电话,我会觉得好像他对我是不是很厌烦还是怎样,我就会有那种……那种想法。

咨询师:嗯。如果想到先生可能是厌烦自己的话,多数人一定会不好受的。

当事人:所以我也不知道怎么办啊!

咨询师:虽然目前暂时还没有找到改善的方法,不过,我很好奇的是,是什么让你这么坚持不放弃你的婚姻?

当事人:为了孩子、为了自己,我想要给彼此再一次的机会。

咨询师:你可以多说一些,为孩子以及为自己,是指什么吗?

当事人:家庭的完整对孩子还是很重要的啊,而且我发现我还是很在意我先生的,所以我想挽救我们的婚姻。

再次强调,SFBT 的咨询师会通过许多的问句,特别是开放式问句,来促发当事人于个人知觉中过去例外经验及未来的可能性上,寻找到属于自己的解决之道。其中,由于 SFBT 相信,个人的意义是发生在所属的社会脉络之中,所以除了探讨当事人个人的看法,也会从重要他人与所属系统的眼光来深究之。对于 SFBT 来说,开放式问句的运用乃使咨询师更能聚焦在当事人的参照架构之上,并能在回应当事人的关键用字下,试图从当事人身上引出相关细节,而扩大当事人的知觉领域。举例来说,咨询师不会用"是的……但是"(yes...but...)来回应当事人,而会以"是的……而且"(yes...and...)的概念来连接当事人与自己语言的关系(Harry,2011)。更为可贵的是,当咨询师由衷地、好奇地使用开放式问句询问当事人时,咨询师已经将控制权和责任转至当事人手中,而给当事人更多选择去决定如何描述他们自己的内容与方式,这即是一种尊重当事人及助长当事人"自我决定"的方式之一;而自我决定是 SFBT 最为看重的专业价值之一(De Jong & Berg,2007)。

(二)致力于发展愿景与注意可能性

SFBT 在了解当事人基本问题情况之后,可能会采用以下三类大方向的开放性问句,邀请当事人继续建构其主观意义:(1)询问当事人过去做了些什么,或考虑未来会做些什么,会是有效用或有帮助的;(2)寻求当事人对未来可能性之意义,例如"如果有一个奇迹发生,会让你的生命有些什么不同?";以及(3)询问互动的意义,例如:"你认为这样做,会让你和你家人之间,有些什么不同呢?"(De Jong & Berg,2002)。通过这些未知的问句,引导出当事人希望晤谈后能包含认知、行动与情绪的改变,也是 Harry(2011)认为于晤谈开场后,需先与当事人建立之符合伦理、可实现的"晤谈共同方向"(common project)。在建立晤谈共同方向时,当事人便已开始建构着未来可能行动的意义,如此也容易真正找到符合当事人的意义与价值的解决之道(De Jong & Berg,2007)。尤其,在咨询师与当事人之间建立起晤谈共同方向之后,接着运用奇迹问句来获得当事人偏好未来的奇迹愿景,也会变得比较可能成功。

SFBT 认为,引发与厘清当事人偏好未来愿景的蓝图是很重要的,这也符合短期治疗"知道何时是终点"(knowing when to end)的理念;知道终点为何,将可倒回来引导晤谈的方向,毕竟当事人知道自己何时需要协助,也就相对会知道可以停止晤谈的时机与讯号。奇迹问句可以帮助当事人知道,在咨询师已经听到他所表述过去发生的事情之后,可以开始慢慢地转向于思考他的未来想要过什么不同的生活。所以奇迹问句即为从结局倒至开头的逆向操作原则之代表。奇迹愿景,往往能让当事人开始从晤谈室转而走回到他的生活脉络之中(Harry，2011)。

当事人来晤谈时，不见得清楚知道自己想要的未来愿景为何，需要咨询师渐进引导，所以咨询师的开放、好奇与探索之姿，是相当重要的态度(De Shazer 等，2007)。在当事人较能正向思考或有初步目标时，咨询师便会引导当事人，以目前的优势为起点，尝试建构未来可能发展的愿景，或者，引导当事人去构想与期许问题不存在的结果或已有例外继续扩大的可能图像，如此，将能使当事人理解、肯定目前的深层渴望，并开始追求自己所偏好的未来。通过未来种种可能性的探讨，将使当事人不胶着于过去或现在的困境，反而更能掌握目前可有何作为之处，同时也能对所处困境与所欲未来，产生新的诠释与方向。如此亦能进而引发或恢复当事人对未来信心、盼望与正向情绪，甚至转化出当事人对于改变与解决困境的高度动力、决心与希望感(许维素，2009b)。

奇迹问句传递着咨询师相信当事人能对自己想要的生活进行有意义的描述，也有能力实现，同时也信任当事人了解现实的实际性与限制；而此也是咨询师于询问奇迹问句时需要表现出的信任以及很想听到当事人描述奇迹的好奇与关怀的姿态(De Shazer 等，2007)。一旦获得当事人想要的初步未来愿景图像时，咨询师记得一定要尽可能地寻求这个愿景发生的种种细节，并尽量使未来愿景图像详尽丰厚。例如探讨当事人自己的转变、其他人的观察、人际间互动的不同以及各种循环或涟漪的变化，而使当事人有如进入"奇迹图像的旅行"。因为愿景的探讨，反映了当事人希望事情有所变化之处，也反映了当事人的真实世界，往往是可使当事人有一个实际的情绪体验，容易激发当事人改变的可能性，以及提高正在前进突破中的希望(Harry，2011)。

不过，奇迹问句并没有问当事人要如何或做什么来解决问题、使问题消失，而只是询问奇迹发生后，当事人会"如何发现"及"发现什么"(Harry，

2011）。所以，于此过程中，咨询师要对每个口语和非口语的细微变化保持注意力，咨询师需要保持轻松的举止与温柔平静的音调，同时又能小心翼翼地不错过会谈中任何关于当事人需求的线索。尤其，咨询师要特别控制自己，在当事人能详尽描述愿景细节之前，千万别急于快速询问当事人应做些什么或暗示当事人要做什么才能达成其愿景，或者避免做出解释及过度的建议，替当事人发表意见，而成为"偷走当事人声音的人"。亦即要保持晤谈在奇迹发生后让当事人持续进行故事诉说的结构，并不是一件容易的事情，需要咨询师有意识地自我训练（Harry，2011；De Shazer 等，2007）。为了要丰厚当事人对未来愿景的诉说，SFBT 会借由提问各种代表问句来获得描述性细节。然而，咨询师要避免陷在当事人困扰中无数的、重复的细节对话；要避免这种倾向的方法之一，即是要非常留意当事人所说的任何话，并以了解当事人目前的处境，澄清、确认与扩大当事人的目标、优势和成功之处等"可能性的征兆"为重点来获得值得的细节（De Jong & Berg，2007）。在通过问句获得更多细节的同时，咨询师还会专注倾听且"注意"（noticing）：对当事人来说"什么是重要的"的征兆。因为，"注意"，为咨询师反映出当事人个人所在乎的兴趣、信仰和假设所在，且专心和注意当事人所做的陈述，将能成为开启某些建构解决之道对话的力量。由于 SFBT 特别重视当事人的正向经验，当咨询师在询问当事人正向细节的同时，也会让当事人更加沉浸在自己的正向经验中，如此，将更能转化当事人对自己的知觉，更为正向看待自己，也更具有寻求解决之道的能量与动力（De Jong & Berg，2007）。举例而言：

咨询师：如果刚讲的奇迹发生了，你说："我会比较稳"，当你比较稳的时候，你会怎么样？

当事人：离婚后，我前夫来恐吓我说，你以后会很惨什么的，他已经预言了我会真的那么惨，会那么不堪，下场会真的那么凄凉。我才不要让他预言成功呢。我不要这样子，我不要这样子。我一定、一定要让他刮目相看啦！

咨询师：所以，当你可以让他刮目相看时，他会看到你什么样子？

当事人：养得起孩子，甚至还可以拥有另一份幸福。对，我就是想变成有幸福的样子。

咨询师：当你变成有幸福的样子时，目前一直在鼓励你的那些好朋友，会看到你跟现在有什么不同？

当事人：不再这么担忧、气愤。

咨询师：当你不再这么担忧、气愤时，他们将会看到你做什么事？

当事人：会笑啊，会多跟他们出去啊，不再聊我前夫的事情了。

咨询师：如果以 1 到 10 分来评价，10 分的你看起来拥有另一份幸福、养得起孩子、会笑、会跟好朋友多出去、不再聊前夫，1 分正好相反，你觉得目前的自己在几分的位置？

　　奇迹问句将改变咨询师和当事人原有的思考方式。奇迹愿景的详细探讨，不仅让当事人与咨询师知道何处是终点，何处是起点，也可为寻求例外做预备。当奇迹愿景图像描绘得越清楚，当事人越有可能回忆起过去的例外时光或过去的有效解决策略。换句话说，没有想象奇迹，难以联想到已经发生过的例外。借由例外，能让当事人开始于生活中辨认部分奇迹已经存在的讯号，而引导当事人开始更能够去看到与表达生活中美好与逐渐改进之处（De shazer 等，2007）。

活动 BOX 1－8：想象愿景的影响力

进行方式：

1. 两人一组，一人扮演受访者，一人扮演访谈者，访谈者就下列问句(Fiske，2011)，进行访问。

2. 访问结束后，两人角色交换。

3. 两人互访完毕后，对于扮演受访者在回答这些问句时所产生的效果，进行讨论。

访谈问句：

* 如果可能，你的生命，从现在开始可以有五分钟到一天内的改变，你希望有何不同？

* 你一定有一个重要的理由而选择了这样的改变，那是什么理由？

* 当有了这个改变时，你的生活又会有什么连锁的改变或影响？

* 当有了这些连锁改变或影响时，你又会去做些什么？

* 在你的生活中，谁会惊讶于你有前述的这些不同或行动？

* 还有呢？还有呢？

* 如果这个改变可以成为一个习惯，你想你需要多长的时间，来让你自己养成这个习惯？

* 谁可以帮助你开始养成这个习惯？

* 什么人、事、物可以提醒你要记得去培养这个习惯？

* 如果你真的养成了这个习惯，什么人、事、物可以帮助你维持这个习惯？

* 如果你真的养成了这个习惯,你的生活又会有些什么不同?

* 谁会因为你养成这个习惯,而有所获益或感到开心?

(三)正向所欲目标的发展与形塑

在探索愿景与各种可能性的同时,当事人与咨询师将于此过程中共同建构出当事人所欲之正向可行目标,咨询师也会积极协助当事人能用不同的角度来看待自己、本身行为与人际模式或身处情境,并从已发生或可能发生的生活经验中寻找解决之道的讯号,以能充分运用既存的优势与能力,来发展与建构出有效的解决之道。亦即,目标的发展与形塑是相当核心的重要轴线,而此,往往为初学 SFBT 者所忽略(De Jong & Berg,2007)。

当事人之所以会来晤谈,是因为他们希望自己"更好";"更好"可能是想去追求他们想要但尚未达到的境界,或者想要停止他们现在正在做的某些事情。往往,当事人的目标很可能与一开始来找咨询师的缘由不尽有关;甚至,不少当事人来晤谈,不是因为他有问题,而是因为他有目标,例如只是想要突破目前的情况变得更好,让事业、成绩更有成,让自己过得更幸福美满(类似于正向心理学所强调的人们追求幸福感)(Harry,2011)。有时,来谈的两位当事人对于问题与改变方式的看法不同,但是他们对于目标却很容易一致。须知:"有问题一定有目标,有目标不一定有问题。"其实,设定目标是日常生活的一部分,我们总是在做这件事。Dorner 曾说:"我们都想做些什么来完成我们的行动,或是避免及预防那些我们不想要的。当我们形成目标,这些目标就成了问题解决的重要角色。"目标最能激发出我们的资源,最容易让我们往前进,也最能完成自我监控系统的一部分(Egan,2010)。因此,SFBT 不是不关心当事人对问题的抱怨,只是对于当事人的目标更有兴趣。毕竟,问题的描述不见得包含了当事人想要的改变,但是,当咨询师了解当事人目标的同时,也往往了解了当事人的问题。有时,当事人会先定义出他的解决之道,而非问题;而有时,在当事人发现解决之道后,甚至会回头修正他的问题。而此也呼应了 SFBT 是一个"建构解决之道"的晤谈,而非致力于探究成因而形成策略的"问题解决"取向(Harry,2011)。

SFBT 相信,当事人能定义问题,也能定义目标,而且,咨询师不能改变当事人,只有当事人能改变自己。因而咨询目标应该由当事人自己决定。所以,在目标的发展与选择上,SFBT 乃以当事人想要的目标为晤谈的主要方向。往往,通过对当事人自身所欲目标的讨论,还能表达出咨询师一种深层尊重与同意当事人所看重的力量。所以,咨询师千万不可将自己的目标以及机构的期待与当事人的目标混淆在一起,混淆于自己的目标以及机构的期待。当然,由于当事人的独特性,每位当事人的目标发展与设定都需要量身设计及弹性处理,甚至,改变是不断发生的。在当事人有所改变与进步时,往往会再修改他当下的目标(许维素,2011a)。

梦想与目标是不同的,引导当事人于可能实现的梦想愿景处停留久一点之后,才容易进一步建立设定良好的目标。亦即,当事人的"未来"是被协商创造出来的,这也正是探讨可能性的意义所在(De Jong & Berg,2012)。是以,SFBT 的咨询师,会紧扣着当事人当时对问题的主观知觉与描述,通过未来与目标导向的问句提问,促使当事人更理解、聚焦、确认自身的目标,其方向包括:单次晤谈目标、后续咨询之期待、希望改变的方向与全景、内心之真正需求与深度在乎或者至少需要改变的底线。尤其,SFBT 的目标重视系统与人际中的改变,能帮助当事人在现实生活中实现更佳的解决之道,而扩大了当事人选择权与可能性。随着目标的发展与引导,当事人常会主动吐露更深的担心与重要的个人信息,也会从问题的诉说与抱怨开始转为正向具体实际的思考与描述,同时还会将目标建构于原有的优势基础上,甚至会对困境与目标不断产生新的修正与观点而再次拥有希望感。于 SFBT 建构解决之道过程中,真可谓是一个"目标概念化"的历程(许维素,2009b)。

由于形容解决之道的语言，乃迥异于问题描述。为了形塑目标，SFBT咨询师在积极倾听当事人自然抱怨与诉说的同时，并不会鼓励当事人进行更多负面的探究，反而是要对当事人的目标充满好奇，以企图引导当事人将"抱怨"转成"想要的"目标，并能不再以"不要什么"的语言陈述。例如，当事人不希望自己不快乐，不等于他就是想要快乐，可能他只是要平静而已。所以当事人以负向描述自己的目标时（如：不要嫉妒别人），咨询师要主动地确认当事人不想要这样，那么想要的是什么（instead），以进一步引发当事人设定出良好的目标（许维素，2011b）。

设定良好目标的定义包括：

1. 目标是对当事人具建设性、重要性、吸引力的，是符合当事人价值观与得到其认同的，是可能性高但有些难度的。当目标是当事人想要的、对当事人有意义的、有好处的、可以带来希望感的，将会让当事人产生高度的改变动力。

2. 目标是可具体观察评量、清楚明确的、可反映改变讯号的，具人际互动情境以及行为动态历程化细节描述的。当咨询师与当事人是如此讨论目标时，便让可能性的探讨转化为具体选择的探讨，也成为当事人心里事先模拟演练的素材，而让当事人更容易于真实情境中落实执行，也较能于事后进行自我评量有无达成目标。当咨询师能协助当事人将小目标的行动去抽象化且动态视觉具体化，将使得当事人有所预习，觉得行动不致过难，而增加执行的动机与成功率；如此也使得当事人更能接纳与面对现在的问题或担忧，以及让当事人觉得自己已经在解决或预防问题的轨道上，而更增加内心的合理掌控感。

3. 目标是具人际互动情境及行为动态历程化细节描述的。由于当事人乃隶属于社会系统的一部分，生活中的重要他人总是与当事人的生活相互影响，因此当事人改变也一定发生于社会系统与社会互动中。于是，SFBT

咨询师会特别去关注当事人身边拥有的社会支持,并运用这些社会支持帮助当事人获得支援、提醒以及检核自己的状况。

4. 目标是在当事人控制内、合于现实、实际可行的、符合成本效益的、可以承担的,以及最重要的,是于晤谈后"立即可行"的小目标,而非最终之目的点或所谓最核心的议题。在当事人未来愿景为大目标之下,咨询师会与当事人探讨所考量在意的各面向,使当事人在确认与掌握已有的成功经验或资源的同时,发展出新的小目标,并思考其可能的结果,而能真正展开此刻认为重要的、愿意立即执行的特定行动中之实际具体可行的第一小步。亦即,若当事人可以"开始"行动,将拾回一种控制感;而且,由于实际可行的条件让当事人容易创造出小小的成功经验,如此也将能提升当事人的自信与动力。反之,若目标设定是远距的、难以达成的,往往使当事人更容易放弃(许维素,2009b;De Jong & Berg, 2007;Egan, 2010)。

SFBT 不会特别去想什么问题是 SFBT 所无法有效帮忙的,因为 SFBT 看重的是:如何达成目标(Harry,2011)。SFBT 的目标发展,可有以下几个小诀窍:由多选一,由负面到正面,由大到小,由抽象到具体,由内在到人际,由他人到自身(许维素,2009 a & b,2011a;Taylor, 2010)。为了发展与达成目标,在具体技巧运作部分,咨询师常常以成果问句为起点,针对当事人所用的关键字加以突显及具象化,以探讨与确认当事人每次晤谈的目标。除了常用一般开放式问句来搜集相关基本背景资料、了解当事人对问题现况与困难处的主观诠释外,更常用假设问句、奇迹问句、差异问句、评量问句、关系问句,持续探问当事人所欲未来及改变后的可能情况,及其与现况之差异距离,以及此差异距离所反映的意义与价值。咨询师也会借由探问以前没有问题或已有进展的例外时刻,在肯定当事人所拥有力量的基础之下,了解当事人还希望继续发生的具体目标及其意义为何。其中,奇迹问句能带出的场景通常是实际化、细节化,且符合个案生活脉络、可达成的,也是当事人能力范围内可促成的。将奇迹场景细节化或加以测量,将更有助于当事人掌握。内在感受应描绘成更具体的外在象征,所以,评量问句是最常用来确认:在此刻当事人认为 10 分代表的所欲愿景、目前分数所代表的状态或已有成功经验与策略之下,催化当事人再往前突破 1 分时,所需立即具体行动之详细细节、各面向考量与可能的结果。假设问句、关系问句及循环问句也常接连结合使用,以使当事人对可立即开始的第一小步更为视觉具体化、实际可行化。咨询师亦会大大肯定与赞美当事人自发所想出来愿意开始行动的第一步,并摘要其所提及的细节内容。此时若当事人提及担心行动失败的可能性,除了会探讨当事人需要什么才能增加成功率外,也会以一般化加以支持,并用重新建构来提醒其目标的重要性,以促使当事人继续往前(许维素,2009b)。举例而言:

咨询师:听起来现在的情况,如同你刚告诉我的,事业上目前暂时是比较难有所改变的,可是在这个时候如果多做点什么或少做点什么事,至少让你可以撑完这两个月?

当事人:对,好主意。嗯,可以多做的事可能就是,像现在就是继续去接触其他的专业;然后,少做的事情,嗯,其实我在想可能是减少人际上的那个相处的时间。

咨询师:喔!喔!(赞美的态度)我看到你愿意让自己更能够为专业准备、继续愿意努力往前,我看到那份很强的意愿。

当事人:对!我的确是真的很想在专业上能够更上一层楼。

咨询师:那么关于多接触其他的专业或减少人际的相处,你又要如何开始呢?

当事人:还是把时间先多花在专业学习上好了。

咨询师:所以你打算如何开始分配你平日的时间呢?

　　此外,为了要使当事人真正能朝目标前进,在持续对话的过程中,关于当事人朝向目标改变前进的"承诺"也是很重要的。除前述外,引导当事人能对目标有所承诺的一些其他原则包括:(1)咨询师需具备使用"要……"(而非"不要……")的语言习惯,并引导当事人发展之;(2)运用当事人的语言,以及让当事人知道你从他的话中听到了他的愿望;(3)于每个段落处,以当事人的语言清楚地重述当事人的目标,并在特定目标上与当事人重复确认之;(4)多询问当事人所有的行动细节,以提高行动意愿(如:要"如何"进行、要"做什么"等);(5)提醒当事人他已经做到的每个步骤,并将问题的变化与结果进展列为改变脉络的里程碑;以及(6)有时候与当事人不断地重新约定目标,是常见的事(许维素,2011a)。

　　(四)例外与优势力量极大化

　　SFBT 相信,每位当事人都是独一无二的,且当事人拥有与生俱来的力量与资源来帮助自己。所以 SFBT 相信当事人是自己生活环境中的专家,强调心理健康,重视强调当事人的优势之开发与运用(David & Osborn,2000;Lipchik,2002)。SFBT 认为:会导致改变最重要的关键,来自当事人的能力及潜力;当事人所认定的优势力量若能前后一致地受到重视,当事人改变的动力便会随之增加。"例外"即是这些优势、资源、力量的统称。若要能发现当事人的优势力量,则需要有当事人与咨询师一起合作探索例外的过程。当然,对于当事人期待如何应用这些优势力量,以及认为需要什么才能改善生活的论点,咨询师并不具有最后的决定权。是以,SFBT 是持"优势观点"(strengths perspective),也相当看重如何引发当事人自我赋能(self-empowerment)(许维素,2009b;De Jong & Berg,2007)。

　　SFBT 相信,没有一件事会都是负面的,例外总是会存在。任何小小的例外往往会与愿景、目标有所连结,因此可能会是解决之道的前驱之身或关键的基石。人们总会制造一些例外,这些例外创造的细微差异,使人们看到希望所在，并可进而善用这些例外而产生小改变以远离问题困境。当咨询师能提醒当事人被自己所遗忘的资源时，当事人会对自己产生正向信念，对改善的可能性产生信心，会信任自己一直在往解决问题的方向前进，也会减低担忧问题严重性或自责的负向情绪，以及会对自己、他人、现况、现实、界线、限制等更为接受、理解及愿意进行反思。例外探讨越多，越能了解哪些成功经验可以与达成目标连结，也会提升当事人建构解决之道的动力；亦即，例外经验促使当事人对自己自发的问题解决能力产生信心，并强化其对问题处理的主控感、自我负责及力量感（许维素，2009b，2011b）。

例外问句充分展现了咨询师的支持与热忱（许维素，2009b）。于是，在SFBT的晤谈中，咨询师会紧扣当事人此刻目标之方向，积极引导或反映当事人与目标相关的例外成功经验，或紧跟随当事人自发联想的例外经验——问题没有发生或较不严重的时候、问题曾经被解决过的阶段，或者晤谈前的一些改变与努力，不管是现在或过去的。咨询师常会优先使用"振奋性引导"来对当事人的例外作反应，也会于询问完奇迹问句后，以评量问句的10分位置表示奇迹已经发生的状态，再请当事人去评量现况，而引发对例外经验的觉察。SFBT咨询师还会运用开放式问句、关系问句、评量问句、假设问句、重新建构与赞美等技巧，引导当事人从自己与他人的观点，思考、察觉、确认、整理例外的影响与效果、意图与努力、内容过程细节与成功要素、已有的资源力量与有效方法，以能有意识化地再复制，特别是最近所发生的例外，是更容易再被复制的。除了例外的成功之法，咨询师还特别连结其与达成目标之间的可能关连，因为最有助益性的例外是与目标有关者（许维素，2009b）。

举例而言：

咨询师：你说你和先生目前比较难沟通，那么你之前提到在三个礼拜前,你们在电话中怎么可以聊起来是比较愉快的? 那时候你的态度跟他的态度,跟平常有什么不一样吗?

当事人:那时候我也是这样子啊! 他那时态度也很好啊! 只是说最近这一两个礼拜我打电话给他是打得比较密集啦! 或许我心里就是对他的行踪不放心啦! 然后他就觉得烦啊,我就更不放心、更想问他在忙什么。

咨询师:至少有一个很重要的地方是,如果他的态度好,你反而打得少。

当事人:对啊! 嗯,对啊!

咨询师:如果你先生能够知道,当他对你态度比较好,你反而就比较放心,电话会打得比较少。如果他能知道的话,他可能会有什么不一样?

当事人:他可能就会态度好一点而不会觉得我很烦。

咨询师:你想让他知道其实你很在乎他对你的态度吗?

当事人:很想啊! 他态度好我就没事了嘛!

咨询师:那么在过去你们相处的经验中,你都是如何把你的想法或需求让他知道的呢? 什么方式较容易让他了解与接受?

亦即,当发现当事人的例外经验,千万别立刻建议当事人以该例外作为问题解决的策略,也不要比当事人更为乐观,而是要先探问当事人对于该例外所知觉的意义与重要性,以及是否同意尝试将该例外作为解决之道的要素(许维素,2009b;De Jong & Berg,2012)。换言之,例外乃散落于晤谈历程中,需要训练有素的咨询师之耳去确认与珍视之。同时,咨询师的确需要协助当事人去发现与认可自己已经拥有的正向优势力量为何,并能了解这些优势力量是如何能被记得提取,如何运作以及如何展现的(David & Osborn,2000;Lipchik,2002)。所以,SFBT 咨询师不仅仅是关注当事人的小小成功之处而已，更要特别注意当事人已经尝试了什么方法，已经做到之处，及其所反应的优势能力。一旦有例外经验的发现，咨询师要记得加以停留探讨，除了有效方法之外，也需要多多连结当事人与当事人的感受、想法、行动及其相互之间的连结（Harry，2011）。而倘若当事人不接受这些被发现的例外，就得尊重地再重新开发之。

在例外经验范畴中，探讨当事人对于困境的"应对"与处理，也是非常重要的，特别是对于负向情绪高昂、有慢性疾病或处于危机情境的当事人来说更是如此。毕竟，对于目前停留在痛苦而不易想象更佳偏好未来的当事人，若先与之讨论所谓的目标及更好的状态，也会算是一种不同步的状态，而破坏了彼此的合作关系。对处于这样状态的当事人，SFBT咨询师会先多元探讨与认可当事人对所处的现实环境的知觉、应对困境之各方优势与正向力量、情绪状态与变化等。对于困境应对的探讨，咨询师特别会大量以应对问句引导当事人反思自己是如何面对困境、何以没有更糟、如何在困境中还可有所作为以及探究自我照顾的方法与背后的正向力量。或者用重新建构、一般化正向诠释出所处困境的正面意义以及当事人言行背后所反映的努力、改变或在乎、期待，并予以强烈深度肯定。从深入探讨当事人如何应对困境中，将促使当事人更加了解与肯定自己的优势力量（如：力量、资源、成就、努力、坚持、毅力）、目标（如：期许、需求、在意）与改变进展等各方优势之所在，而让当事人更能接受困境之自然存在性、必要性、影响性、脉络性、现实性、限制性与暂时性，发掘了目前困境所反映或代表的意义与价值，转化了当事人的负向情绪，并产生对困境与自己的宽容观点。有时，当事人便会发展出正向情绪，更能全盘地自我开放、觉察与接纳，也更能于自我肯定、自我决定、自我负责、自我照顾、自助成长层面上，有所扩展化、层次化、概念化及增强化。同时，这会让当事人离开受害者角色，且更懂得评估：现实环境、与困境及现实环境的相对位置以及现况的各种可能性，而更能联想与运用自己的改变进展、优势力量或可为之处,而能承认、面对、承受困境或与之共处。甚至,当事人也会试图转化负面经验、减低困境的负向影响、从困境中有所学习成长,以及更能有决心与动力地在困境中,发展出后续实际可行的明确目标与应对行动,而更能掌握自己的过去、现在与未来(许维素,2009b)。

换言之,例外经验的探讨将会帮助当事人更为坚定地欣赏自己已有符合目标需求的丰富力量与资源,也常使得当事人知道自己已经做了什么,如何多做哪些有效方法来一步步地达成目标,或者如何先努力维持不更糟以及目前自我协助之法。亦即,当当事人更能有意识地解释随机或偶发的例外何以能发生,或者当他们觉得例外的发生是在自己的掌控下时,其改变的意愿与决心将更为增加。于未来,当事人便更容易重新创造一次例外或进展。往往,当事人会因为例外经验与应对能力的开发,而产生观点的转变,又会因此修正下一步的目标及努力方向。此外,令人不意外的是,例外的探讨,往往会带出正向运作的晤谈气氛,让当事人更信任咨询师是一个帮助他而非指责他的角色,合作关系更为容易建立与维持(许维素,2009b,2011b)。

(五)反馈

SFBT 于每次晤谈了 40 分钟之后,会暂停 10 分钟,让咨询师可以跟单面镜后的专业团队讨论,或者让咨询师安静地思考,以组织给当事人的反馈。反馈是 SFBT 晤谈中很重要的代表性要素之一,乃和其他晤谈历程要素一样地重要。反馈,代表着对当事人于晤谈中所言、所投入的一种看重,所以咨询师需要好好汇整之,以能给出自己的看法。反馈是设计来"提醒当事人所期待的未来愿景"、"做什么可以对当事人更好"以及"帮助当事人能够感觉到成功及有能力的"。在暂停后给予反馈时,咨询师会先表示当事人问题的意义与对当事人的影响程度,并且汇整与强化晤谈所得,给予当事人正向回应,尤其是会汇整与组织赞美当事人自来晤谈以来所展现的优点、努力、进步、例外及具体方法,或重新建构当事人的负向情绪或目前状态的正向意义,而再提供当事人改变的意义与价值之讯息,最后给予建议。必要时会运用追踪问句,或让当事人自行设定家庭作业,以更确认进步的可贵、凝聚改变决心及形成行动的意义与步骤。如此,将会让当事人更为理解与肯定现在的自己,更加了解自己的正向力量与资源,以及对于自己改变的意义与重要性更为印象深刻。这样,在晤谈结束后,能有信心与决心地为来谈目标实际地尝试行动(许维素,2009b)。

简言之,反馈的目的,是组织与强调晤谈中所得的重要讯息,让当事人感受到他们曾被仔细地聆听,并表达咨询师同意当事人对问题的观点,重述对当事人的理解,肯定当事人对自己问题的看重,而提供当事人增进生活满意度的步骤。亦即,反馈可以帮助当事人发展良好的目标,并将焦点摆在与他们目标相关的生活例外经验,鼓励他们注意谁做了什么让例外经验发生,尤其是当例外的发生是基于当事人自己所做的功劳时。反馈给予了当事人一些有效的指导方针,而当事人其实也往往期望咨询师给予建议。因此,反馈也将有助于建立治疗联盟(Berg & Reuss, 1998; De Jong & Berg, 2012)。

提供反馈的基本原则是:首先找出适宜给予的建议底线,什么样的建议是在晤谈资料中有所显示的,包括目标设定良好的程度、例外的程度和形式、当事人与你的关系以及当事人对于自己能投入于解决之道的动机、意愿及努力程度。当不确定底线时,则倾向于较为保守的选择,如此,当事人晤谈后的表现就更易超过建议的范畴。亦即,反馈是通过评估当事人个人的动机与信心、当事人的目标建构程度以及与目标有关的例外优势来发展建议,而非咨询师个人主观判定的。咨询师记得要去认同对当事人来说重要的部分以及当事人想要的目标。反馈时,尽量使用当事人的字词,且停留在当事人的参照架构里,同时也让反馈是简单易懂的,并靠近当事人对于事情的解释立场,同时于其解释系统、语言沟通模式中工作。当然,咨询师要慎重且真实地表达反馈,并观察当事人的反应是否同意(De Jong & Berg,2007;De shazer et. al,2007;Macdonald,2007)。

反馈的架构包括:提供赞美、建立桥梁以及给予建议。

1. 赞美

咨询师提供当事人直接与间接的赞美,让当事人注意到自己正在做及已经做到的事情。往往当事人对过去的选择是感到沮丧的,对未来的预期也常是如此。当咨询师从暂停时段回来后,许多当事人会有负向的想法,甚至会紧张地询问:"好吧!情况有多差?"或"你认为哪些事情对我们有帮助?"因此,咨询师对当事人用赞美来开始反馈,不只制造了希望,也暗示了:当事人是如此认真看待自己的问题,对目标的答案主要是借由他们自己的成功(例外)和力量来执行的。所以,赞美表达对当事人的肯定,指出让咨询师印象深刻之处,也认可什么对当事人来说是重要的目标,是一个好的选择,同时也证实当事人的成功以及提出可以巩固这些成功的建议。开始一连串的赞美来强化目标、例外与解决之道的关系,对当事人来说乃有惊奇和戏剧性的效果。当你提供给予当事人赞美,看看他们的反应。大多数的时候,他们看起来都是愉悦的,也常是摇着头同意或微笑或说谢谢。假如没有,你可能需要重新评估你之前得到的资料。当然,咨询师也需要注意各地文化对于赞美次数、强度与向度的接受度,而修改其表达的方式。

2. 桥梁

桥梁是连结最初的赞美到后面的建议之间的重要讯息。桥梁的内容经常是从当事人的目标、例外、力量或知觉中抽取出来,欲提供何以要执行建议的一个基本理由,说明了咨询师给予建议的依据,而让接下来的建议看起来是有道理的。因为任何建议必须是对当事人有意义的、或被他们所重视的。提供桥梁时,咨询师常会强调:这是个很重要的时机,是当事人可以开始

做些什么事的时候了,或者常见开始桥梁讯息的语句是:"我同意你的……",
"既然……","因为……","我们同意……",或者,"部分的团队认为……"。提
供桥梁时尽可能组合当事人之词语和字句:"我同意你,阿雅,试着理解你的愤
怒是一个重要的目标,这对你的工作是不好的。所以,我建议的是……"

3. 建议

反馈的第三个部分,是给予当事人建议。建议是要提供当事人朝向目
标达成的方向、前进的方法。给予什么样的建议和怎么给建议,是反馈中最
难的一部分。咨询师需要检视几个部分:当事人对问题的描述与看法、目标
设定良好的程度、例外经验、动机和信心等。建议常是请当事人多做有用的
事情,或做些不同的事情以取代无效行为。咨询师给予的建议需要是清楚、
具体的,且可强调是有难度且需要付出的任务,但千万不要是太难或当事人
容易执行失败的建议。咨询师也可以试着称建议为"让我们来做一个尝试、
实验"、"试试看",而让当事人对于任何尝试的结果,不管成功或失败都保持
开放接受的态度。当然,也可以请当事人自己设计一个任务,若当事人能自
己设计一个可执行的作业,则所谓的"抗拒"也就随之减少,当事人的投入度
自然会越来越高。此外,咨询师给予反馈后,不再让当事人评论之,以能让
当事人印象深刻地去执行之。

即使在反馈的阶段,SFBT仍充分展现其基本信念。所谓的建议都与当
事人例外或目标有关连,而且,反馈的内容都是依据当事人所说者加以组
织,建议常是从当事人已经做到的努力中发展而出,而非额外发展出一个本
次晤谈并未讨论到的内容。最常见的建议主要有两种类型:"观察型建议"
和"行为型建议"。

观察型建议,是依着晤谈中搜集到的资料,建议当事人特别去注意可用
的解决方式。例如,在晤谈结束时,当事人没有发展出目标,但有例外时,则
邀请他回去观察及特别注意:在下次晤谈之前,何时情况又有比较好一点?

然后,请他详细地告诉咨询师其何以能发生。当发生时,情况有何不同? 是谁、如何让它发生的? 如果晤谈中当事人没有提及任何例外,咨询师也可以请当事人特别注意生活中小小例外的发生,除能促发当事人产生预期例外发生的效应,也暗示有益的方法会来自于当事人的经验中,而为解决之道提供可能的线索。当然咨询师也可以请当事人特别留意:在生活中有哪些信息,可以告诉他这问题能如何被解决,或者他的生活中有什么是他希望能继续发生的,以促发当事人觉察到自己的目标所在以及改变的可能性。

与观察型建议一样,行为型建议也是从晤谈中获取信息的,同时必须是对当事人之参照架构具有意义的行动。行为型建议需要当事人实际地去做些什么,并采取咨询师相信会对当事人建构解决方法有所帮助的行动。其可分为以下几种(De Jong & Berg, 2012; Harry, 2011):

(1)若当事人提及的奇迹图像,是清楚且有信心去使其发生时,可以请当事人尝试去做做看。如果,当事人晤谈前改变或例外是清楚易见时,则与当事人讨论如何有助于"继续做"或"多做一点"原本已经做到的部分,将例外更为意识化,并观察生活会有何变化。当然咨询师也可同时结合观察型作业,请当事人除了继续做有用的事情之外,也观察其他还有什么策略是有用的,而暗示当事人所做的远比自己知道的多。

(2)如果当事人能描述奇迹图像,但却没有信心使其发生,或者有一点小小的成功或例外,但是当事人无法描述出更为清楚的状态时,则可请当事人每日进行一个掷硬币的活动。当看到硬币是正面时,则请当事人多做一点这些例外方法,反面时,则请当事人维持现状,然后请当事人特别注意在这两种做法下其生活的差别,而增进当事人对例外的期待与关注。

(3)若是在晤谈结束时,当事人提及奇迹但没有想到任何例外时,则赞美当事人能厘清奇迹图像,并请当事人于下次晤谈之前,开始佯装(pretend)有如奇迹已经发生般的行动与试验,以让当事人开始有一些行动,允许自己尝试想出各种可能性，并试着进行一两次，而使当事人在较不费力的情况下，觉察出任何可能的变化。

（4）若当事人无法意识自己的例外何以能发生，但其改变动机相当强烈时，则可邀请当事人预测例外是否还会再发生，并且观察若发生时会有何不同。甚至，还可以请当事人每一晚预测明日是否有例外发生，并注意预测与实际发生情况之间的差异，而运用了暗示的效益，让当事人对例外产生期待或更为敏锐，甚至更能有意识地创造例外。

（5）倘若当事人有高度动机，但在晤谈中没有产生任何目标时，则肯定当事人的努力，同理当事人的挫折，且请他去做一些"不同"的事。只要当他想尝试的时候，不管是多奇怪、多迥异于一般做法的尝试（在不伤害人的情况下）都去做做看，如此，可帮助当事人信任自己对资源的知觉，并能让对有用资源的直觉更为敏锐，进而促发当事人能自动自发且有创意地面对问题。

（6）当事人没有改变动机，也没有提及任何目标或例外时（如非自愿前来的当事人），则不给予任何建议。通常咨询师只会给予当事人赞美，说明乐意下次再见面。这会让当事人知道他的感受被用心聆听，且有受尊重的感觉，这将会增加当事人愿意再次晤谈的机会，也让当事人更愿意转为合作的态度。

关于反馈的给予。举例来说，咨询师可对一位因强烈社交恐惧而造成生活危机的女性当事人，提供以下的反馈：

【赞美】首先，我想要告诉你几个令我印象深刻的事。其中之一，我可以看到你非常关心你的家庭，你希望看到先生与孩子更快乐，所以你想要找出能克服你社交恐惧的方法。

我非常惊讶，你对你奇迹愿景的图像非常清楚，你也十分愿意去尝试各种方法，而且，我也看到你已经做了很多不同的事，我觉得你是一个很有创造力的人。

【桥梁】我知道你很想要改变,而且你目前已经在做一些对你是相当有帮助的事,这让我们更有空间去探讨如何改变你的情况。尤其你是这么希望能拥有理想中的美好日子,也能使你的家庭更快乐。最重要的是,你知道你的改变将会对他们造成影响。所以,在这次晤谈后,我有以下的建议:

【建议】首先,持续做你现在已经在做的这几件有效的事,像来这里祈祷,或试着告诉他人。我看到祈祷让你会有勇气和力量去尝试,而且,如果当别人给你一个好建议时,你也会去试试看,再评估它是不是适合你;还有,让自己休息、呼吸新鲜的空气等。我真的很佩服所有你曾经尝试的事,那是多么地不容易。请继续去多做,然后特别注意看看你的日子会有些什么不同。

接下来,也请你特别注意那些比较有好感觉的日子,并且看看这些好感觉的日子有什么特别不同的地方以及是如何发生的,包括,何时发生。家里有什么不同,以及谁做了什么等等。然后,下次回来这里时,再与我分享。

(六)后续晤谈中进展与差异的探讨

SFBT 相信,如同佛教所言之人生无常,改变一直持续且不可避免地在发生,小的改变会带来大的改变,尤其是正向的改变一定会存在的;毕竟没有事情会一直相同,也没有事情是"不可能"(never)与"永远如此"(always)的(David & Osborn,2000;Lipchik,2002)。所以,如图 1-1、图 1-2 所示,在初次晤谈之后的后续晤谈,SFBT 皆会先以"何处变好了(what's better),即使只有一点点?"作为开场,并且积极持续探问当事人在两次晤谈之间任何细微进展或累进的改变。之所以不询问当事人"有没有"变好,是因为这样的问法会暗示当事人,咨询师有些怀疑他的进步或改善,也会加深当事人在晤谈过程中的矛盾及犹豫。因此,咨询师询问的是"何处变得比较好"的类似问句,如此将反映出我们相信当事人能够胜任的行动;当然,这个问句也反映出解决之道乃建构于当事人对例外的知觉，也相信即使有问题存在的时候，仍然可以有小小例外产生（De Jong & Berg，2007）。

SFBT咨询师要记得上次晤谈中最后的反馈内容，也可以略为间接询问当事人执行上次建议的情况。不过，咨询师不会执意于探讨当事人何以没有完成上次的建议。在当事人表示没有执行建议时，咨询师则转而询问有什么其他改变。因为SFBT并不将咨询师的建议视为当事人问题的解答，而将当事人视为他自己问题的解决专家，当事人能替自己做最好的决定，所以重视的是，完成任务对他们来说是否能有效地解决问题。除此之外，直接明了地询问当事人何以没有执行建议，会将咨询师本身及当事人推到一个棘手的位置，因为当事人可能会感到有义务去解释为什么没有完成，咨询师也得要解释为什么我们现在认为当事人必须完成这个任务。毕竟，改变永远在发生。在两次晤谈之间，当事人的生活可能会有插曲发生，而使得原先的建议变得不再那么有意义。甚至，当事人所为可能会超越建议的范畴，例如没有执行该建议，但是却创造了另一个改变。因此，询问当事人有无完成建议，将会限制这些可能性的发生（De Jong & Berg，2007）。

EARS导引，是第二次晤谈以及后续晤谈的一个系列介入（Berg，1994）。E，引发（elicit）：观察与引发当事人去注意什么事情已经是比较好了；A，扩大（amplify）：拓展较好之处，特别探讨其对自我、人际与解决问题的效应，以及达成改变的种种方法即执行细节历程，以能类化至其他处；R，以态度与语言增强（reinforce）当事人产生的改变；以及，S，开始（start）：再次探索其他进展的成功经验，记得要多开启几次"何处已变好了"之EARS循环（蔡翊楦、张晓佩、王昭琪、陈素惠、许维素，2006）。

活动 BOX 1－9：维持停留在当事人的脉络中

进行方式：

1. 三人一组，一人扮演 SFBT 咨询师，一人扮演当事人，进行 15 分钟的晤谈。第三位成员担任观察员，记录晤谈内容。

2. 观察员以下列重点来汇整晤谈内容，尽量以当事人的语言来记录之。

* 当事人带来的问题。

* 当事人想要改变的目标。

* 当事人晤谈前的改变。

* 当事人的例外与资源。

* 当事人的进步。

* 当事人的下一步。

3. 三人讨论观察员的汇整向度、内容与语言是否正确。同时，三人亦探讨，若以这些向度想要精准汇整时，所会面临的挑战与突破之道。

没有任何事会无缘无故发生变化。所以 SFBT 会深究当事人有些微变化之处，并协助当事人意识化。SFBT 通过对进展的发现与强化，让当事人的改变更为持久与类化，而终达当事人所欲之目标，并产生正向的情绪状态与拥有满意的生活。亦即，探讨进展的差异，将促使当事人更为具体发现与理解自己刻意努力或自发转变的内涵与层面、过程与结果、方法与策略、信念与力量。咨询师会摘要与汇整进展的核心要素、意义与各方策略，以促使当事人能巩固、维持或扩大这些正向转变，以确认当事人能在目标的轨道上继续达成其所欲之目标。引导当事人更有意识地明白进展的累进及相互影响的历程，当事人将变得更有意愿，更知道继续维持、内化、巩固已有的改变。咨询师亦常会探问当事人对于维持改变、保持进展的自信，因为这表示了当事人能够自我帮助的程度与方法，是更为 SFBT 所看重的（Harry，2011），也会使当事人更能懂得现况与目标的相对位置，产生更高的动机与意愿，并继续运用这些进展往达成来谈目标的方向前进。往往，当事人还会自发创意地扩大与类化已有的进展，持续累进新的正向经验，于是又更能自我肯定与强化、自处与自我照顾，更能增加正向的思维、稳定情绪的效果，化被动为主动地解决问题或离开受害者角色，以及更相信自己或困境已经在学习与经验累积中有所改进，当然对于未来也就更具有力量感与希望感，也更对生命自主负责以及接纳其限制（许维素，2009 a & b）。举例而言：

当事人：这样跟你谈这两次之后，我觉得真的学到很多啦。我真的有回去想、回去思考。

咨询师：哇！有一些学习、有思考，可以多说一些吗？

当事人：就是说把我们所谈的，我回去又反复想一想。好像我有一个动力，对工作那种投入愈来愈强，也好像更有信心去面对那些问题。对，更有力量啦！

咨询师：所以更有动力、对工作更投入、更有信心面对问题，你是如何让自己的思考可以产生这些改变的？

当事人：就是集中注意想如何解决问题，别多想自己怎么这么笨。

如图 1-1、图 1-2 所示，有些当事人可能表示，自上次晤谈之后"没什么不同"。咨询师不必为这种回答而失望，因为其中可能还是会有正面意涵。"没什么不同"代表没有朝负向方面变化，表示当事人仍然有能力控制与维持自己的生活与状态。若当事人表示于上次晤谈后，生活变得更差，咨询师则以事情总会有起起伏伏的一般化回应，会是很重要的开端。当然咨询师也必须问明详情，了解让情况变差的脉络。事实上，灾难、意外、疾病以及其他不可预测的事件，都可能突然发生在任何人的生活里。以尊重的态度倾听当事人描述这些突如其来的事件，用开放的心去倾听与重新建构出其中之细节变化与重要意义，并且尝试了解当事人：处理这些情境的方式是否与过去不同、是否已有小小的进展、是否与目标有关，采取的方式是否需要更积极，抑或事情恶化的速度，较之常态已经慢了许多，而对照出当事人仍然拥有的优势之处。或许此时也需要与当事人重新设定目标与更换方法策略，也或者可以使用应对问句，加上评量问句与关系问句，以启发当事人客观检视自己的状态，理解自己的相关优势力量，以及明白自己是如何在自发性地解决问题，而让情况没有更为恶化（蔡翊楦等，2006）。即坚持着"有效的方法就多做一点，无效，则改采别的方式"这一 SFBT 的重要原则（David & Osborn，2000；Lipchik，2002）。举例而言：

当事人：我回去之后仍然无法振作，我还是会想起先生的死，然后一直哭。

咨询师：当然，要一下子忘记相处二十年的先生真不是一件容易的事。

当事人：是啊。

咨询师：所以，在这一周内，当你想起先生又一直哭时，你会做些什么事情来帮助你自己？

当事人：我什么事都做不了，我就是一直在处理先生的后事而已。

咨询师：你处理了哪些事呢？

当事人：就是做些法事，商量丧礼等等。

咨询师：在这么难过的情况下，是什么让你还能处理法事、丧礼？

当事人：这些都是得做的事情啊。

咨询师：当你在做这些事情的时候，是一直哭，还是可以如平常一样的处理？

当事人：嗯，对啊，我在做法事的时候，是不能哭的；和人商量时，也比较能控制自己一点。

咨询师：你这又是如何能做到的？

当事人：这是我现在唯一能为先生做的事情了，我一定得努力控制。

咨询师：你现在很希望你能为先生做些事情。

当事人：当然。我以后再也无法为他做什么了。

咨询师：如果先生在天有知，你猜，他会希望你为他做些什么？

当事人：当然，是希望我能振作起来，把孩子养大。对，嗯……我应该是要振作起来的。

在强调接受限制但不放弃希望，以及"够好了"（better enough）的生命哲学中，SFBT 咨询师协助当事人保持改变的动力，相信一连串的小步骤带来大改变，而要求一小步的进展，以能协助当事人平稳地、有信心地继续朝目标迈进。SFBT 也认为当事人往好的方向发展，生活能"够好"即可，因为生活本来就不能完美或没有问题，当事人只要能应对生活种种所需即可（许维素，2011b）。倘若当事人对于自己的状况稳定地维持以及自信于可自行处理后续问题的评量，大概在量尺上的 7、8 分时，就可以考虑结束晤谈。De Jong 与 Berg（2012）追踪访谈当事人亦发现，当事人认为在 7、8 分的状态下结束晤谈，暗示着咨询师相信当事人可以自己完成后续行动，而当自己的情况更为改善时，当事人的自我效能感会增强。

在晤谈的结束时，咨询师会整合性地汇整与确认当事人参与晤谈的收获、整体改变及其意义与影响，也会探讨当事人准备将所产生的进展或应对困境中的经验、优势、力量与方法,如何持续应用于晤谈结束之后的生活中。包括:如何继续维持目前的进展、如何承受继续存在的痛苦、可能面对的未来挑战及可继续努力的目标等。追踪问句则为主要的介入,评量问句、假设问句、奇迹问句、应对问句、关系问句、赞美、一般化、重新建构等技巧,常结合用来探讨、确认与强化当事人:于治疗中的整体改变与其意义、产生改变的方法与力量、如何应用咨询所得于未来的预设挑战、如何不更糟地应对、未来之可再努力的方向、对维持与进展的信心、对下一步行动的信心、预计时间与具体步骤等。以促使当事人更能掌握晤谈所得,并于晤谈结束后更有信心、动力与希望感地继续自助地稳定发展下去(许维素,2009 b)。例如:

咨询师:以 1 到 10 分来评价,10 分是你觉得可以不用再来晤谈了,1 分是很需要继续谈,你觉得你自己目前在几分的位置?

当事人:我觉得 8 分了,其实我觉得我可以不用再来了。

咨询师:哇,怎么说呢?

当事人:我已经知道如何帮助自己了。就是继续练习信任自己。

咨询师:继续练习信任自己,是的。那么,让我了解一下,以 1 到 10 分来评价,10 分表示你很信任自己,1 分表示你很不信任自己,目前你自己在几分的位置?

当事人:7 分。

咨询师:那么,当我们的晤谈结束了,你会如何让自己继续保持在 7 分呢?

当事人:当我觉得不高兴时,我就要停下来问问自己怎么了,而不是责怪自己又不高兴了。

咨询师:是的。那么当你万一掉到 6 分时,你会如何帮助自己回到 7 分?

当事人:我会找上次跟你讲的朋友,或者回头看我的日记提醒自己。

咨询师：太好了。那么当你看到什么，就知道自己已经到达 8 分了？

当事人：当我停下来问自己的时间缩短时，甚至是不会停下来。

De Shazer 认为"SFBT 不做没有必要的次数"；Harry（2011）也呼吁别受长期治疗的影响，而有次数的概念与限制；而且，不仅视病人的特性来决定晤谈的次数，更视咨询师有无协助当事人找到目标以及解决之道而定。SFBT 一开始便用成果问句预备结案（Berg & Reuss，1998），虽然 SFBT 晤谈次数并没有明显的规定，但研究上常见是六次至十次左右。较之其他取向的咨询，SFBT 在较少次数下产生一样有效的疗效，甚至对于某些特定议题，晤谈的次数还更少些（Macdonald，2007）。当然，若晤谈几次之后，当事人没有具体改变，或者咨询师自觉无法协助当事人有所改变，咨询师或许需与当事人讨论转介其他咨询师或单位的议题（Harry，2011；Macdonald，2011）。是以，SFBT 强调进展的里程碑以及晤谈何时结束，突显了 SFBT 认为，因为当事人是有建构解决之道并让自己生活变得更好的能力而值得被信任的，也因此，SFBT 的结案，更像是当事人"毕业典礼"时所拥有的成熟与被给予的祝福（Macdonald，2011）。

活动 BOX 1-10：成为 SFBT 咨询者

进行方式：

1. 于训练课程中，将成员分成五至六组，每组三至四人。

2. 请各组成员先讨论出其他人对 SFBT 的一个质疑，或者于实务工作中，当事人可能会对 SFBT 咨询师介入的不配合或一个挑战性反应。

3. 先请一组简要提出其挑战反应或质疑,其他组则先针对此挑战反应或质疑思考如何加以回应,并且轮流向全体成员分享之。

4. 重复第 3 点的方式,直至每一组皆完成提出及被回应的步骤。

5. 于大课程中,讨论与分享活动过程的心得与学习。

例一:

挑战——当事人说:"我觉得你很不真诚喔!"

回应——真诚地说:"怎么样会让你觉得我真诚?"或者"如果我是真诚的,你会在晤谈中有何不同?"

例二:

质疑:SFBT 不处理人格。

回应:SFBT 其实是一个扩大选择的取向。

五、学习焦点解决之路

目标导向、正向导向、改变导向、行动导向的 SFBT,对于当事人的欲求与愿望不加评判,反而搭配基本的咨询历程,而提出一系列的问句。带着尊重、欣赏与佩服的态度,扩大当事人的知觉与选择,而提升了当事人的希望感与自我赋能。而为了顺利使 SFBT 晤谈能达到上述种种的原则与意义,一些基本咨询技巧的运用仍是必要的润滑剂,所以欲学习与熟练 SFBT 的实务工作者,不可轻忽 SFBT 之基本技巧呼应其基本精神的独特性与原则性,以及其与一般咨询技巧的差异。当然,由 SFBT 基本元素与技巧的介绍也可发现,未知的问句是 SFBT 更为看重的技巧,其特定技术中的许多问句类型虽然有其特殊意图与效果,但皆须在符合本文提及的未知问句的原则与意图下进行,而这些原则与意图,又密切地呼应着 SFBT 的基本精神与治疗信念。明显可知,实务工作者必须能深入理解 SFBT 的精神与哲学,才能在基本技巧之原则与意图的基础之上，继续熟练 SFBT 的特定代表技巧，并能灵活结合 SFBT 的基本技巧与特定技术，以能实际发挥 SFBT 的精髓，真正来当事人自我赋能、自我协助及自我决定的力量（许维素，2009b）。

由于 SFBT 的逐渐茁壮，有关 SFBT 咨询辅导人员的训练也蓬勃发展。然而，从 SFBT 的训练过程与成效中，训练者或受训者常会表示，虽然 SFBT 的哲学与技巧在一开始时，常让人觉得很容易理解，但是后来则会发现要能精熟 SFBT 是一件相当不容易的事情（许维素，2002；de Shazer，Dolan，Korman，Trepper 2007）。尤其，许维素（2002）的研究还发现：初学 SFBT 时，常会卡在新旧咨询派别的哲学冲突中（例如要否进行过去历史的深究、负向情绪的深度同理等），显示了对 SFBT 的学习，需要时间产生认同以能熟练；而后期学习 SFBT 的瓶颈，则为如何将 SFBT 运用于不同类型的咨询情境中，此时往往需要更多的督导与实际操作练习。Lammarre（2005）在两年期的 SFBT 咨询师培育训练中也发现，于第一年时，受训者虽然能开始初步应用 SFBT 的技巧，但实际要到第二年时，受训者才更能发挥 SFBT 的精神。因而 Pichot 及 Dolan（2003）这两位 SFBT 重要人物，借由分享他们的学习经验，提出学习 SFBT 需要经过三个层次的阶段整合：第一层次的整合，是将 SFBT 的技巧整合入既存的治疗取向；第二层次的整合，为开始采用 SFBT 的技巧与核心信念，作为治疗的基础；第三层次的整合，则是将 SFBT 的核心信念变成生活哲学。

许多实务工作者都宣称 SFBT 是一个"知易行难"的派别（de Shazer 等，2007），需要不断地加以实际操作与反思。再者，Trepper、McCollum、De Jong、Korman、Gingerich 及 Franklin（2010）还认为成为 SFBT 咨询师的标准，至少要有心理咨询与治疗相关领域专业训练下的硕士学历，以及接受过大学学院的 SFBT 课程或工作坊等训练与督导。此外，拥有以下条件者可能也较容易通过学习成为 SFBT 咨询师，包括：拥有温暖、友善、正向、支持的特质；相信也容易看到人们的优点；对于新的意见是开放与弹性的；是一个优秀的倾听者；特别能从问题中听出优势之处；以及有耐心与择善固执之人。当然，咨询师也可能是在接受 SFBT 训练的养成过程中，慢慢培养出这些特质与优势的（Trepper 等，2010）。

在笔者近二十年来进行 SFBT 训练与实务的工作中，发现初学者虽然知道"目标"、"例外"、"一小步"、"进展"等是 SFBT 之重要核心概念，但是，不容易学习 SFBT 以及容易产生误解之处，最主要有以下几点，也是前述 SFBT 历程要素的重点，是初学者可以特别加强之处。

首先，多数初学 SFBT 的人容易掌握 SFBT 之"例外"、"优势"、"资源"的观点，但容易以为 SFBT 不可以谈论任何负向的话题。其实不然，SFBT 的咨询师虽不故意引发更多负向的情绪或问题成因的探讨，但是仍会尝试理解问题发生的现况，并接纳理解当事人想说的内容与主题；在理解接纳的同时，又精确地同步或身后一步引导当事人同时看到事情的另一面，而扩大其视野。尤其，不少初学者因为看到当事人的正向力量，就想要强势说服当事人接受这个观点，或比当事人更为乐观，殊不知，SFBT 咨询师所反映当事人的正向资源，只是一种世界观的示范，要否接受，则乃由当事人自行决定（Berg & Steiner，2003b）。若当事人不想接受，咨询师可以多去理解的是他的价值观以及看待人、事、物的参照架构为何，包括当事人的标准何在。此外，虽然"例外"的部分是很容易被初学者优先接受的观点，但是多数人很容易忽略"进展"这个观点。其实，若 SFBT 少了强调进展的部分，就可能真的会符合有人认为的 SFBT 是治标不治本的误解。强调了进展，才会有所谓的"滚雪球效应"的发生，当事人也才能掌握如何改变以及如何维持。试想，当一个人能够维持自己的改变并成为一个习惯，此改变就会是长远的、深入的。而催化当事人发展与意识此进展的部分，即是咨询师的责任；不过，于后续晤谈中愿意多花时间探讨进展，就会严重考验到咨询师对于 SFBT 哲学的信任与认同。

再者，虽然"例外架构"是多数人学习 SFBT 的入门，但实际上"目标架构"的重要性并不亚于例外架构，甚至更为重要之。尤其，要了解 SFBT 不是忽略当事人提出的问题，而是更看重他想要的目标，往往在了解当事人目标的同时，也会得知一定程度的困扰状态。在目标的建构上，对初学者常见的困难是奇迹问句的掌握，包括：何时提出奇迹问句、如何不断邀请当事人回到奇迹发生后的景象描绘以及连结后续相关问句。而最大的挑战是，初学者难以从当事人一大堆的诉苦语言中去找到其所在乎的，也往往会不自觉地替当事人选择了目标，或认定某一个目标对当事人比较好，或者用传统分析式的观点来替当事人设定咨询的目标，而忽略当事人口语表达出来的个人所欲目标。此外，任何的例外优势的运作，是紧扣目标厘清与达成的轴线的，才会对当事人有意义，而此也常是被遗忘的重点。就当事人口语表达的目标来工作，对当事人就是一种深度信任、尊重与赋能的行为。但是，如何让当事人从问题困扰中厘清其真正想要的目标，并不容易，这其实是一个精细的"同步与倾听"的历程，而且，目标的形塑也往往是一个"不断确认"的"变化"历程。所以，关于前述目标架构的种种理论重点与应用技巧，值得学习 SFBT 者特别多加关注。

不少人对于 SFBT 看待情绪与咨询关系的观点也有所误解。不少人认为 SFBT 不重视情绪与咨询关系，其实不然。SFBT 与一些派别对于情绪与咨询关系的定义与运用方式只是不同，而非不看重。SFBT 对情绪的看法乃含纳在"知觉"这个概念中，是以"整体的一个人"而非单独的层面来看当事人。于 SFBT 咨询中，当事人的负向情绪是被理解接纳的，是被赋予意义与价值的，是有其道理的，且可反映出当事人所在乎与拥有力量之处。由于秉持正向目标的概念，SFBT 是在支持、同步于当事人此时的状态及想去的方向下，更看重运用行动解决困扰而化解负面情绪，进而创造出当事人的正向情绪。有兴趣者可多涉猎"社会建构论"各理论对情绪的观点及 SFBT 有关知觉的种种重点。在咨询关系的部分,对 SFBT 来说,乃以"合作平等"的关系来看待之,以赋能当事人,而不同于一些学派认为要与当事人建立长期紧密的关系或维持上下的位阶。近来,SFBT 代表人物研究了 SFBT 大师的咨询历程,而强调咨询师与当事人之间能否建立"理解基础",是相当重要的,而此核心概念与咨询关系是很类似,所以 SFBT 的运作仍需要在当事人与咨询师和谐的互动与理解下发挥效能。但是,"以当事人为中心"的"理解基础",说起来简单,但要能进入当事人整个主观世界与参照架构,并以整体理解、深度接纳的语言表达出来,对很多初学 SFBT 者,特别是问题焦点派别者,是相当不容易做到的。

其实,SFBT 深受策略学派以及催眠学派的影响,其代表技巧的暗示性以及反馈的多元变化式,处处可见此两学派的色彩,为其特别不容易学习之处,如奇迹问句、丢铜板的预测活动或佯装行动。尤其,如何设计以引发当事人一回答就能自我赋能的问句,如何捕捉当事人关键用字立刻并入问句,如何贴近接纳地反应对当事人的理解,如何保持不预设立场的未知之姿及"身后一步引导"等,都需要多年对 SFBT 理念的理解与认同以及不断练习后,才能初步掌握的。此外,暂停与反馈,也成为 SFBT 的代表架构之一。其中,如何选择与设计合适的反馈,乃反映了咨询师能否掌握一次晤谈的整体流程与重点内容,是否能以当事人的知觉与语言来汇整对当事人的个案概念化,并发挥 SFBT 的各理论重点,这是初学 SFBT 者,需要特别加以自我要求与训练之处。

SFBT 代表人物 Harry 曾于督导中对笔者说:"最棒的 SFBT 咨询师是,在当事人走出晤谈室时,他忘了他的治疗师是谁,只记得自己的目标、例外与行动。"这种不居功的姿态,真令人动容。对笔者来说,学习 SFBT 最难之处,除了技巧使用的精确性外,就是那份尊重理解当事人之高度谦虚、广度信任与深度理解。而此,往往令笔者深深感动,而使笔者持续留在 SFBT 学习之路上。学习 SFBT 对笔者来说,仿若是一辈子的功课,除了"知易行难"的体会之外,SFBT 更像是一种令笔者不断体验与蜕变的生命哲学。

参考文献

Corey G. 著. 郑玄藏等译,修慧兰校订. 咨商与心理治疗理论与实务(Theory and Practice of Counseling and Psychotherapy). 台北:双叶出版社,2002

Hill C. E. & O'Brien K. M. 著. 林美珠、田秀兰译. 助人技巧:探索、洞察与行动的催化(Helping Skills:Facilitating exploration,insight, and action). 台北:学富文化出版社,2000

Pichot T. &Dolan Y. M. 著. 陈郁珊、黄淑贤、郑英玮、谢蕙春、许维素译,许维素校阅. 焦点解决短期治疗:社区机构的有效应用(Solution-Focused Brief Therapy:Its Effective Use in Agency Settings). 台北:心理出版社, 2007

Sklare G. B. 著. 蔡翊楦、张晓佩、王昭琪、陈素惠、许维素译,许维素校阅. 学校辅导中的焦点解决短期咨商(Brief Counseling That Works:A Solution-Focused Approach for School Counselors and Administrators). 台北:心理出版社,2006

林家兴、王丽文. 心理治疗实务. 台北:心理出版社,2000

许维素. SFBT 应用在教师辅导效能. 载于李玉婵、林世莉、洪莉竹、张佳雯、张德聪、许维素、陈秉华、叶贞屏、樊雪春著,陈秉华、许维素校阅,焦点解决短期咨商的多元应用. 台北:张老师出版社,2006:313—366

许维素、郑惠君. 焦点解决短期治疗基本技巧的奥秘——咨商与辅导. 2006 (247):15—23

许维素、郑惠君、陈宇芬. 女大学生焦点解决网络实时咨商成效与相关议题研究. 教育心理学报,2007,39(2):217—233

许维素、蔡秀玲. 高中职辅导教师焦点解决团体督导成效之研究. 教育心理学报，2008,39(4):603—622

许维素. 焦点解决短期心理治疗的应用. 北京:世界图书出版社,2009

许维素. 焦点解决短期治疗高助益性重要事件及其咨商技术之初探研究. 教育心理学报(TSSCI):41,咨商实务与训练专刊,2009b:271—294

许维素. SFBT 进阶训练工作坊手册. 杭州:五云山疗养院,2011

许维素. 焦点解决短期治疗工作坊训练手册. 上海:林紫心理学苑,2011

Bavelas, J. B., Healing, S., Tomori, C., & Gerwing, J. (2010). *Microanalysis workshop manual*. Alberta, Canada: 2010 Solution-Focused Brief Therapy Association Conference

Berg, I. K. (1994). *Family based services: A solution-focused approach*. New York: W. W. Norton & Company

Berg, I. K., & Dolan, Y. (2001). *Tales of solution: A collection of hope-inspiring stories*. N. Y.: W. W. Norton & Company

Berg, I. K., & Reuss, N. R. (1998). *Solutions step by step: A substance abuse treatment manual*. N. Y.: W. W. Norton & Company

Castro, S. D., & Guterman, J. T. (2008). Solution-focused therapy for families coping with suicide. *Journal of Marital and Family Therapy*, 34(1), 93—106

David, T. E., & Osborn, C. J. (2000). *The solution-focused school counselor*. Accelerated development

De Jong, P. D., & Berg, I. K. (2002). *Interviewing for solutions* (2nd ed.). CA: Wadsworth

De Jong, P. D., & Berg, I. K. (2007). *Interview for solutions* (3rd ed.). Pacific Grove: Brooks /Cole

De Jong, P. D., & Berg, I. K. (2012). *Interview for solutions* (4th ed.). Pacific Grove: Brooks /Cole

De Shazer, S. (1985). *Keys to solution in brief therapy*. New York: W. W. Norton & Company

De Shazer, S., & Miller, G. (2000). Emotions in solution-focused therapy: A re-examination. *Family Process*, 39(1), 5—23

De Shazer, S., Dolan, Y. M., Korman, H., & Trepper. T. (2007). *More than miracles: The state of the art of solution-focused brief therapy*. Philadelphia: Haworth Press

Egan, G (2010). *The skilled helper* (9th ed.). Brooks Cole

Fiske, H. (2011). *Training for trainers and supervisors*. 2011 Conference On Solution-Focused Practices, SFBTA, Bakersfield, L. A

Franklin, C., Moore, K., & Hopson, L. (2008). Effectiveness of solution-focused brief therapy in s school setting. *Children and School*, 30(1), 15—25

Harry, F (2011). *The workshop of solution-focused brief therapy*. Beijing, China

Kim, H. (2006). *Client growth and alliance development in solution-focused brief family therapy*. Unpublished doctoral dissertation, State University of New York, Buffalo, N. Y

Lipchik, E. (2002). *Beyond technique in solution-focused therapy: Working with emotions and the therapeutic relationship*. London: Guilford

Macdonald, A. J. (2007). *Solution-focused therapy: Theory, research, & practice*. London: Sage

Macdonald, A. J. (2011). *Solution-focused brief therapy workshop*. Hang-Zhou, China

McNeilly, R. B. (2000). *Healing the whole person: Solution-focused approach to using empowering language, emotions, and actions in therapy*. N. Y.: John Wiley & Sons

Pichot, T., & Dolan, Y. (2003). *Solution-focused brief therapy: Its effec-*

tive use in agency settings. New York: The Haworth Clinical Practice Press

Pichot, T. , & Dolan, Y. (2004). *Solution-focused brief therapy: its effective use in agency settings*. New York: The Haworth Clinical Practice Press

Taylor, L. (2010). *Workshop manual for training for trainers and supervisor*. Alberta, Canada: 2010 Solution-Focused Brief Therapy Association Conference

Trepper, T. S. , Dolan, Y. , McCollum, E. E. , & Nelson, T. (2006). Steve de Shazer and the future of solution-focused therapy. *Journal of Marital and Family Therapy*, 32(2), 133—140

Trepper, T. S. , McCollum, E. E. , De Jong, P. , Korman, H. , Gingerich, W. , & Franklin, C. (2010). *Solution-focused therapy treatment manual for working with individuals*. Retrieved November 15, 2010, from http://www. sfbta. org / research. html

Walter, J. L. & Peller, J. E. (1992). *Becoming solution-focused in brief therapy*. New York: Brunner /Mazel

第二篇

焦点解决短期治疗的反思与应用

　　本篇的叙述是将 SFBT 的基本精义与过去多年来的实务经验加以结合。先介绍 SFBT 的例外架构与目标架构如何应用于当事人辅导；再就非自愿来谈当事人之辅导为主题，提出 SFBT 相关介入重点；之后，针对当事人的后续辅导，介绍 SFBT 的重要观点，以期读者经由笔者的反思与体验，能加速认同与熟练运用 SFBT，除了能充分发挥 SFBT 的独特功能，也能提高咨询师个人的咨询效能。

一、以解决之道为焦点

　　不少咨询师原来惯有的辅导方式，多会去探究当事人问题行为的症结，但是，了解问题成因之后，常常会发现了解问题成因并不等于可以找到解决方法。例如，当咨询师厘清当事人的问题是家庭所造成时，并不等于具有改变家庭的立场与机制。尤其，许多当事人或转介者希望辅导结果是快速、有效的，这也间接造成某些咨询师的压力。对多数的咨询师来说，一开始接触 SFBT 的正向精神，会有一种"逆向思考"的新奇与挑战，若当咨询师们惯用的辅导方式不能立即见效时，SFBT 的思维往往可以因"逆向思考"，能从另一个面向找到从未想过的解决方法，而产生意外良好的效应。而且，以此发现解决方法的历程较之过往,乃节省了许多心力与时间。咨询师们不妨先以试试看的心情来认识与学习 SFBT!

（一）积极开发蕴含解决之道的既存多层例外

SFBT 名词中的"solution-focused"这个词,即是强调以"找寻解决之道为咨询焦点",而且这解决之道常是建构在当事人已经拥有的方法与资源之上!

有些咨询师会认为这是矛盾的:如果方法与资源真的已经存在了,为什么当事人还需要辅导?——那是因为当事人往往不知道自己已经拥有方法与资源了,所以需要咨询师去引导他们发现(Walter & Peller,1992)! 不过,当事人本身真的可能存有一些方法与资源吗? SFBT 相信,只要咨询师能看到当事人的"例外"经验,就有可能"按图索骥"地找到之!

什么是例外? 就是问题发生以外的时刻。

例外的思维,是找寻方法与资源的放大镜;例外的内容,是形塑解决之道的重要素材(Corcoran,1998)。

举例来说:当一名青少年当事人一星期有三天不来上学,常见咨询师会去探究何以这三天不上学,现在,则请咨询师以逆向思考特别注意:何以这当事人有两天会来上学? 来上学与没来上学的时段之间有些什么不同? 或许咨询师就会发现一些小小的可能的线索。好比,咨询师可能会注意到当事人会在有体育课的那一天来上学,显然,体育课可能对此当事人具有高吸引力,体育老师可能具有较高的影响力——这样的信息对咨询师来说,又可以如何运用来形成辅导该生的策略呢?

又例如有一当事人一星期会于工作时迟到两天,咨询师除了探问此当事人何以会有两天迟到外,更值得探究何以其他三天可以不迟到,至少在这三天中当事人所展现的自我控制力是已经存在的——他是如何具备的? 如何愿意发挥的? 如何选择哪几天不迟到的? 而此,即是咨询师可再引导当事人思考之处，也可推进与鼓舞当事人如何更加发挥其自我控制力，以能改善迟到的问题。

例外的向度是多面向、多层次的。

例如，当事人的问题是跟先生经常有争吵，那么咨询师可以询问当事人：

你和先生哪一天没有争吵？ 那时在聊些什么？ 用什么方式沟通？

若当事人说每天都会争吵，则可再问其他层次的例外：

何时争吵的情况比较不严重？
何时争吵的时间比较短？

或者改问：

当你用什么方式来跟先生沟通时，他会比较能接受？
当你先生用什么方式跟你沟通时，你也比较能听得进去？

探讨问题何时"没有发生"、"较少发生"，或者询问当事人何以能"应付"、"停止"、"阻挡"不好的情况发生，都是可用例外问句尝试询问的方向。这样的例外探询，还需要咨询师带领当事人好好停留与回想例外发生的方法及其美好景象，如此就有可能会引发当事人改变的动机，或找到足以提供改变的小小线索，甚至这些动机或小小线索，或许可以马上就能成为当事人立即使用来解决问题的方法。

是以，SFBT 看重当事人既存的方法、动力、优点、优势、资源之例外；看到当事人的例外,咨询师就可能会激发有助于当事人改变的动力,或是引导当事人发现已经做到的一些有效方法;当然发现之后,还需要看咨询师如何运用与推进!

　　这样的辅导哲学观如果用一个阴阳太极图来表示:问题焦点的咨询取向,为看重黑的部分,那么 SFBT 看重深入探讨的,则是白的部分(见图 2—1)。甚至可以说,问题焦点的咨询取向,希望能找到形成问题恶性循环的模式,进而打断之,重建行为模式;而 SFBT 的意图,则是直接找寻可以立刻造就正向循环的力量与要素,进而立即串连以形成正向循环。所以,SFBT 这种检索与造就正向循环的过程,就可能会较问题导向派别所需的时间来得短些;同时,对当事人与咨询师来说,因看到当事人既存的例外,其咨询过程中的当事人比较容易信任咨询师,也会觉得这过程不会那么痛苦的,相信自己是有力量可以去面对的!

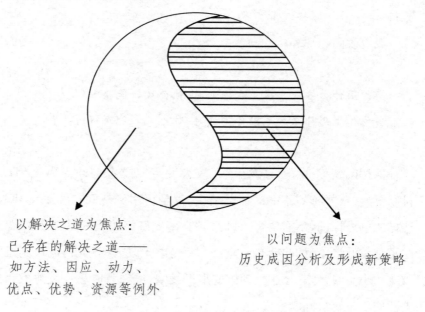

以解决之道为焦点:
已存在的解决之道——
如方法、因应、动力、
优点、优势、资源等例外

以问题为焦点:
历史成因分析及形成新策略

图 2—1　SFBT 以解决之道为焦点

活动 BOX 2—1：例外：生命点滴的美好

进行方式：

1. 于 SFBT 课堂中，请六人组成一组。

2. 先由一位成员扮演受访者（代号 A），A 的右侧伙伴（代号 B）就下列问句，选择其中一个问句来访问 A。当 A 回答完后，其左侧伙伴（代号 C）则根据 A 的分享内容，再简短提及自己一个类似的经验。

3. 小组中，每人轮流依序担任 A、B、C 的角色。但是每位 B 提问的问句不可为同一题，B 也可自行造句或改编问句。

4. 结束后，小组讨论活动过程的体会，并以"关注生命例外经验会产生的影响"为主题来进行讨论。

访谈问句（Macdonald，2011）：

＊ 今天发生什么事情让你不禁微笑起来？

＊ 今天发生什么事情让你觉得生命是有意义与价值的？

＊ 最近有发生什么事情让你感到振奋？

＊ 最近你有些什么成就，虽细小但却很难得？

＊ 你最近有什么学习，是让你觉得很享受的？ 因为这个学习，你有何改变？

＊ 你何时会珍惜你与别人的交情与连结？

＊ 你在工作中，哪一件事情是最近让你感到骄傲的新事件？你是怎么能做到这件事的？

＊ 你工作最近有什么进展或更佳成果？

＊ 最近在哪些方面你会觉得你的工作是更有效率的？ 你运用

了你个人身上的什么优势力量来达成此成果？

　　＊在最近的生活中，有什么事情会让你觉得情况是朝向你要的方向在发展的？

　　＊最近发生了什么事，让你更为恢复对人的信心？

（二）与其急着教新的策略，不如先开发已会的方法

　　咨询师在辅导当事人的过程中，常会很有时间上的压迫感；如果咨询师能直接运用当事人过去的成功经验来帮助他，将能节省很多时间与精力——过去的成功经验也是一种例外！

　　举例来说，当这次月考考坏的青少年当事人来找咨询师哭诉时，咨询师除了安慰他、与他讨论改进的方式外，还可以提醒当事人前几次的月考是如何考好的，而引导他找回前几次考试时的信心与有效的应考方法，这些方法的再提醒与应用，会是当事人最熟悉也最容易马上应用的。同样的，面对考试而紧张的当事人，咨询师可以引导他回想自己如何度过高考，当事人便可能因着回想成功经验或如何能够度过压力的记忆，而带来力量感。之后，咨询师还可引导当事人思考当时有哪些有用的方法，是现在仍然可以再度使用的。

　　再例如，辅导与同事冲突的当事人时，若能先提出当事人与哪些同事是相处得宜的，并询问当事人是怎么做到，将会协助当事人因为发现自己的人缘不是那么差而比较能冷静下来，也可以进一步反思自己平日是如何在判断与选择行为表现的，或是拥有哪些控制自己、增进人际关系的方法，在当事人希望与冲突对象建立什么样关系的设定下，来思考哪些自我情绪控制以及人际策略是可达成这个设定的关系形态的。

　　常见咨询师在与当事人讨论如何处理问题与困境的策略时，当事人常会告诉咨询师这些方法早就试过无效了。所以，咨询师在辅导当事人时，先辨识、确认何者是当事人已经会了的方法与策略，是很重要的开始。同时，当咨询师优先去引导当事人回忆曾有的小小成功经验，从中提取造就成功的方法与策略，并应用于目前的困境上，将会使咨询师辅导当事人的时间、精力与成效事半功倍。亦即，积极帮助当事人回想过去生活中、个人身上已经存有的力量与资源的例外，是 SFBT 优先强调的重点辅导方向。不管当事人的例外是偶发的、片刻的、短小的，由于这些例外都是既存的、都是当事人已经会的方式，因而，再次复制或扩大应用它们的容易度，会比当事人学习新的方法要来得简易许多。因为这些既存的方式是当事人曾经做过的，因此当事人要"恢复"使用它们的速度，将会比"学习"新的方法快很多（Corcoran，1998）。

简言之，咨询师在面对当事人问题时，与其急着教当事人新的策略与方法，不如先探讨、扩大、巩固当事人已经会的方法，这既能节省辅导时间并增加效率，又能增强当事人的自我效能感。当事人过去小小的例外成功经验，就是值得咨询师大大开发与启动的重大资源。

（三）肯定与沿用当事人自发的应对能力，让情况先不要更糟

咨询师在面对一些情绪低落或不稳定的当事人时，有时会担心当事人的情绪稳定度。对于身世凄惨的当事人，咨询师常有一种难以改变其坎坷命运的无奈感。然而，SFBT 提醒咨询师，在遇到咨询师之前，当事人依然活着，尽管当事人心情低落，但他也一直在承受已经发生的问题，并能够前来寻求协助。所以，咨询师可以想想："这位当事人究竟靠着什么力量与方法，让自己可以撑到现在？""如果当事人能看到与善用这些力量与资源，他又会有何不同？"——这即是"应对问句"。

亦即，当咨询师能看到当事人本能的、自发的应对力量时，会使自己焦虑的心有所平息，同时，还会让当事人在痛苦煎熬中看到自身已经拥有的力量，而能对自己产生一些信任与信心，而且这一发现，是在丝毫没有减损咨询师对他痛苦的接受与理解的情况下发生的。

以应对问句思考与探究当事人的现况,会让咨询师看到当事人已然发挥的自助方法与自发力量:

在升学压力让你这么痛苦的情况下,是什么让你仍然愿意坚持要准备高考?——青少年当事人的意志力,是一个值得肯定他继续拥有的特质。

在辍学复学之后要适应学校这么不容易,是什么让你还能每天来到学校?——或许会发现,一整天不能跟上进度的辍学生愿意来到学校的动机或毅力。

在同事会排斥你的情况下,是什么让你还能坐在办公室里?——帮助当事人看到其生存策略,常是很有意义的事。

在与同事有严重冲突的情况下,是什么让你还愿意跟同事沟通?——看到当事人面对问题的善意,会让当事人有被了解的支持感。

在会常想到结束生命的挣扎下,是什么让你能决定继续活下来?——强化当事人在乎的生存理由,是扩大巩固他继续活着的可能力量。

咨询师要能看到当事人的应对能力,其实需要咨询师能够看到与愿意相信当事人在困境中有其尽力之处——SFBT 相信每个当事人都是花尽自身所有的力气变成今日的他的(Berg & Ruess, 1998)。所以咨询师可以试着开启另一个评量当事人的眼光,看到当事人在承受问题发生时的一些小小努力。有时,从当事人的生命脉络中,咨询师所发现所谓的小小努力,可能对当事人而言是大大的可贵。

特别是在当事人的情况是有危机时,咨询师更需要肯定地询问当事人何以还能在危机情境中帮助自己完成日常生活之所需(例如能够吃饭、睡觉),或者是还能具有平复自己经常波动的情绪的方法。例如,一个担忧再受到家暴的太太还能回家去照顾孩子,是一个多么有勇气的举动! 这些行动看似平凡无奇,但是在承受危机的压力下,则显得难能可贵。

应对问句的探问,除了传递着咨询师高度的共情与欣赏之外,有时还能感动当事人而激发出他原先坚持的信念与希望努力的目标。尤其,当事人目前已经在用来帮助自己的方法,是当事人能够做到的、有一些效用的策略,值得咨询师先强化与鼓励之,因为让当事人先多用这些他已经会用的、已经存在的方法来帮助自己,往往会成为让当事人能够"不变得更糟"的力量与策略;咨询师一定要记得,一个人在危机或高涨情绪下是无法学习新的策略的,援用已有的方法与策略是最能立即发挥效果的。若当事人的情况能先稳定、不变得更糟时,咨询师也就较能争取更多的空间来帮助当事人,当事人也才有机会来学习自助自己改善之。

活动 BOX 2－2:何谓 Solution:SFBT 问句的导向

进行方式:

1. 将 SFBT 训练课程中的成员,分成"提问组"、"当事人与影子组"两组,两组的组数需相同。其中,提问组三人至四人一组;当事人与影子组则为两人一组,一人为当事人,一人为当事人的影子。活动过程中不更换角色。

2. 每一组的"当事人与影子组"中,当事人心中得锁定一个困扰,并先跟他的影子简述其困扰。

3. 让一组"提问组"与一组"当事人与影子组"配对。提问组的各组员,在不知当事人的困扰下,每人轮流提问一个 SFBT 的代表问句,共提问约四至五个问句,每个问句不要相同。当提问组提出一个问句时,当事人便立刻就此问句认真思考与回答,但不用先讲自己的困扰。此时,当事人的影子在一旁观察当事人所讲的内容及其表情的变化。

4. 再重新配对新的"提问组"与"当事人与影子组",每位当事人的困扰仍为同一个,并再进行第3点的活动。不管新旧提问组所提问的问句相类似否,当事人都要分别予以回答。"提问组"与"当事人与影子组"可多次重新配对。

5. 请各组成员进行小组讨论。于"当事人与影子组"中,请影子反馈给当事人其说话内容与表情的变化,也请当事人分享回答SFBT问句的体验。于"提问组"中则分享提问的经验,尤其探讨在提问组不知当事人困扰的情况下,所体会到的经验。

6. 进行跨小组的分享。课程带领者将此活动的各种经验连结至SFBT的哲学与技巧使用。在此处可特别讨论解决之道的问句引导与传统派别的差异(Fiske, 2011)。

二、赞美是创造改变的动能

(一)充分而优先的赞美,使当事人握有资源地面对问题

当事人明明就有问题,为什么还要赞美当事人呢?因为要使当事人能解决问题,其身上既存的优点、成功等例外经验,是最先能用来帮助他自己的优势资源,而赞美则能帮助当事人看到这些个人的优势所在。奇妙的是,当当事人能看到自己的优点、资源、成功时,他的自尊感立刻提高,面对问题的困难感或改变的恐惧感就会减降,因而就更愿意来面对所谓的问题或困境了。亦即,当咨询师能赞美当事人时,当事人也会比较愿意相信与接受自己的优点、资源与成功经验的存在;而且,当咨询师能在辅导之初先赞美当事人时,当事人往往会更容易信任咨询师,而会有更多的表露与倾吐。

谈话时,话题的顺序是很重要的。咨询师想想看,在辅导当事人时,如果先讨论当事人的优点之后,再进行当事人问题的讨论,跟一开始就直接讨论当事人问题的方式,会有何不同? ——辅导气氛不同、辅导关系不同。最重要的是,当咨询师能先赞美当事人的优点,再来讨论当事人的问题或困境时,当事人就仿若能站在自身例外经验的基础之上来面对问题,而不易使当事人产生深陷于困境或被痛苦淹没的窒息困顿感,反而会有能量地去发展解决之道!

活动 BOX 2－3:我的优势

进行方式:

1. 四人一组,代号分别为 A、B、C、D。

2. A 分享一个自己的优势之处,B 则询问 A 此优势从何学来,C 询问 A 拥有这个优势对他的影响,D 则询问 A 会如何多加运用此优势。四人轮流 A、B、C、D 之角色,共轮流 4 次。

3. 结束分享后,每个人轮流被其他三个人反馈,反馈的格式是:"在我想象中,我觉得你可能是……的人。"被反馈者则自由对所收到的反馈内容加以回应。每一个人都被反馈之。

4. 反馈后,再进行优势议论:请一位成员退出四人所坐的位置区域,但仍坐在旁边听得到其他三人的讨论的位置,此三人则以讨论别人八卦话题的方式来议论退出者的种种"优点",约 2 分钟。每个人皆轮流被如此议论其个人优势。

5. 结束前述所有活动后小组讨论这个过程的体验,并将讨论重点集中于赞美的形式(包括直接赞美、间接赞美、背后赞美、自我赞美)与其效益。

　　(二)打破生活中理所当然的视框,浮现无所不在的正向素材

　　1. 以重新建构的眼光,找到当事人难能可贵之处

　　除了优异的成绩、具道德的行为之外,当事人什么样的表现是值得咨询师赞美的? 一位青少年当事人得到一百分的成绩值得赞美,但是六十分的表现又具有什么样的赞美意义呢?

　　如果咨询师只等到当事人表现极佳的时候才不吝给予赞美,那么很多问题与困扰行为不断的当事人,就永远得不到咨询师或周遭重要他人的赞美了,那么当事人又何以具有改变的动力与提升自尊的力量呢?

　　犹如以“进步奖”的眼光一般,咨询师也可试着看到当事人优异表现之外值得肯定的小小优点,要看到这样的优点,可以加入“重新建构”的技巧。例如,当事人工作业绩不佳,但是至少当事人有积极冲刺的决心;考试成绩不佳的学生,仍有努力考试的尝试;犹豫是否要结束生命的当事人,还有稳住他的力量,值得大大肯定与开发;被同事攻击而没有还手的当事人,至少有一颗不愿伤害人家的心;被耻笑而动手打人的当事人,至少想要保护自己……凡此,皆是咨询师值得肯定与强化之处。这些优点若能被咨询师看到、辨识出、肯定之,对当事人来说,会很具有鼓舞作用,也将使当事人至少还会继续保有这些优点,而能在这些优点的基础上继续成长。

　　明显可见的,咨询师辨认当事人何处值得赞美的挑战,在于咨询师认为值得赞美的标准与向度——咨询师需要打破日常认为值得赞美当事人的世俗标准。除了优异的表现之外,当事人的计划、预备、尝试的行动,犹豫、挣扎的心,良善的特质与用心等都是咨询师可以用来赞美的向度。因为这些小小的好,对当事人来说,往往是不易具备的美德与优势力量,可使其“酝酿”而蓄势待发。当然,咨询师仍要保有不绝对化的评论态度,所以直接给予当事人赞美时,还可以加上“我猜想、我想象、我看到”这种可以给予当事人修改的尊重姿态。

2.＂停止做错＂即是值得立即赞美的小小进展

请咨询师思考一个问题：如果一位学生今日打人，大人会找他来教训；十日后这位学生又打人了，大家也会找来辅导。但是，这十天中，周围的成人会有什么反应或处理？答案往往是——没有反应。

然而，值得思考的是：这十天，这位学生是停止打人的，这算不算是一种进步？

如果咨询师不视当事人没有打人为理所当然或不足为奇，而能对当事人这样的小进步大大加以赞美与强化，当事人又可能会有什么转变？当然，如果咨询师能深入探究这十日，了解当事人如何可以不打人的因素，或者曾想打人而能控制自己不动手的方式，这对当事人又会有何助益？

成人的关怀，青少年多是了然于心。如果成人只有在青少年做错事的时候才对他有反应，对有些青少年来说，反而会强化其认为做错事才能获得成人的注意的不当逻辑。事实上，成人在要求与辅导青少年后，于近期内，青少年多会自我约束，如果成人（包括咨询师）于此时段增强青少年的自我约束以及探究何以能做到，将使青少年没有做错的时间延长更久，甚至使青少年从中学习到如何更能自我约束的能力。

＂停止做错，就是开始做对的第一步＂，一如从大打出手变为开始冷战的夫妻，停止相互直接攻击的阶段行为，值得咨询师赞美的小小意义等。因此，咨询师值得注意当事人行为细节的改变，因为当事人的小小进展是容易为众人所忽略，但却又可能是其改变之大大契机！

（三）合于现实与伦理的赞美，带给当事人自信与资源

当回想被赞美的经验时，每个人都是愉快的。因为赞美会带给人自尊，而自尊是一个人基本的需求（De Jong ＆ Berg，2007），甚至，一个人的自信高低以及快乐与否，会取决于他被赞美的次数。SFBT鼓励咨询师多多赞美当事人，让当事人从赞美中认识自己的优势，并形成正向的自我价值感。

然而，很多咨询师担心赞美当事人会造成当事人的骄傲自大，或者错误增强当事人的不当行为。但是，不赞美当事人又难以提升其自信，造成咨询师是否要赞美当事人的两难。其实，如何赞美是一种艺术，乃有以下几个原则：

1. 不夸大事实的赞美

"哇！你的书法写得很好，你一定是'全世界'书法写得最好的人！"的确，这样的赞美虽然带来鼓舞效益，但会有浮夸的危险，可能让当事人变得自以为是，也可能使当事人觉得咨询师的赞美只是在敷衍他。

"你的书法写得很好，在我们单位是排在前三名的喔！很不容易的！"会是较佳的选择。咨询师的赞美要如何实在呢？——即根据现实客观的事实，平实地加以描述之。如此，才能说服当事人相信咨询师赞美的事项是存在的，当然，也才能使当事人真正认识客观的自己，而不至于骄傲自满。

2. 非期待式的赞美

"哇！你的工作业绩不错喔，日后一定可以当领导！"这样的句型到底算不算赞美？——只有一半是；前半句是赞美，后半句是期许。期许不算是纯然的赞美，因为那是一种认为当事人能够或应该表现得更好的表达。对有些当事人来说，他们会解读这样的期待为一种看重；但是，对有些当事人来说，期待则意味着咨询师认为他目前还不够好。例如，咨询师安慰因觉得努力半天还是成绩不佳而想自杀的当事人说："没有关系，你再多念一点啊，你可以的啊！这样就会念得懂，就不会想自杀了。"但是这可能会让当事人觉得咨询师认为他还不够用功，而导致当事人产生更多的自责与气馁。

因此，赞美是以当事人"已经做到"的表现为肯定的素材，而非遥指尚未发生的未来结果。

3. 赞美词汇需合于文化的价值与内心的真诚

"你做事会顾前顾后的，让我觉得你真是一个'保守'的人啊！""你写错字时都会擦掉重写，让我觉得你真是一个'完美主义'的人！"像这样的赞美方式，由于用字遣词的内容在所处文化中的词性和涵义，反而像是一种讥讽。

"你做事都会三思而后行，让我觉得你真是一个谨慎小心的人。""你做事真的很切实认真喔！"会是一个比较好的选择。咨询师在赞美当事人时，需注意该形容词在文化上的意义，以免弄巧成拙；即使如此，咨询师都还需要有心理准备，当事人不见得觉得这是赞美。当然，有时这样的词汇选择也反映着咨询师的价值观。虽然，咨询师要更为弹性多元地思考什么叫做"好"，但咨询师也无须勉强自己，如果真的认为当事人的表现不是一个优点，就可以选择不说，或选择一个自己也认同的用词。"真诚"的赞美，才会真正具有感人与强化的力量！

4. 合于心理健康、法律、伦理的赞美

基本上，咨询师的赞美是希望强化当事人某些具建设性的行为，使之继续产生。虽然咨询师赞美当事人的角度应能放宽化、多元化，以看到当事人优异成就以外的努力、挣扎、用心、尝试、愿意学习等小小例外，但是，若当事人所做的行为是违反心理健康、法律、伦理时，仍是不适合被赞美的，否则，赞美不仅是变成一种讽刺，甚至会使当事人更加强化其不当行为。

例如："你好会讽刺下属喔！""你好会打架喔！""你怎么这么厉害，怎么割腕都割不死自己？"相对地，咨询师可选择赞美的是："你希望能提醒下属，是很难得的。""你想要保护自己是有意义的。""显然你并不想失去自己的生命，这是很可贵的。"所以如何在扩大赞美当事人以及选择赞美的向度之间，谨慎考量是否合宜，是咨询师需要多加思量与斟酌之处。换言之，咨询师的赞美是有"界线"的，不要让当事人强化了他"加害者"或"受害者"的角色，亦不可不当地增强了当事人不符合法律、心理健康、伦理的行为。

5. 合于当事人目标导向的赞美

SFBT 咨询师的赞美，不是用来安慰当事人或一副当事人有此优点就已

经足够了的样子。SFBT 其实是想要从当事人的生活情境与生命脉络中,发掘当事人的优势力量、有效方法、成功经验及小小进展,让他能够觉察而加以应用,进而促成当事人来谈目标的达成。因此,这些优势资源,越是最近发生的,引用效果会越好。

所以,当咨询师协助当事人发掘他的种种资源后,记得要引导当事人更为"意识化"自己是如何产生或运作这些优势力量与有效方法的,或者如何可以复制成功经验及小小进展的,以能更懂得如何巩固、掌握或发挥之。然后,咨询师可接着询问当事人的方向是:若这优势力量或有效方法能够多做、多发挥,或者更懂得复制巩固成功经验、小小进展,对于当事人的现况,会有什么影响? 可改善当事人的来谈问题吗? 或者,对于达成他想要的,又会有何帮助? 通常,多做有效的、对的方法,是能逐步减小做错的疆域。当然,倘若当事人并不觉得这些资源可以帮助他达成目标,或者不愿意多做时,咨询师则需要另起炉灶,再次找寻当事人同意多加行使且可达成目标的其他资源及优势!

亦即,SFBT 的赞美不是敷衍的宽慰,而是在符合当事人价值与所看重的目标之下,强调当事人面对困难的勇气决心以及所做的努力,并证明当事人所做的有效方法,让他更知道什么是对他最好的、有用的资源。如此一来,这些资源才能成为当事人愿意使用来迎战目前生活困境的有效工具。

(四)"你是怎么做到的?"的充分赞美,增强当事人有意识地表现良善行为

1. 自我赞美的效益高

咨询师多能赞美当事人的良好与进步,但是为什么有时赞美当事人的效益无法维持或发挥更大作用呢? 这是因为当咨询师直接赞美当事人时,当事人可能会认为咨询师是日行一善,所以并没有把这些赞美放到心上去,或不认为有什么了不起的。

为了真正达到赞美的效能,咨询师可以试着针对当事人的优点,询问当

事人："你是怎么做到的?"(即"振奋性引导")

　　针对当事人具体的优点,询问"你是怎么做到的?"是一种"自我赞美"的技巧(De Jong & Berg,2007)。咨询师可以试着比较"直接赞美当事人"和"引导当事人自我赞美"的效果差异。咨询师将会发现,当事人为了回答"你是怎么做到的?"的自我赞美问句,而能够说出自己是怎么做到时,当事人就会从心中真正收下咨询师之赞美而产生被赞美的效果;同时,在当事人说明了自己如何能做到某种对的行为之方法与信念时,这个说明的过程,也将促进当事人再度强化其所提及的信念,或于日后更易有意识地使用所提及的方法。

　　例如,咨询师针对平日容易向同事发怒的当事人,赞美地问他在这次的与同事的互动中是"怎么做到没有发作的?",若当事人的回答是"想到家人会担心生气",则表示当事人开始可以想到后果而产生一种克制力。除了询问当事人自我控制的具体策略之外,咨询师还可接着询问当事人:"家人担心生气,对你何以这么重要?"如此就可以深入了解当事人在乎的力量而多强化之,而当事人克制发怒的可能性也将会增加。

活动 BOX 2-4:自我赞美的体验

　　进行方式:

　　1. 于 SFBT 训练课程上,四位学员一组,每一位学员被其他学员以下列直接赞美的格式予以肯定;被赞美的学员在听完后,不做任何回应。

　　直接赞美的格式:

　　(1) 惊叹(语言或态度)

（2）客观事实（举证之）

（3）正向形容词（符合文化与当事人价值观的）

（4）"这是很困难的，因为……"（陈述可贵）

2. 接着，每一位学员再被其他学员以下列自我赞美的格式予以肯定（赞美的向度可以同前，也可为新的向度）；被赞美的学员在听完后，需要选一位成员的赞美向度予以详细回应：自己是怎么做到的，特别是具体的行为或背后的理念。

自我赞美的格式：

（1）惊叹（语言或态度）

（2）客观事实（举证之）

（3）正向形容词（符合文化与当事人价值观的）

（4）"这是很困难的，因为……"（陈述可贵）

（5）"你是怎么做到的"或"你怎么能够……"（说明自己何以拥有此优点，或解释成功的秘密）

3. 每位学员都回答一个自我赞美的问句后，则进行讨论有回答"怎么做到"乃与没有回答的效果有何不同？

4. 小组接续讨论自我赞美的效果，以及给予赞美时可能会遭遇的挑战。课程领导者予以回应。

5. 之后，再进行自我赞美效果的强化。请成员回到小组，其中，两人一组互相访问——就每位成员方才有回答如何做到的优点，以下列问句来进行访问：

＊ 这个赞美对你的意义与影响是什么？

＊ 何以你会相信这个赞美？

＊ 往后的日子里，你何时再想起这个赞美时，是会有帮助的？又会有何帮助？

6.两人相互访问后,回到小组,就自我赞美的效益以及如何维持其效益,进行讨论。

7.进行各小组的组间分享,课程领导者再适时予以回应。

当然,在当事人有小小进展时,咨询师还可以从他人的眼光来间接赞美当事人一番:

如果你的父亲知道你在学校不再打架,他会有多开心? 他会跟你说什么?

对于你的业绩进步,领导会如何称赞你?

当同事对你的看法有改变时,你又会怎么欣赏自己?

亦即,除了直接询问当事人他是怎么做到的之外,咨询师也可以运用"关系问句"来引导当事人思考别人可能会看到他有什么样的改变、会表达什么样的赞许与欣赏,而让当事人好不容易拥有的优点与改进,能有所巩固,进而继续成为激发当事人改变的意愿与动力。

万一当事人不认为别人能理解、欣赏他,咨询师可以假设情境,尝试引发当事人的优势觉察:

如果你有一天拥有一位知心好友了,你猜他会说他最欣赏你什么地方。

如果你家养着一条金鱼,总是安静地在水族箱里观察你,你猜它会说当你一个人独处时,你身上什么优点是表现无遗的。

活动 BOX 2－5：间接赞美的体验

进行方式：

1. 三人一组，代号各为 A、B、C。

2. A 成员简短分享一个自己的优点（或曾被赞美的事件）。

3. B、C 成员就 A 提及的优点或事件，依序以下列间接赞美的格式，两人分别以不同人物（如亲人、朋友、同事）的角度向 A 进行提问："如果（某人物）现在／当时／未来知道你这个优点（或事件），他会如何（正向反应）？"

4. A 则分别依据 B、C 的提问，依序回应出那两个人物可能会有何正向反应（如赞许、欣赏、看重等）。

5. A、B、C 之角色互换，直至都轮流过为止。

6. 小组讨论回答间接赞美的心得，以及与自我赞美的效果差异。

活动 BOX 2－6：支持者间接赞美的体会与设计

进行方式：

1. 于 SFBT 训练课程中，两人成为一组，一人担任受访者，一人以下列问句访问之。

访谈问句：

＊ 请分享一个自己的优点。

＊ 这优点是从谁那里学来的？（支持者）

＊ 你会如何感谢他？

＊ 你曾经用这个优点做过什么好的行为？

＊ 如果他在这里，他可能会如何赞美你这个好行为？

＊ 如果你向他表示你对他的感谢，你想他会有什么反应？

＊ 他的反应会对你们之间的相处有何影响？

＊ 这影响又会怎么带动你对他、对自己、对生活的改变？

＊ 日后当他不在你身边时，你要如何让你们好的互动记忆继续影响着你？

2. 两人角色交换。

3. 合并两个两人小组成为新的四人小组，共同探讨这些访问问句的效果，反映"关系问句"以及社会支持系统对一个人的影响。

4. 与其他四人小组分享心得讨论结果。

5. 四人小组设计新的间接赞美的问句，并与其他四人小组分享。

2. 充分的赞美有其必要性

在当事人有进步之时，不少人会赞美当事人，但是，也多是一语带过。例如，面对学业成绩第二名的当事人，老师可能说这次表现得不错，但是下次还可以加油变成第一名；面对考五科 100 分一科 60 分的青少年当事人，家长在匆匆赞美一句"有五科 100 分很难得"之后，就会急于跟当事人检讨何以那一科会 60 分。又例如，一些老师经常会以"虽然你很努力，但是你目前的人际关系还是不好"的方式表示赞美，但是当事人听到的可能是对方的指责。虽然这类的行为是有赞美当事人的举动，但是并没有"充分地"赞美之。

咨询师若能在当事人做对之处、好不容易进步之处，充分探讨，多加停留，将能使当事人感受到咨询师对他的进步是关心的、有兴趣的，也会觉得咨询师真的是善意、想帮助他的。同时，这样的赞美不仅会提升当事人的自信心，也多能使当事人更加关注自己的优点，更加明白自己何以能有此表现。如此，当事人重复表现良善行为的比率或推进进步的可能性将会增加。

因此，所谓"充分地"赞美，就是对当事人所有的努力，都能"对等地"赞美之。而充分赞美的表现方式，最简单的做法之一，就是多问"你是怎么做到的"之人、事、时、地、物相关细节。

若当事人懂得如何多做对的行为时，不当行为的发生比例即会减低。所以，SFBT 咨询师不是以打破恶性循环为目的，而是逆向思考地致力推动当事人改变的正向循环。所以咨询师会多开发当事人"何以能做对"之例外的相关决定历程、方法步骤、过程细节及结果效应等处，并加以大大赞美之；而此，也成为 SFBT 咨询师辅导当事人的优先选择！

若当事人一直避免看到自己的优势力量，当事人会容易掉入无力感的旋涡之中。但是，别小看赞美这个技巧与态度，当事人在难过困顿时，不见得想得起或看得到自己的优势；而且，SFBT 协助当事人发现、觉察、确认、认可自己的优势与资源，也不会是一个简单的历程。所以，"赞美"是 SFBT 辅导当事人的基调与持续作为，"充分赞美当事人"是辅导当事人的优先要务！

三、 当事人"犯错"时——目标架构的引航

咨询当事人不同于教诲与闲聊，咨询是有方向的、有意图的；对咨询师来说，要使当事人的不当行为或犯错行为有所改善，往往会是咨询被期许的一个方向。

然而，当事人犯错究竟有何意义？当事人犯错究竟如何改善？如何帮助当事人能从犯错中有更多的学习与成长，而非仅是停止犯错而已？——SFBT 的"目标架构"乃有一些实用的想法。

（一）当事人犯错之际，正是成长的好时机

当事人的问题行为，尤其是青少年的经常性犯错，常令关心当事人的人

倍感头痛挫折，以至于在处理当事人之问题或层出不穷的事件时，会以追究责任、道德劝说或生气指责的方式对待当事人。但是这些方式反而会造成当事人的反感、反弹等反效果，进而让当事人周遭的人有大呼"当事人不受教"的感叹或枉费用心之深的伤感，于是便容易放弃当事人。

其实，冷静下来，咨询师可以提醒当事人周遭的人：当事人何时最愿意改变或者最容易接受别人的影响呢？往往是"出事"的时候。

尤其是青少年，他们的自我还在发展中，对自己的认识也还在形成中，因此青少年会发生一些逾矩行为，是因为其错误评估自己或现实所致（例如认为偷窃应该不至于会被捉到），因而当发生问题时，青少年多为相当慌张的、不知所措的，尽管他看起来一副不为所动的样子。然而，在青少年出事的时候，是他最需要被帮助的时候，也往往是最容易受教、最容易反省自己、最有改变意愿的时候。如果咨询师与其周遭的人能把握当事人犯错、出事的时机来善加支持与引导，当事人会心存感激，也最愿意从教训中学习成长。

SFBT 咨询师会引导当事人身旁的人，从一个正向的观点来重新看待当事人：当事人会出事、犯错，正表示他有些不足之处，正需要"开始学习"或"重新学习"。例如，会偷窃的青少年，可能表示其需要再学习人我的界限、金钱的使用或欲望的控制；会打人的当事人，可能需要学会以语言表达自己的情绪、以沟通的方式表达自己的不满，以及如何与人协商的方法；会因刚出社会十分紧张甚至不敢上班的当事人，正表示其需要学习认识自己与现实世界，并练习压力的调适力以及承受生命的不确定性；因谈恋爱而情绪波动的当事人，正是需要学习认识何谓爱情，并且评估自己是否具有承担爱情的精力，甚至是经营亲密关系的能力，以及学习在工作与感情之间平衡发展的转换能力。

换言之，在当事人出事时，有时即表示了当事人在这个年龄与人生阶段需要学习的发展任务,正企盼由咨询师来引领学习完成之;或者,表示出当事人在成长的过程中尚未学会的课题,正需要由咨询师再重新教导其学习发展之。如果咨询师能以此心态来看待当事人犯错出事的时候,将更能把握当事人犯错出事时的意义、时机与效益,也将更能冷静地发挥所长并引导当事人从错误中成长,同时发挥了一般化的技巧态度以及发展心理学的教育意义。

然而,引导当事人从错误中学习与成长,有何具体原则与方法呢? 由SFBT 的精神中可以有以下几个反思。

(二)引导出现正向所欲行为,而非要求停止不当行为

在当事人犯错时,周围的人都会想要通过提醒当事人犯错行为的不当性,来告诉当事人不要再这样做了。但是,值得咨询师检视的是:以这样的方式,当事人就一定知道怎么改进了吗? 就不会再犯了吗? ——不见得! 那么,到底要如何增加当事人从犯错中改进的可能性呢?

当周围的人想要指正当事人的犯错行为时,要能清楚地向当事人说明:希望看到当事人"要去做"的行为,而不是"不要做"的行为,否则当事人不知所措,或只是"停止做不要做"的动作,但不见得会做出别人所欲的行为。例如一名教师不要只是告诉学生在班上不要吵闹,而是能清楚表示希望当事人上课专心,同时还可以仔细描述何谓上课专心的模样(如眼睛看着老师、抄写笔记、好好坐在座位上),甚至还可提出学生之前在班上表现上课专心的例外表现,如此学生就更容易捕捉教师的意念,也就更容易表现出教师所欲的行为了。当然,在此清楚说明如何表现特定良善行为的过程中,如果教师还能平和解释自己的动机,学生将能从其示范中,同时仿效如何思考及如何表现特定良善行为的动机与具体步骤。

活动 BOX 2—7:"正向所欲语言"的体会

进行方式:

1. 请参与 SFBT 训练课程的成员,全部眼睛闭上,深呼吸,根据课程领导者的指导语进行一段小冥想。领导者的引导语以成员"不要做什么"为主,如:不要想事情,不要觉得有压力,不要去体会你的身体坐在椅子上的重量。结束后,请成员眼睛睁开(Taylor,2010)。

2. 再请成员闭上眼睛进行另一段冥想。这次领导者的引导语则以成员"要做什么"为主,如:想象你坐的椅子是沙发,很柔软、舒服的,你整个人陷在沙发里;想象你在度假等。结束后,请成员睁开眼睛,再回到课堂上来。

3. 课程领导者询问大家:哪一次的冥想较容易进行? 通常答案会是"第二次"。领导者可由此带入:目标设定中,以"要做什么""要出现什么"的"正向所欲语言"来形塑目标的意义,以及各种"如何"引导的方法。

相同的,在咨询中,咨询师需要去引导当事人思考,重要他人希望他能具体表现出什么行为,也需要引导当事人去思考,他对未来美好的愿景为何,而促使当事人可以努力向前。"假设问句"便是一个可以引导当事人正向描绘所欲未来图像的重要技巧:"如果可能,你会希望事情最好的结果是什么?""你会看到什么,就知道你的目的达到了?""当你的老师看到你做什么行为,你就可以不会再被送到训导处了?"若当事人能清楚地表达正向所欲的愿景及其中的具体行动时,咨询师更能知道当事人的个人目标所在,或者更能知道自己可以寻求的方向。此时,咨询师还能相对提醒当事人其目前所做的行为反而是与其愿景背道而驰的,如此,将能具有提醒当事人的实际效果,而不易流于让当事人觉得是大道理的训话而已。

咨询师需要特别提醒自己:当事人在抱怨问题时,不等于他说明了他要的目标。举例来说,当一位太太向咨询师抱怨:"我一直在跟我先生吵架,吵了很多年,我不想再这样吵了。"此时,咨询师可问问这位太太期待的晤谈目标是什么。若她的答案是"不要再吵了",咨询师不要接受,因为这并不是SFBT 式的目标答案。咨询师可以接着询问:"你希望你们两个不要吵了,那么(instead)你希望你们两个的互动是什么样子?"咨询师千万别预设自己知道当事人的目标,这位太太的目标很有可能是"恩爱沟通",可能是"井水不犯河水",也可能是"分居或离婚"。即使当事人回答是恩爱沟通,咨询师仍可再追问对她本人来说,恩爱沟通的定义以及双方的行为表现为何,毕竟同一词汇对不同的人,有着不同的认定与期许。亦即,咨询师无法从当事人的诉苦或抱怨中,清楚确认出当事人的目标。咨询师需从当事人口中探求到当事人期待、所欲的正向目标为何。当能了解当事人所欲的正向具体目标为何时,咨询的方向才会明确,当事人也才知道自己要追求的方向为何,此时晤谈的效率也才会随之提升。

活动 BOX 2—8:"正向所欲目标"的形成

进行方式:

1. 三人一组,代号各为 A、B、C。A 扮演抱怨者,以负向语言持续抱怨个人发生的一个特定事件。

2. B、C 在听完一段抱怨后,试着以下列语言形式自由变化回应之：

　　"你不想……那么，你比较想要什么？"

　　"你不希望他这样，那么，你比较希望他变成什么样子？"

　　"如果可能，你希望情况可以有何不同？"

　　"从你的难受中，我猜你很重视（或看重、想要）……"

　　3. A可用负向语言回应B、C的提问，也可不跟随。B、C则需要持续第2点的回应方式，继续加以询问，大约进行5分钟。

　　4. 之后，A可以修改或提出一个正向抽象的目标，而B、C则需要加以行为化、具体化，如多问"若你……你会做些什么"？"别人会看到你做什么？"等类似的问句。A则予以一一回答。

　　5. 三人讨论催化"正向具体目标"之历程的心得与挑战，以及如何结合其他SFBT技巧的运作。

　　6. 讨论后，三人角色轮换，再重新进行前述步骤，并讨论可以改进之处。

　　举例来说，很多家长与老师会要求学生不要上网，并指称此为不道德行为，这样的说法不易赢得这些青少年当事人的认同，反易会引起他们的排斥。多数的家长与老师，希望这些有网络成瘾行为的青少年能"立刻停止上网，并在课业上有良好的表现"。然而，这样的目标对这些青少年来说，他们的行为所需要调整的步骤至少包括：减低上网的时间与次数而终至不再上网，愿意把上网的时间拿来念书；拥有读书的物理与心理环境，懂得念书的策略，且在考试时能得高分。这对多数青少年来说，不是一个一蹴而就之举，尤其是对于有其他家庭生活与学校适应问题的青少年来说，更是困难。因此，家长与老师中这一类的期待容易造成这些青少年的压力，让他们觉得过于困难而自动放弃，而更加沉迷于上网的乐趣之中。所以，如果把青少年网络成瘾行为的辅导方向,重新定义为:如何培养自我控制——如何减少上网的时间与次数;如何与上网的欲望相处但又不至于被此欲望控制;如何在上网时间与其他生活重心之间建立平衡的机制;如何在上网以外的现实里,拥有如同上网时的乐趣与成就等向度。这些目标将会修正咨询师及重要他人对咨询目标过高的设定,也会使其较愿意与容易找寻到什么是这些青少年希望拥有的目标,或至少是开始愿意尝试的起点,而能真正建立起咨询师与这些青少年的工作关系与辅导契约。

(三)辨识当事人犯错背后的意图与需求,引发建设性的解决策略

要直接看到当事人的优点来赞美他还算容易,但要在当事人犯错的时候仍能记得赞美当事人,不管是提出当事人之前的好表现,或是在当事人犯错的行为中去辨识出一些好的部分,可能就有些难度了。

当事人虽然有不当的行为,但其行为背后的动机值得了解,往往其原始的初衷并非恶质,甚至有时会是值得肯定的意图。例如,一名在工作上作假被捉的当事人,虽然有不当的行为,但是其背后的动机常是希望有好的表现以获得别人的看重。而想要获得别人看重的动机,是值得咨询师辨识出而加以肯定的。

当咨询师能捕捉到当事人不当行为背后的可贵意图时,便能引导当事人反省目前所采用的不当行为并没有帮上自己的忙,反而制造了一些非预期的问题。例如,引导工作上作假被捉的当事人思考:如果真正的目的是希望让别人来看重他,但以作假的方式来赢得别人的看重时,往往会有反作用,更让别人看不起。由于当咨询师能从当事人表面的犯错行为辨认及肯定出其背后的可贵意图时,通常会让当事人觉得深度被了解,而这种被了解的支持,也将会使当事人更愿意接受咨询师的引导;同时,以当事人自身的意图来提醒其不当行为的后果,往往会使看重自我意见的当事人(如青少年)更能接受之。

　　有时,当事人在接受咨询师辅导后,之所以仍然发生类似之不当行为的可能原因是:当事人改进行为的方法,并无法满足当事人原先选择采取犯错行为时的意图。举例来说,面对一名被同学耻笑没有父亲,因此愤而动手打人的青少年当事人,有些咨询师或周围的人常会告诉他不要再打人,或期待他学会控制自己的愤怒。但是,如果当事人再犯,咨询师即值得思考:当事人会选择打人的理由是什么? 当事人需要的是什么? 当事人需要学习的又是什么? 以此例子来说,这位当事人动手打人的背后需求可能是:不希望被别人耻笑,希望能保护自己的尊严——亦即,这位当事人需要学习的是:在面对别人讥笑的那一刻,必须讲什么话、做什么动作,才能真正有效面对别人的讥笑而维持自己的尊严。换言之,咨询师及其他人期待这位当事人能控制自己的情绪不再打人,但是在此期间仍需顾及这位当事人的需求,并针对这位当事人的需求,引导其产生与学习合于其意图的、建设性的有效解决方式。如此,才能有效减低该当事人再犯的可能性。

　　为了辨识当事人不当行为的意图与目的,咨询师可试着询问当事人:

　　你一定有一个重要的理由,选择考试时看别人答案的这个方法(Berg & Dolan,2001)。

　　我不太了解,打孩子的方式对你、对孩子会有什么帮助,你愿意告诉我吗?(De Jong & Berg,2007)。

　　SFBT 认为"问题不是问题,是处理问题的方法才是问题"(Walter & Peller,1992)。当事人处理问题的方式,有时是没有效用的,甚至是会产生下一个问题的,虽然其原始动机并非不当。因此,面对当事人的不当行为时,咨询师若能以开放的态度先去了解当事人犯错的动机与目的后,就可以进一步与之讨论:用什么样的建设性的方法,才能真正有效达成其目标。当然,最先可以讨论的方向,即是先前所提的例外架构:"以前你何时曾获得别人的看重? 那时是什么样子? 是怎么做到的?""以前你何时没有靠作假的方式,也获得好的成绩? 那时是怎么做到的?"这样可以提醒当事人回顾已经存在的好方法,而成为至少可以开始的第一步。

相反,如果周围的人只是一味指责当事人如作假此种犯错的行为并警告其代价,习于抗拒权威的当事人可能会拒绝接受训诲,甚至会将原有想要有好表现以获得别人肯定的可贵意图,都一并销毁之。这正如杀癌细胞的钴六十放射线,在杀癌细胞时也将正常细胞给销毁了一般。所以,在当事人犯错背后的需求有被满足、能以建设性的方法来解决时,当事人就不易再重复发生同样的错误,也不易转移以别的错误行为来表现之。所以,在认定当事人必须改善特定犯错行为的过程中,需要顾及当事人原始的初衷与目的。是以,同样秉持着"问题不是问题,是处理问题的方法才是问题"的原则,咨询师值得注意:要如何在指出当事人的不当行为时,仍能使其良善的动机保留,并能真正从犯错中反思,而学习到适当的解决问题、达成意图的方法。如此,犯错的正向价值才能提至最高!

(四)在重要他人的期许及当事人的意图间取得共识

常见当事人周围的重要他人要求当事人改变,或者希望咨询师能说服当事人配合之。然而,不管当事人年龄再小,他都有个人的自主意志,并无法勉强而得。因而,当咨询师或周围的人认为当事人应该有什么改变而当事人并不同意时,那些人的目标仍然只是属于他们自己,对于当事人并未发生作用。即使贵为咨询师,咨询师的意见不等于是当事人所能理解或同意的目标。所以,就算咨询师或周围的人真的认为自己的目标是适合当事人、为当事人好的,仍然需要赢得当事人的认同,才能变成当事人自身的目标,而对当事人发挥作用。

如何赢得当事人对于周围重要他人之目标的认同呢? 咨询师需要先认

识当事人不接受别人为其设定之目标的理由,有何特别的考量与看重;或者,当事人个人内心真正的目标为何,然后仔细思考他人的期待以及当事人本人的看重有何可重叠或相连结之处,并加以反应之,例如:

虽然你不喜欢爸爸约束你的方式,但我看到你们两个都很希望你的成绩是可以进步的。

你很希望你的工作是有独立的空间,而你的老板希望你有业绩,你想当老板看到你是什么表现时,会更容易给你独立的空间？ 当你的业绩提高时会有什么差别？

如此,才能从彼此看似对立的两端,找到可以形成共识的起点。

当然,引导当事人思考他人何以会对他有此期待,背后的关心与看重,也是一个有效选择。例如:

虽然老师一直提醒让你觉得很烦,但你可以想想他为什么认为改变对你是好的？ 你的妈妈为什么一直不放弃地要求你？ 在她的心中你是一个怎么样有潜力的孩子？

当然,这样的反应不宜强势说服,需要考量时机提出,而且,若当事人的反应是不悦或有压力的,咨询师需要深入了解与接纳,也可能先不以这样的方向继续前进。

引导思考意指一个具有对话与讨论的过程,而非一个一味灌输或强迫当事人接受其意见的方式。在 SFBT 中,则非常强调以当事人的目标,而非以咨询师的目标,来作为咨询的方向。当然,任何的目标都需要符合法律与伦理的规范,并确保当事人与周围重要他人的安全。

（五）以刺激思考的态度，催化当事人产生可行策略

当事人犯错时，有些咨询师或当事人的重要他人，常习惯很快给予当事人建议，但又会发现其所给的建议似乎不见得有效，甚至招致当事人排斥，或造成当事人养成依赖他人负责解决问题的习惯。但是，大家又担心若不给建议，当事人将会学不会、想不到。其实，当事人周围的重要他人，是当事人很重要的生命示范以及信息提供的来源，因而如何给予当事人建议，乃为非常艺术之举。

建议当事人周围的重要他人，不要在与当事人谈话一开始就劈头给建议。咨询师可以加以提醒：若能先开发了解当事人已经会的例外资源，以及所欲的正向目标时，周围的人再提出自己的意见，意见会比较中肯，也比较会切中当事人所需。

咨询师在表达自己的建议之前，其实也可引导当事人思考：是否生活中已有成功的示范者，或者其他人可能会给予的建议是什么。如此，将会让当事人学习运用生活中的资源，而成为主动的解决问题者。例如，咨询师可询问当事人：

你的生活中，有谁被人讥笑时，你觉得他处理得很好？他是怎么做到的？你觉得可以拿来参考吗？

你的好朋友对于你这个人际的问题，会给你什么意见？你同意吗？有用吗？

如果当事人真的强烈要求咨询师给予意见，但咨询师又希望当事人能同时学习思考如何解决问题而能自我负责，那么咨询师则可针对当事人的问题与需求，提出几个可行的策略，然后再询问当事人他认为哪一个策略最适合他自己（Hansen，2005）。当然，在当事人选择某个特定方法后，咨询师

需要再进一步地探问：为什么会做这个选择？判断的标准是什么？有时就能更深度了解当事人的价值与目的。若咨询师觉得当事人的思考与选择值得肯定，就可以大大地赞赏当事人学习思考的努力；若咨询师觉得当事人的选择及判断不妥，也可进一步与其讨论，当事人对于可能出现的后续结果的看法与处理。

此外，如果咨询师真的要给当事人一些脑力激荡的刺激，咨询师也可用"假设问句"来提供自己的意见：

如果你试着开始跟你的父母沟通，你觉得好吗？

你可以去询问同事这个工作项目，这个方法你会觉得适合你吗？你愿意去做吗？

如果你觉得合适，你会怎么做？

如果你觉得不合适，你觉得怎样的修改，会比较适合你自己？

此类开放尊重的询问与引导，一方面，可以使咨询师免于过于主观，或替当事人做下生命重大决定的危险；另一方面，咨询师也展现了尊重当事人的态度，如此将比较容易为当事人所接受，而较具有刺激当事人思考相关解决方法的效果，甚至还能训练当事人练习判断与思考的能力，并催化当事人负起问题解决的主要责任。当然，在SFBT中，咨询师是不给意见的，而是一位激发当事人思考自己目标、例外、行动的催化者。

对SFBT来说，当事人能够具备多重的优点，是非常难能可贵的；而当事人会发生问题，则是当事人于成长发展过程中的必经的学习。亦即，当事人除了需要在平日多学习之外，也特别可以从错误中茁壮成长。而在面对当事人之犯错与不当行为时，可以如何思考以及建构辅导的方向，笔者摘要前述整理如图2－2所示，以协助咨询师更能清楚把握前述之重点。

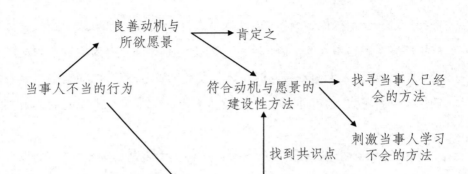

图 2—2 面对当事人不当行为的辅导架构

四、培养当事人成为他生命的专家

虽然有些咨询师认为自己肩负改变当事人之责,但其实咨询的过程反而是引导当事人自己改变自己、训练自己懂得找到改变的目标与方法。SFBT具有催化当事人独立自主、成为自己生命的专家的效益,而让咨询师辅导当事人之角色功能更能有所发挥!

(一)以"希望我如何帮忙?"作为开场

有些咨询师面对当事人时,便会一连串地告知当事人他做错之处,且叮嘱当事人需要改变的地方。有些当事人能接受咨询师的意见,有些当事人则充耳不闻,甚至一副事不关己的样子。不知咨询师是否发现一个有趣的现象:当咨询师越积极处理问题,有些当事人就越置身事外。

为了让当事人能为自己的问题负起解决的责任,咨询师可以试着用"希望我怎么帮忙你处理此事?"来作为开场。当咨询师以此姿态出现时,便暗示着负责解决问题的是当事人本人,咨询师只是辅助的角色。此时,当事人也就不得不负起主控思考之责。

类似的问题还包括:

如果来接受辅导可以有用,你希望能有什么改变?

今天我们讨论什么主题,对你会最有帮助?

你希望你生活中有哪些小小的改变?

这类问题,除了会让当事人澄清自己所要的目标,也会较愿意为问题解决采取行动。同时,这样的问题也代表着一种开放的态度,表示咨询师愿意从当事人想要讨论的话题开始,也显现了当事人有决定辅导内容与方向的空间,如此将带出当事人更为主动参与辅导过程的可能。尤其若当事人能够从他想要的目标开始谈起时,通常当事人会最具有关注力与改变动力,辅导工作的成效自然事半功倍。

由此类问句带出的另一个思考重点是:SFBT 咨询师是协助当事人学习解决问题的人,咨询师无法替代当事人学习,或者替当事人过他该走的人生。尤其,SFBT 也不像传统的咨询,是以咨询者为专家,以咨询师的专业知识为主要素材。换言之,咨询师只是一位辅佐者,而不是当事人本人;咨询师若能看到咨询师角色的限制之时,往往会看到自己更能集中力量地协助当事人之处——帮助当事人自助之!

(二)描绘未来的愿景,以捕捉认同的目标与有效方法

SFBT 认为,每一个人都会为自己的目标前进,每个人的行为都有自己的意图所在,所以能够了解当事人所欲的目标,才能帮助当事人向前迈进。以坐火车来做比喻,若你不知你的目的地何在,你可能会搭错车;若你搭错火车,火车轨道是不对的,那么所有经过的车站也就是错的。想要拥有或改变什么,需要与目标,而非与问题进行连结。这样的奇迹问句常用来探索当事人在乎的目标。

如果有一天醒来,你带来这里的问题都解决了。但你醒来的那一刻,你并不知道奇迹已经发生了。那时你会发现什么，就知道奇迹已经发生了？会跟平时有些什么不同？

奇迹发生时你可以做些什么，是现在不能做的？

如果当事人能接受，也可以用一点比喻的方式来询问：

如果有一个水晶球可以看到你的未来……

如果有一个神仙给你三个愿望……

如果你突然有一根神奇的魔法棒……

这些可刺激当事人想象所欲的愿景；若当事人越能仔细描述美好愿景与现况的差异时，也就越易捕捉到当事人所在意的人、事、物。

如果当事人一直无法得知自己要什么时，咨询师可以邀请当事人回去观察生活中的点点滴滴，何时何处是当事人所喜欢或希望拥有的，而非替当事人决定：

在这一周内，你观察一下你的生活，哪一天做哪一件事，是让你觉得稍微有些意义的（开心的或想要多一点的生活）？

除了目标的找寻之外，往往在愿景的描述中，会蕴含可能的解决之道：

如果有一天你不再被与太太吵架的事情所影响了，那时候的你会有什么不同？那时的你当在面对夫妻争执时，会如何处理？

如果有一天你变得很有自信了，那时候的你会如何处理同事排斥你的问题？

为达前述目的,咨询师需要随着奇迹问句,问很多奇迹发生后的细节,如:当事人会注意到什么不同？周围的人会看到或表现什么不同？这些不同又会带出什么影响与改变？这样能使当事人设身进入这个奇迹的愿望与图景,而容易联想到曾经发生的例外或者最容易开始成功的一小部分。亦即,咨询师可以用"假设问句"引导当事人想象改变后的自己可能会如何处理问题,有时就会让当事人回想起一些早已在采用的方法;或者,咨询师也可试着鼓励当事人去做其在愿景中成功理想的自己所采用的方法,因为这些方法是在当事人描述的愿景中发生的,也就代表着是当事人所认同的;也由于是当事人所认同的方向与方法,咨询师就不需要再费唇舌地说服当事人其有采用或学习的价值。

因此,SFBT 非常尊重当事人自身设定的目标,以及当事人认为解决问题的步骤与流程,并从这项引导、澄清当事人之目标与步骤的过程中,协助当事人认识自己及发展自己。特别是,无论"奇迹问句"、"假设问句"或"观察作业",都暗示着当事人的问题会有解决的时候,所以若当事人能加以回答时,便很容易停止悲伤或痛苦的循环,而带出对未来的希望感——这是心理咨询、心理治疗非常看重的疗效。

不过,咨询师也需要有心理准备,若当事人的能量很低、对自己很没有信心、对未来不抱任何希望时,是很不容易回答自己想要做什么的问题,因为拥有梦想,是需要能量支撑的。所以在面对一些暂时没有目标的当事人时,优先开发其应对之"例外问句"与"应对问句",则较能滋润当事人产生"敢于梦想"的能量,进而也才能帮助当事人酝酿自我期许的目标。

(三) 克服困难的方法与态度,是可深入建构之处

1. "如何克服困难"成为次目标

咨询师在辅导当事人时,常会听到当事人说"我是很想这么做啊！但是又因为……(某困难),所以做不到",让咨询师像有踢到铁板之感。在当事

人提及去解决问题会遭遇到的困难时，"'如何克服'这个困难"，或许就可以变成完成大目标下需要先达成的次目标了。例如，当事人说："我很想考高分啊，可是我无法专心读书。""我很想不要偷拿人家的东西，可是我忍不住。"此时，"如何让自己可以专心读书""如何能够忍得住不拿别人的东西"就成为下一个优先与当事人深入再谈的小目标了。

亦即，遇到当事人改善行为的困难时，就往"如何克服困难"的方向思考，而能让咨询工作不会因此就停滞不前。所以，当有"克服困难"这个次目标后，咨询师可以先用前述的"奇迹问句"引导当事人，让他描绘克服困难之后的美好愿景中当事人会自然表现的行为，找到一些可以现在立即开始做的方法，也可以用"假设问句"引导当事人思考：

如果你能专心读书，会是什么样子？会跟现在有什么不同？

如果你能忍住不拿别人的东西，那时候的你是什么样子？是具有什么样的能力？

这样，可以刺激当事人去思考能专心读书以及懂得克制的意义是什么，然后，再以"例外问句"引导当事人去发现：何时曾有读书专心的样子，或曾做到忍住克制的经验，以及如何做到的方法、如何多做到等。

在讨论如何克服困难的次目标时，除了可以采用奇迹问句、假设问句、例外问句等技巧之外，咨询师还可以特别针对当事人对克服困难的"态度"加以介入。亦即，除了克服困难的"方法"之外，当事人对于克服困难的"动机意愿"的高低、"信心"的高低、"有把握度"的程度、"愿意尝试的主动性"高低等向度，都值得咨询师多去关注。一个最直接的方式，就是以"评量问句"询问当事人对克服困难的动机、信心、主动性等向度之分数的高低。这除了可使咨询师理解当事人之外，也可以从此处去引导当事人：

需要发生什么，才能使分数上升 1 分？

而"如何上升 1 分"，又成为克服困难的这一次目标的更小目标了。

有时，当事人改变的意愿不高，对自己的信心亦不高，但是咨询师可以结合"关系问句"来请当事人猜想生活中的重要他人会如何为他打分：

你猜你的领导，会对你进步的信心有几分？

你猜你朋友会说，你会主动尝试的可能性是几分？

他们究竟看到你的什么，而让他们的分数跟你有所不同？ 他们的分数对你的意义是什么？

当重要他人的分数比当事人高时，有时具有引发当事人提高自身动机与自信的作用；若当事人对自己的自信过高时，则可以试着思考别人较自己低的分数，而具有提醒作用。当然，咨询师得判读，对于眼前的当事人，询问哪位重要他人的观点以及哪一个向度对当事人来说是重要的、合宜的，而此即是 SFBT 专业所在。之后，若当事人在动机、信心、主动性等态度上，能有一些小小的突破时，当事人的困境就可能会有小小的改善，而此时，便可接以赞美强化，使之巩固与扩大。

所以，当事人想要的目标是最大目标，而克服阻碍目标达成的困难是次目标。当事人克服困难的态度及他人的观点，则是在考量如何克服困难时可同时加入的向度。如此，就容易在辅导当事人的挑战或困局中，找到一个可以突破的方向。

活动 BOX 2－9：突破困境

进行方式：

1. 两人一组。一人先扮演当事人，另一人担任咨询师。扮演当事人者提出一个困境，咨询师则可参考下列问句依序提问，或者自由选取适合的问句访谈之。在访谈时，咨询师需要不定时穿插一般化、重新建构、摘要、简述语意等形塑的技巧。在结束时，咨询师需以 SFBT 的反馈方式给予汇整回应给当事人。

2. 两人交换角色，完成第 1 点的历程。

3. 除分享受访心得外，两人进而分享与讨论：如何引导当事人克服与面对困境的方法、态度、可能性，以及如何协助当事人接受困境暂时无法改变的应对。

访谈大纲：

1. 你如何描述你现在所面对的这个困境？

2. 发生了这个困境，你是如何在应对的？

3. 如果有一天你突破困境了，你的生活会有什么不同？

4. 过去这个困境曾经发生过吗？ 之前你是如何克服的？

5. 过去你遇到其他困境是如何处理的？ 哪些是有效的方法？

6. 目前要去突破困境的最大挑战或阻碍是什么？

7. 生活中有谁是成功地克服了类似困难的？ 他是怎么做到的？ 若有机会你去请教他，你猜对方会给你什么建议。

8. 若发生什么事情，会帮助你克服这个挑战或困难？

9. 你认为克服这个困难的可能性是几分？ 何以如此评量？ 若发生什么就可以让可能性增加 1 分？ 若你做些什么，也会使可能性增加 1 分?

　　10. 你克服这一困境的决心是几分? 何以如此评量? 需要什么才能再增加 1 分?

　　11. 你克服这一困境的信心是几分? 何以如此评量? 需要什么才能再增加 1 分?

　　12. 你会努力克服这一困境的积极程度是几分? 何以如此评量? 需要什么才能再增加 1 分?

　　13. 若一位十分了解你的人来分别评量你克服困境的决心、信心以及积极程度,他又会打几分? 何以与你的分数不同? 他认为若发生什么事则会让他评量的各分数再增加 1 分?

　　14. 如果这一困境一时无法解决,你会如何鼓励自己一直与困境对峙?

　　15. 如果这一困境目前无法解决,你又会需要什么来帮助自己接受这一事实?

2.“如何与问题共处”是另一个次目标

　　当然,评估能否克服困难的可能性,咨询师要特别尊重当事人自身的感受,因为这是无法勉强的。不过这种主观感受可经由前述的辅导方式而有所改变。然而,在现实生活中,有些困难真的是暂时无法克服,或是无法全部解决,甚至是不能改变的。此时,咨询师除了尊重当事人的主观感受以及评估克服困难的可能性之外,咨询师也可以先用“应对问句”引导当事人:“会如何欣赏自己一直在与困难对峙”“没有放弃面对问题”以及“是如何帮助自己支撑到现在的”,以充分展现对当事人的支持、理解与欣赏。接着,咨询的目标就可以定位于:当事人需要什么,才能帮助他接受困难无法克服或难以全然克服的事实。

　　常见的是,当事人会期待咨询师能让问题立刻消失,也有咨询师希望当事人立刻把问题处理好。然而,"罗马并非一日造成",问题的产生既然非一日而成,要问题立即消失也就像是天方夜谭。接受生命的限制,是需要学习以勇气与智慧来承担的。所以,"与问题共处"也成为另一个必须练习接受的过程。

　　例如,一个担忧考不上大学而想休学的当事人,需要接受高考及其应考压力存在的事实,并且发展如何应对压力以及有效的考试策略;又如一名担心被裁员的职员,需要接受职场的变动与不可控制性,而能在工作更努力的同时,亦开始发展日后可能被裁员的应对能力。同样,咨询师与一位有幻听的人,讨论如何应对这些声音之打扰的方法、何时不会被这声音所干扰、何时他可以不听从幻听的声音而有自己判断的力量等例外问句,皆是在谈如何与问题共处的一种方式。至于对生重病的患者,咨询师或许可以如此提问(Macdonald,2011):

　　到什么样的程度,你会觉得这件事是在一个"够好"的控制状态? 到时候,你的情况看起来会是如何? 会跟现在有何不同?

　　在住院期间,你是如何帮助自己继续撑过来的? 你做了些什么事情,是没有住院时也会做的事情? 对于住院情况的处理,你有惊讶自己何处表现得不错的吗? 若你表现得更好些,你又会如何知道?

　　你希望从现在到生病过世之间,你过的是什么样的生活? 有一天,当死亡来临时,你希望死亡之前发生什么,让你对生命的结束没有遗憾? 现在的生活中若有什么不同,会让死亡是一种"好的离去"?

　　因此,在面对无法克服困难而需要与问题共处的情况时,咨询师与当事人需要寻找勇气与力量,来面对与接受需与问题共处的事实。进而,较能做的是,如何在无法改变的事情及其可能的负面影响已然存在的事实下,尝试找到:如何让问题纳入生活的调适、减少负面影响的应对方法、去做目前能加以掌控的事,以至于能在现实与生命的限制下,在可能的范畴中仍发挥创造力。

3. 学习应对困境下的自我照顾

面对生活中许多的困境或挑战,往往会成为生命智慧的来源,咨询师需要鼓励当事人学习与发展"自我照顾"(self care)这一健康导向的自助(health-oriented self help)之意识与行动,而朝着健康、成长与适应的方向前进。

自我照顾是人生而具有的本能。每天我们都会做一些维持基本生存,保护自己免于危险的动作。当我们生病、受伤或遭受威胁时,我们也会采取必要的措施;尤其,当事件超出我们的理解与经验时,我们就会探究状况何处不对,然后思考接续的介入动作。然而,这些措施、动作及其背后所具备的各种能力,却往往会被我们视为理所当然。但是,这是一项非常可贵难得的能力。

因此,自我照顾的观点,就是在提醒咨询师:在与当事人讨论面对困难时,如何可以同时提升当事人自我照顾的意识。它包括:

＊　帮助当事人在面对困境的主观经验里,能够聚焦地思考与觉察自己是如何在自我照顾的。

＊　哪些自我照顾的方式是特别有效的?

＊　个人所拥有的资源与信息是什么?

＊　各种方式、信息与资源所带来的差异与效果为何?

＊　如何能将已经拥有的各种技能,应用在不同的情况中,而使得自身的应对能力加宽加深?

换言之,自我照顾观点的介入,往往会带给当事人一种自我效能感,让当事人在面对未来可能会发生的情况时,相信自己应具有一定程度相对应的应对能力,而使当事人的自我控制感增加。这种自我控制感对于减降各种因困难与危机所衍生的焦虑与失控感,是特别具有意义的(Johnson & Webster,2002)。

特别重要的是,在自我照顾的观点中,所重视的不仅只在治疗(cure)或是修理(fix)问题或困境,而是更强调如何懂得"与之相处"。亦即,"自我照顾"观点的加入,将能催化当事人发展自我照顾的能力,帮助当事人以个人最独特的方式满足自己独特的需要,因此懂得自我照顾的当事人既能评估情况,有能力执行日常生活所需,且能适应目前情况并可与问题相处,而对于生活仍有一定程度的满意度。所以,在面对困境时,咨询师若能同时催化出当事人的自我照顾能力,提升其个人与社会的适应性,让当事人懂得自助地减低任何生理或心理可能的伤害,并尽可能维持生活的完整独立性时,面对困境的工作就不再只是消极地等待,而是能积极地从中赢回生命智慧的价值。

SFBT 相信每一个人的压力与情绪都是很私人性的,只有自己最了解自己的状态。所以,当事人希望自己在面对困难时自己是什么样子,以及期待用什么方式来达成什么样的需求或目标,会不尽相同,也会与咨询师本人不同,而此,特别需要咨询师有所区分与尊重之。因此,咨询师需要对当事人的主观世界怀抱一个好奇的初始之心(a beginner's mind),并且对于非预期的事情能够开放,愿意对当事人的想法有惊奇的发现,仿若每一件事都是第一次听到、看到,而不会有自动化的标签作用。尤其,咨询师需特别捕捉当事人描述自己经验的语言,因为语言是一个重要的媒介,反映着当事人如何在告诉自己与别人,他是如何在诠释某一特定议题的。而此,乃有助于咨询师融入当事人的想法,了解当事人主观诠释的架构与独特经验的意义,而找到可与之对话的位置(Johnson & Webster,2002)。

尤为重要的是,咨询师在协助当事人发展自我照顾的能力时,需如同一位护士一般,要有一颗"纯净的心"(clean heart)。"纯净的心"来自于对自己、他人与环境的尊重,相信每一个人都是独特的、懂得如何表现自己的,也认为每一种事物在宇宙中的存在,都是有其特定的意义与目的的。"纯净的心"对健康很重要,其意指"活在当下"(living at the right moment)。同时,对于自己即将采取的行动能有所思考,并且能够把个人的问题先行处理与照料之,而不致对带领当事人发展应对困境之能力的任务造成干扰。换言之,为了拥有纯净的心,咨询师需要先帮助自己处理面对困境的各种情绪与压力,并且将个人身心与家庭环境有所安顿后,才能离开得了自己在面对困境过程中的负面思考,也才能有能量去尊重与观察当事人的力量,并与当事人进行正向健康的情感沟通。

(四)将当事人生命困境转化为成长的阵痛

不少当事人的问题,是很冲击人心的,例如天灾人祸、家破人亡。咨询师在辅导这些当事人时,也很容易被触动,甚至觉得无力与沉重。

然而,面对生命的限制,仍需要接受与面对;面对生命中的许多突发事件,SFBT提醒着:事件已然发生,能够改变的是如何看待及应对——如何把生命中各事件的负面影响降到最低,正向影响提到最高——而此也成为咨询师能陪伴当事人面对生命各挑战与限制时的重点工作方向。

例如,一位因车祸而失去右腿的当事人,需要接受已经失去右腿的事实,也需要与失去腿的事实共处,并找到一个可接受的处理策略(如接受医疗技术介入)以及新的行走方式,调适内心的痛苦与失落,甚至能从此事件中拥有更多悲天悯人的情怀以及自助助人的动力。当事人的生活可能因某事件而有局限,但其生命的宽广度反而可能因为此事件而有所拓展。所以,对于当事人所遭逢的痛苦,咨询师是需要接纳与理解的,然而,SFBT也以正向的眼光来看待当事人的痛苦——视为一种"成长的疼痛"(growing pain)(Berg & Steiner,2003a)。亦即,在当事人能走过这些痛苦时,将能带来成长的生命智慧;若咨询师能以此眼光看待当事人正在遭遇的苦痛,也比较能稳定地面对当事人的波动。

当咨询师能接受当事人成长疼痛的存在事实时,咨询师也较能承接当事人许多的情绪与悲痛。当然,从此处咨询师也需要接受一个事实:咨询师无法全然帮助当事人避免生命中不可控制的种种挑战,当事人也无法省过许多"不经一事、不长一智"的历程。生命是属于当事人自身的,咨询师所能做的是:帮助当事人成为他生命的专家!

为简述之前陈述的观点,可以再回到本文一开始提及 SFBT 经常会使用的阴阳太极图。对于生命的苦难及其影响,SFBT 也可以有这样的介入重点:当事人生活中的负面事件已经存在了,且事件的相关负面影响也已经发生了,想要使这些事件及其影响消失,是不可能的目标。所以,咨询应聚焦于协助当事人"如何与问题共处"、如何"承受"与"应对"该事件及影响,进而发展一些具有建设性的观点与具体行动,来将该事件的负向影响减至最低,且使当事人能从此事件中变得更为坚强、更有智慧、更有行动力等,而此,也将会成为当事人未来处理生活不可预期的负面事件之生命智慧。凡此,会是咨询师较能着力于协助当事人之处(见图 2—3)。

(五)从最容易开始的一小步迈进

虽然前面说了这么多重点,但是其实 SFBT 认为每次在辅导当事人的结束时,能帮助当事人找到可以开始行动的一小步,就是非常难得与足够的了。

值得注意的是,一些咨询师、当事人其周围的重要他人,往往希望当事人速成或大步跃进。例如,希望一位成绩排名在后的当事人于下次月考时进步十名;要求一位情绪容易失控的当事人能在一周内立刻改变自己的情绪习惯等。然而,每一个成功行为的背后,都是由很多小步骤所构成的。例如,一位成绩差、很少念书的当事人,希望其成绩能从三十分变成六十分,此时他需要的改变包括:要有读书的空间与环境,要有许多念书与考试的定

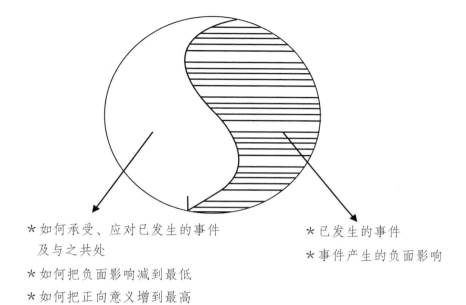

*如何承受、应对已发生的事件　　　　　*已发生的事件
　及与之共处　　　　　　　　　　　　*事件产生的负面影响

*如何把负面影响减到最低

*如何把正向意义增到最高

图 2-3　负面事件及其影响的辅导重点

力、时间与应考方法等。一个人的情绪控制则包括情绪觉察、自我疗愈的能力培养等,所以大幅进步并非立刻就能实现与达成的。尤其,当咨询师与当事人设定的改进目标乃太大、太难时,当事人很容易再次体验到挫败,甚至会导致当事人想要放弃尝试。

　　许多要求当事人应该改变的行为,对某些人来说往往是一种自动化的简单反应。例如与人好好沟通、不与人冲突,但是对于从未被同理对待、甚至被暴力相向的当事人来说,好好沟通、不与人冲突就成为没有学习过的高难度功课。因此,咨询师如何把自己对当事人的期待降低,以当事人的目标与现况为起点,并且把许多行为改变的过程解析出更为细微的动作,是非常重要的过程。

　　即使是有许多可以选择开始进行的一小步,SFBT 仍会鼓励当事人从其所重视的目标中,找到他认为最容易开始的一步。因为,当它是当事人想要时,当事人就越容易去做;因为最容易开始,也就最容易成功;而成功之后,也就更容易滚动当事人接续改变的意愿与行动。所以,咨询师需注意除了辅导的大目标是当事人所认同的之外,每一个目标下的行动的内容与顺序,若都是由当事人所决定的,效果将会更佳。

整理前述,SFBT 如何帮助当事人成为他生命的专家,乃有一个简单的架构;Walter 和 Peller(1992)曾提出以"例外架构"、"目标架构"与"假设解决架构"为 SFBT 的三要素。当当事人有问题时,要先协助当事人找到他的目标,此时包括"奇迹问句"与"假设问句"的假设解决架构,乃最能帮助当事人之目标的找寻;而在当事人的目标出现时,运用"例外架构"来引导当事人找寻既有的策略与资源,是优先的选择;而当事人假设问题解决时的美好愿景,也可以催化当事人回想一些例外经验的存在。非常重要的是,在这样的架构下,每次与当事人的晤谈结束时,咨询师要记得找到当事人可以开始的一小步,逐步不断练习。在之后的晤谈则大量探讨进展与差异,然后再循环此一过程(见图 2—4)。

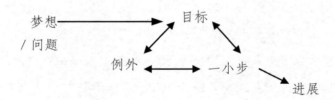

图 2—4　SFBT 晤谈的简式架构图

换个角度来说,当事人虽然处于目前的困境中,但是解决方法的产生,可以从过去的例外中找寻,并且找到现在就可以开始的一小步;或者,可从当事人看重的未来愿景中,找寻到他所认同的目标与方法,而拉至现在需要开始推进的一小步。亦即,SFBT 都是从正向的层面找寻可解决的方法,而不管这正向的层面是存在于过去或未来。最重要的是,不管是从过去或未来正向层面的检索之后,仍然需要回到此时此刻当事人可以开始、愿意开始、容易开始的一小步,而让当事人在有合理控制感的情况下,推动问题的改善,至少不会一直卡在问题的僵局中(见图2—5)。

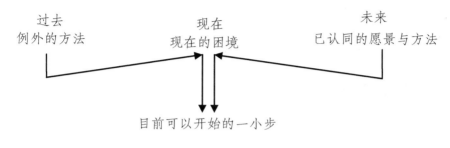

过去　　　　　　　　　现在　　　　　　　　　未来
例外的方法　　　　　现在的困境　　　　已认同的愿景与方法

目前可以开始的一小步

图 2—5　寻找解决之道的架构图

活动 BOX 2—10:奇迹六格漫画——SFBT 架构的体会

进行方式:

1. 在训练课程中,请三位成员一组。第一位成员担任引导者A,第二位成员为画图者。A 以第一种六格漫画内容的六格中的各主要方向,配合 B 的速度与语言,以口语化的引导语带领 B 依序一步步画出以下第一种六格漫画内容(Berg & Steiner,2003a)。

第一种:

1. 画出目前问题(或现况)	2. 想一想可以帮助解决问题的协助者(如有力量人物或英雄)	3. 协助者送了问题的一个好礼物
4. 原有问题接受了好礼物后的新情境	5. 未来可能需要召唤协助者的情形	6. 表达感谢协助者的象征

2. 画完后,第三位伙伴 C 邀请画图者 B 依序就每格漫画内容说明内容,适时用各问句加以引导澄清。

3. 三人依序轮换角色 A、B、C，但进行第二种六格漫画（Macdonald，2011）。

第二种：

1. 画出现有问题（或现况）为何？	2. 想一想可以帮助解决问题的协助者（有力量人物或英雄）为何？	3. 寻求协助者帮助后，可能会发生的正向差异为何？
4. 发生正向差异后的扩散影响为何？	5. 正向差异真的存在时，未来又会有何不同？	6. 表达感谢协助者的象征为何？

4. 三人依序轮换角色 A、B、C，但进行第三种六格漫画（许维素，2012）。

1. 画出现在问题（或现况）像什么？	2. 目前情况何以没有更糟？	3. 希望最理想的结局为何？
4. 过去发生部分类似理想结局的例外为何？	5. 为达理想结局，需要的资源或需要开始的行动为何？	6. 情况开始有进展的讯号为何？

5. 三人小组就此三种六格漫画的进行过程，讨论心得。

6. 课程带领者回应与汇整各组心得。

7. 请三人小组重新设计新的 SFBT 六格漫画内容，并与其他组分享内容、设计理念、适用对象等。

五、 以柔克刚的非自愿来谈当事人辅导策略

"非自愿来谈当事人"是咨询师常碰到的当事人类型之一，也是最常令咨询师头痛的一群。

然而，非自愿来谈当事人是不能辅导的！

没有人能强迫被辅导，咨询辅导是无法在被强迫下发生的。就如同你可以压迫一个人去相亲，但是无法逼他爱上对方。相同的，咨询的历程也需

要当事人愿意把他的"心"打开,才能造就改变的契机。

所以,非自愿来谈当事人辅导的首则就是——提高他成为"自愿"当事人的可能性。可能性意指,还是有可能不成功,且改变的关键点在当事人身上。

如何把非自愿来谈当事人变成自愿当事人呢? 其实,咨询师可以先想想:在生活中,何时我们自己也会不愿意与某人说话? 在什么样的情况下,又可以从不愿意的情况下变成自愿的当事人? ——对方的善意、诚意、诚实的态度与回应,往往是最为重要的关键。换言之,非自愿来谈当事人也是人,他所面临的、遭遇的、看待的以及体验的一切,就跟一般人一样,值得咨询师理解与尊重。

其实,处理非自愿来谈当事人与其他当事人没有什么两样,任何人都不希望自己被迫做什么,且希望自己能拥有最大的决策空间。研究也发现,当事人刚开始来谈的态度与晤谈的最后结果并无关系。所以,有时事情做得越慢,反而到得越快。倘若,事情无法加快,那么,"做得更慢"也会是一种选择(Harry,2011)。

 活动 BOX 2—11:非自愿与自愿的比较

进行方式:

1. 在 SFBT 课堂中,两位学员一组,一人为 A 角色,一人为 B 角色。

2. A 坐在座位上,不愿起立。B 则以不伤害自己与他人的任何方式,竭力使 A 从位子上离开。时间限制为 2 分钟。

3. 之后,角色交换。

4. 课程领导者引导大家分享体会。

5. 课程领导者汇整 B 做了什么是有效的，或者，A 的心情变化，包括何时愿意起立或有些微松动之时，进而探讨非自愿来谈当事人何以愿意改变的可能性。

虽然非自愿来谈当事人会以不屑、不服管教、抱怨、沉默的态度出现，但是他们这样的态度仍是一种回应，而咨询师对于他们回应的再回应，将会决定彼此互动的方向与结果。SFBT 有很多具有引发这些非自愿来谈当事人思考的提问问句，会有助于当事人合作意愿的提高。因为，SFBT 的问句透露着对当事人接受辅导的意愿与改变的速度的尊重，积极引导当事人描绘改变后的愿景与美好；或者，SFBT 的问句让当事人容易联想到自己与别人之间的连结、关系与互动，感受到别人对他的关心与期待；至少，SFBT 问句会让当事人开始面对问题的存在，并思考不改变的影响。凡此种种，都可能成为催化当事人愿意开始负责与改变的动力。

切记，咨询师使用 SFBT 问句时，不能像连珠炮一样一连串地发问，而是需要通过积极倾听，深入这些非自愿来谈当事人的世界，组织对他们的了解，使用贴近该当事人次文化的词汇（特别对青少年），而挑选与改编适合的问句接续之，以使辅导朝向解决问题的方向前进。同时，不管这些当事人对 SFBT 问句的反应为何，咨询师持续的赞美、接纳与表达愿意多了解的支持性态度，才是增加当事人愿意合作的关键。

尤其，不少非自愿来谈当事人的世界对许多咨询师来说，是相当陌生或不解的价值体系，甚至非自愿来谈当事人的主观世界常与咨询师的成长经验及角色立场差异很大。咨询师如果希望能创造影响非自愿来谈当事人接受辅导的契机，特别需要咨询师费心力地倾听与理解当事人，暂时搁置自己的价值判断，不以为自己是改变当事人的伟大专家，且相信当事人才握有改变自己的最终决定权。亦即，以不预设的"未知"态度来积极尊重倾听当事人的任何反应,并尝试理解当事人的主观思维脉络,从当事人的身上学习如何帮助他,会是更易获得当事人愿意开放的允许。咨询师需要能够看到眼前当事人这个"人"而非他的问题,且不以标签化的态度对待当事人(Macdonald,2011);尤其,由于前述已提及:咨询师任何辅导的信念与策略,都需要被当事人所接受才能发挥作用,因此咨询师也需要在合于当事人的价值体系与思维运作方式之下,才能产生与创造相互对话与彼此合作的可能性;而此当然也正是咨询师辅导非自愿来谈当事人的专业挑战所在。以下则分享咨询师对于非自愿来谈当事人一些可以尝试介入的方向。

活动 BOX 2－12:预设的反思

进行方式:

1. 在训练课程中,每一位成员选择另一位互相觉得"与自己不像"的成员,进行两人配对。

2. 两人配对后,轮流分享选择对方的理由,以及对照"与自己不像"的定义。

3. 之后,再请两人刻意讨论列出至少三点以上"两人相像"之处,并定义何谓相像。

4. 针对这个历程,两人分享体验,并讨论"预设立场"的影响、何谓"未知的态度"以及当事人与咨询师不同世界观等主题(Macdonald,2011)。

（一）建立正向运作的辅导气氛

1. 辅导立场与角色的确立

SFBT 强调在与当事人接触的一开始，就是一个关键的时刻——如何让当事人觉得安全放松，会是很重要的，所以咨询师可以先与当事人有一些简短的社交对话（Lipchik，2002）。然而，要使当事人觉得安全放松，咨询师也需要是自在的，因而咨询师若有先相对的自我照顾会有助于晤谈的开始，其包括角色的转换与心理的预备，同时也提醒自己过去类似的成功经验可以如何帮忙自己面对非自愿来谈当事人。

"真诚"是最易感动人心的表达。在一开始晤谈时，咨询师可以先表明自己的立场与角色，或与当事人进行角色厘清。例如咨询师表达了个人关心立场，或者，咨询师是有其特定的立场与任务的。

咨询师可以点出因为何事当事人才会前来，同时直接表达对当事人的关心，并真诚地说明自己的意图（许维素，2003），如此将能以关怀诚恳的态度打动当事人恐惧担忧或想保护自己的心。在说明事件时，建议咨询师在提及当事人的不当行为表现时，能以"客观平实"的方式描述之。例如，咨询师说："昨天下午你与爸爸发生口角，然后妈妈制止你们，你就立刻离开家里。"这样的表达比较不会激怒当事人。其次，在表达自己的关怀时，除了需真诚说明担心的理由以及认为当事人改进可以对他有何好处的看法之外，最好还能提及当事人平日的良好表现以及和其他人之间的情感基础。

非自愿来谈的当事人需要清楚地认知咨询师的角色与位置，因为他们往往容易设定咨询师是校方、资方或官方派来的"间谍"或"打手"，或认为咨询师就是另一个来训斥他的人（Walter & Peller，1992）；也或者，当事人会对咨询师有不合理的期待，如认为咨询师可以让他不用被记过处分或不会被资遣。因此，咨询师辅导角色的定位与说明，配合机构、转介者及派任单位的考量与职责，切实不浮夸的说明，是很重要的开场架构，也是赢得当事人信任的一个起步动作。

2. 通过赞美，建立正向运作的气氛及合作的辅导关系

SFBT会鼓励咨询师：在咨询一开始时，先问当事人一些生活中例行的、简单的日常事物，让当事人从容易回答与谈论的话题开始，或者以他愿意吐露的主题为起点，让晤谈的气氛是轻松有趣，同时又能让咨询师了解当事人看重的人事物，并让咨询师找到可以赞美当事人之处。例如，咨询师可询问当事人：喜欢做什么运动？会跟谁一起去？何时去？彼此的默契如何？然后再询问：在球友眼中他是一个具有什么样优点的人？或者，可问当事人有什么嗜好，询问他喜欢的理由，并再称赞他的品位与眼光（De Jong & Berg，2007）。咨询师还可以对当事人说："知道你很忙，如果你不被叫来这里，你会做些什么事情呢？你喜欢做什么事情呢？"（Berg & Steiner，2003b）。甚至，咨询师会直接邀请当事人分享关于他的一些正面事情（如业绩表现、胜任之处）（Macdonald，2011）。诸如此类的开场白，会创造一种"正向运作"（yes-set）的气氛，而有助于后续晤谈的顺利进行（Steiner，2005）。亦即，启动轻松容易回答的对话模式、制造赞美当事人的话题、创造正向和谐的气氛等，都是与非自愿当事人很重要的开场要素。

倘若咨询师已与当事人有过互动的经验时，不少咨询师也会在开始处理当事人的问题行为之前，选择以赞美当事人平日的表现来建立关系、释放善意，意图引发当事人的合作，并了解当事人犯错的理由。例如："你平日是一个很有义气、理性的人，今天会与人争执，一定有特别的原因，你可以告诉我吗？"当然，这不仅是一种策略，更是对当事人表达了全貌性的认识与接纳，容易催化双方建立关系。咨询师在处理当事人犯错或不当行为时，要能记得当事人原有之好，这不仅避免负向标签，也可提醒当事人是有能力为自己负责的。

不少咨询师会期待当事人能非常接受或喜爱自己，因而对于当事人的不敬态度会特别伤心。然而,咨询师不要忘了,在当事人属于非自愿接受辅导的状态时,很有可能是把咨询师视为对立的敌人代表。虽然,先赞美当事人,将可大大展现咨询师的善意,然而,当事人也需要时间来信任咨询师。所以,一开始,只要当事人有"愿意尝试合作"的态度就可以开始进行辅导并大大强化了,无须期待或等待亲密关系建立才能开始工作;而此,也是SFBT强调合作关系建立的信念所在。

咨询师需要接受辅导这些当事人势必会花上比较多的时间与心力,但是,SFBT也视这些当事人为具有合作潜力的当事人,只要咨询师能辨识出他们真正想要的目标与资源。当然,如果当事人为儿童或青少年,咨询师也需要让教养与管理他们的大人了解这些孩子的优势以及所需学习之处,以能更成为适合他们的教育引导者。

3. 运用重新建构的眼光,找寻当事人愿意尝试合作的讯号

非自愿来谈当事人真的都是十分非自愿吗?其实每位当事人都有程度的不同,即使真的是极度非自愿的当事人,也可能会有愿意合作的尝试。面对非自愿来谈当事人一开始来的不合作态度,咨询师若能从中看到其愿意尝试合作的细微讯号,将会有助于关系的发展。例如:

咨询师:看起来你很不愿意来这里,可是你还是来了,真的很不容易。
　　　　(Walter & Peller,1992)
当事人:能不来吗?废话!
咨询师:所以你是知道你一定得来这里,很有现实感喔!我猜想你愿意
　　　　来,也可能是希望情况不要再恶化了,对吗?

又例如：

当事人：我太太很烦，要我一定要来找你。

咨询师：看起来你很重视太太的意见喔！你觉得我可以怎么帮忙你呢？你太太希望我可以怎么帮助你呢？

当事人：唉，我想我太太一定跟你说了什么吧！

咨询师：看起来你很在意太太跟我说了什么。

当事人：她很烦，到处讲我坏话。

咨询师：你很在意太太到处讲你，显然你是希望在别人心中有一个好形象是吗？你也在意太太跟我说什么。你太太是有跟我说了有关你和孩子冲突的事情，可是，我还是想听听你的看法！

　　不断地看到反映当事人的小小的、愿意合作或尝试的意愿，并大大地表示珍惜之，会使彼此的互动更容易往正向发展。这非常需要咨询师好好发挥"重新建构"的眼光，而从当事人种种看似不合作的言行中，找到一丝一毫的正向光芒。当然，这并不是件简单的事，但是，效果十分之好，非常值得咨询师看重之。

4. 尝试倾听与了解当事人的主观世界

　　不少有问题行为的青少年或非自愿来谈当事人，很少会是已经准备好要解决问题、积极处理自己的当事人，而常是处于还没进入状态、还没意识到事态严重或不愿意开始改变的状态，甚至，是有着抱怨别人干涉太多、觉得玩得还不够过瘾的愤怒情绪。由于，咨询师、辅导人员、家长及老师往往是积极面对问题者，当欲与这些非自愿来谈当事人建立关系时，"辨识这些当事人接受辅导时的状态与动机程度"，是很重要的；否则，周围的人就很容易比这些当事人更为积极主动、负起当事人应负的责任，甚或过于积极提供一些适用于别人而非当事人的建议。尤其,当这些当事人没有相对配合时,就更容易引发双方的争执与冲突,造成咨询师、相关辅导人员及重要他人的挫败感,而阻碍了辅导的开展。

由于非自愿来谈的当事人往往有令周围的人担心或反对的行为,所以容易激发周围人不断指正、批判的反应,而此又容易促使这些非自愿来谈当事人更加不合作。如同前述当事人所做所行一定有其重要的理由,咨询师需要对于当事人的想法有一个开放的、不同于其他人的态度,在不批评或错误增强当事人的言行下,尝试了解当事人所想所感的主观世界,相对常见他人对他的反对,咨询师的温柔对待,反而显得咨询师的亲和更为可贵,而将有助于当事人对咨询师的接纳。

若以网络成瘾的咨询为例。在辅导有网络成瘾行为的青少年时,咨询师经常遇到的挫折是:青少年并不认为网络成瘾是一个问题,即使他们认为那是一个问题,也会表示自己无法改变它或不愿意改变。面对这样的青少年,SFBT 提醒咨询师与相关辅导人员:我们无法命令一个人改变,除非他自己愿意,而且每一个人都需要时间来学习如何处理问题与照顾自己(Berg, & de Shazer, 2004)。因此,如何引发这些青少年产生改变的动机与学习的意愿,是进行辅导非常重要的起点。然而,什么样的态度最能引发这些青少年改变的动机与学习的意愿呢? 首先,咨询师或辅导人员需与他们建立合作的工作关系。欲建立合作的工作关系,咨询师或辅导人员需能先理解青少年何以喜欢上网。常听见上网对这些青少年当事人来说是充满乐趣的、甚至是很有成就感的,要求他们立刻停止所有上网的行为,对他们来说是痛苦的。所以直接要求青少年停止上网,很容易令他们产生直接抗拒或消极拒绝的反应。然而,对于网络成瘾的当事人,咨询师仍需要以一种开放与信任的态度,来倾听这些青少年当事人所言的一切,同时也相信他们可以为自己决定与创造什么是最好的生活。亦即,"尊重而不批判"才能开启他们与咨询师或辅导人员合作的大门。

　　5. **面对当事人说"不知道"时**

　　常见非自愿来谈的当事人,对于咨询师的提问,常会不假思索地回应:"我不知道。"SFBT 对咨询师的第一个建议(de Jong & Berg,2007;Macdonald,2011)就是:保持冷静,不要过度反应,也不要把它当作负向的动机或抗拒,就是"一般化"地对待之。咨询师可以先等待,并且以疑惑的表情望着当事人,或者对当事人说"如果你愿意,可以猜猜看啊"或者"慢慢想,不急的",有时当事人就会接着回话。但若是当事人仍说"我不知道",咨询师可先礼貌地与之检核:"你是否在思考我的问题?"若答案是"没有",对于有些当事人,以"假设问句"引导之会是有用的:

　　我知道这是一个很困难的问题[停],所以,假如你真的知道,你会说什么?(好奇地)

　　有时,对于同一件事,我们不知道某一个面向,但同时也知道另一个面向,你比较知道的面向是哪一个部分呢?

　　咨询师也可邀请当事人通过别人的观点,来说明对自己的感觉,而让一些当事人感觉到比较安全。因为"最好的朋友""最爱他的人"会是接纳他且不会对他有所责难的:

　　你最好的朋友(爱人)会怎么说呢?
　　对于你目前的状况,他会如何建议?

　　当然,对于有些当事人,如青少年与儿童,可能直接接纳与回应会是另一个选择:

　　喔,我了解,这是一个秘密啊!

　　现在你不知道,OK,或许下次来之前你愿意先研究一下的话,或许就可以告诉我你对这个问题的答案了。

　　或许我问这问题的方法不是很适当,你觉得我怎么问这个问题会比较适合?

　　假如你决定要对非自愿来谈当事人提问问句时,很重要的是让他们可以有段缄默时间。逐字想想当事人回应的每个字句,很可能他真的不会回答;也可能是因为他们对自己的情况觉得太无助,以致他们想放弃整个他们的未来。若咨询师发现当事人的表情是沮丧忧郁时,或许接着询问“应对问句”会是更好的选择。

　　最后,咨询师也可试着想:当事人回答“我不知道”或缄默,是一个正面的特性,大大展现了当事人直率、坚决的个性,或者,能面对权威的特质,而此或许可透过“直接赞美”予以回应,而又带出两人关系的改变。

　　(二)协助当事人了解强制转介的标准,并从中找到起点

　　1. 理解被强制转介的动力,是一个好的开始

　　非自愿来谈当事人多是被强制要求而来,因而有关“被要求来谈”的主题,常是非自愿来谈当事人“此时此刻”心中最愿意谈论的话题。咨询师可先问当事人他是被谁要求来接受辅导的,被别人要求来接受辅导的心情是什么。当事人若像连珠炮似的开始抱怨或表达生气时,咨询师就可以展现共情与理解的态度,以建立关系并了解当事人的主观想法。

　　当然,此刻考验的是咨询师会否立刻进入训诫或说服的角色,制止当事人的抱怨,并指正修正其抱怨内容与态度的不应该。如此一来,非自愿的当事人通常会选择闭嘴、拒绝沟通,甚至更加愤怒。但是,要咨询师展现全部同意当事人所言的内容,是很困难的,尤其当事人的话是指责愤怒的,或有

捏造事实的内容。所以，一个安全的做法是：咨询师可特别先去反应当事人的情绪、看重的人事物，以及肯定当事人小小的优点，而不要先去争论或急着针对当事人之不当行为进行讨论。例如：

> 青少年当事人：老师一点都不公平，我又不想打那个人，是他自己跑来惹我的，为什么要我来参加辅导？
>
> 咨询师可先回答：看起来你很重视公平喔！
>
> 当事人又说：老师不是好人啦！
>
> 咨询师可：看起来你很生气喔！但是难得的是，你会说出你的想法耶！

如此，会比较快速地展现咨询师的善意与理解，较有可能让非自愿来谈当事人觉得安全一些。之后，在有适当时机时，再就当事人的不当想法与言论进行辅导。当然，可参考前述各种 SFBT 的方法。

2. 了解强制转介的期待与最低底线

当事人常常是被家长、资方、家人或校方强制来接受辅导的。当事人在被强制来辅导时，是需要了解被强制辅导的目的与标准。因为很多被强制来谈的当事人多陷在被转介的愤怒与无奈里，不太能明确得知强制转介者的目的，或难以感受到转介者的用心良苦。特别重要的是，强制转介者常有评量当事人的影响力（例如：退学与否、可否继续留任、影响法院判决），让当事人知道他正受到什么样的评量标准，以及可能会面临的结果，是当事人的权利，也是让当事人自我负责的开始。当然，咨询师也需要知道转介者的标准，因为有时，咨询师需要向这些转介者告知当事人接受辅导的结果。

所以，咨询师需要先确认：

＊ 当事人是如何得知要被强制辅导的？

＊ 强制转介者又是怎么说的？

＊ 以强制转介者的角度,他认为当事人如果有了什么样的改变,会对当事人有好的影响?

例如,咨询师可以询问当事人对于来到这里的看法与解释(De Jong & Berg,2007):

你认为自己为什么会在这里? 你会如何解释呢?

你必须来到这里,是谁的意见?

是什么让他认为你必须来这里?

他认为有问题的原因是什么?

他有什么理由认为你有问题?

你是否同意让你必须来谈的理由?

也可以试着询问当事人对强制转介者的期待与理解:

他认为你必须有些什么样的不同?

他会觉得,如果发生了什么事,会对你是有帮助的?

若发生了什么,他就会真的相信你已经有所改变了?

在最低限度下,他会说你至少必须要有哪些小小的不同才行?

你需要如何说服他说你不用来接受辅导了?

你必须有些什么改变,就可相信自己不用再来了?

如果 1 分是不好,10 分是很好,你认为他对于你现在的情况会打几分? 到几分左右,他就会比较不再来提醒你了?

在他的想法里,你比较能接受的是什么?

需注意,咨询师是以一种客观而关怀当事人的态度来问这些问题,同时咨询师也要给予当事人选择同意或不同意的空间与态度，而记得询问当事人对于被转介的理由之观点，以期激发当事人自身愿意改变之处。此外，由于当事人即使知道了被期待的标准，仍会觉得愤恨不平或觉得做不到。此时，咨询师可以引导当事人尝试思考需要改变的"最低底线"，这会让当事人觉得容易许多。从最低底线开始改变，是一个起点，接着就可以朝着不会被要求来接受辅导的方向迈进。

如果当事人觉得被一直叫来辅导是很烦的事情，咨询师或许也可与当事人澄清不用再被叫来辅导的标准：

你猜，如果你变成什么样子，他们就不会再把你叫来了？

何时你就知道你不用再来了？

我会如何知道你可以不用再来了？

或者，咨询师也可直接提出所知的机构结案标准（Berg & Steiner，2003b），让当事人了解之，以提高愿意合作的程度，也促进当事人对于现实感的增加。当然，此时咨询师要记得，其所提出的标准需是正向、所欲的、可具体评量、当事人做得到的结案标准，而且若能从这些结案标准中找到当事人同意之处开始推进，会是更具效益的。

3. 觅得当事人同意之处开始介入

虽然当事人与咨询师都需要理解强制转介者的目标，不过，咨询师需特别注意：千万不要太受到转介者的期待而变得躁进，或者处于一直要当事人遵照转介者目标的立场，因为这很容易让当事人更坚信咨询师是转介者的盟友，而破坏了好不容易建立的辅导关系。

所以，在讨论转介者的目标之后，除了前述，咨询师需要先问当事人："你的看法呢？""你的意见呢？"让当事人有表达自己想法的机会。也可以让咨询师理解当事人对于被强制转介的看法与感受之外,在此同时,咨询师可以特别注意当事人是否有"一点点"同意转介者的意见,而可以从这部分同意之处开始切入辅导。例如:

　　当事人:谁不知道英文老师就是要我在上课不要吵他啊!谁要吵他啊?是他自己有问题自己来找我麻烦的!
　　咨询师:所以你也希望在英文课上不要吵老师、不要让老师跟你有机会起冲突?

　　换言之,咨询师要帮助当事人活在现实系统中,理解别人对他的要求与期待是重要的。但是咨询师又需要在当事人面对别人的要求与期待的抱怨中,倾听到当事人小小的同意之处,如此,将能尊重当事人的自主性,也能提升当事人的合作性与自我负责能力。当然,此时挑战咨询师的是,咨询师如何从当事人愤怒或不合作的表达中,注意倾听到当事人一点点的同意所在。
　　咨询师切勿操之过急,记得仔细倾听这些非自愿来谈当事人的陈述,寻找他们现在愿意开始有些不同之处(例如"我少上网一点就不会被爸妈烦了"、"我有上学老师就没有办法骂我打计算机了")来切入之,而非以机构辅导人员、家长、老师、老板经常预设的高期待(例如"立刻不再上网")为目标。因为这些暂时性的替代目标(例如"如何少被骂、被烦")比较会被当事人所认同与接受;而且,如果在辅导的开始阶段,这些当事人能够有一些成功经验的正向影响,将会维持着辅导关系的稳定,并促使他们愿意更持续投入于改变中。
　　又例如,当事人周围的人常想要当事人改变到一个非常良好的地步,而引发当事人的反弹,但咨询师可以用评量问句询问当事人,10分若表示强制转介方的期待,1分是相反的状况,他自己希望到达几分就好,以及他何以认为这样的分数是足够的,然后再与当事人探讨如何往上一步。这样的方式,是比较容易成功的引导介入。

(三)找寻激发当事人改变动力的契机

若当事人不愿意改变或不同意转介者之目标时,咨询师是无法强迫当事人改变的。此时,咨询师可以试着通过以下几个方向的探问引导,以提升当事人改变的意愿与动机。

1. 回想例外的美好与优势,产生再次行动的动力

上个星期你都能和英文老师和平相处,那很棒啊! 你是怎么做到的? 当你能和英文老师和平相处时,在上课时、在班上、在学校时,会跟你与老师有冲突的日子,有些什么不同?

你何时没有让毒品阻止你接触你的梦想? 你是怎么做到的? 那时感觉如何? 对自己有多欣赏? 是什么可以帮助你启动这个拒绝的动作?

如果有一天你可以不用喝酒而睡着,你想你的家人的反应是什么? 他们会有多高兴? 他们会怎么对待你? 你的生活中会发生些什么不同? 还会发生哪些事是现在所没有的?

如果你有改变了,谁会因此而获益? 他会受到的影响是什么?

如果你有改变了,谁一点都不会意外,早就知道你可以做到? 他何以如此相信你?

举例来说,对网络成瘾的非自愿来谈青少年进行辅导时,倘若这些青少年当事人仍然不想要停止上网,咨询师则可探问:有没有想过要少上网一点,何以会想过? 想到些什么? 有没有为上网的事情挣扎过? 何以挣扎? 同时,积极赞美与询问当事人的尝试挣扎与努力,这将会强化当事人的挣扎,而帮助这些青少年当事人从被成瘾力量打败的状态,转而变得懂得控制

此欲望。如果这些青少年当事人也认为自己也吐露了要少上网或不上网了,此时,咨询师要先赞美他们何以会有此想法、何以愿意做此决定,然后再多问他们:何时曾经停过上网的行为? 何时少上网一些? 是如何发生的? 如何做到的? 这些重要的例外时刻,咨询师要以珍惜的姿态详细探问相关的人、事、时、地、物,不要像多数人只重视他们没有上网的行为结果而已。此番探究,将能有助这些青少年当事人提高自信心,也能有意识地再现曾经成功的有效方法。

有时,咨询师还可以用一种:"当事人是怎么做到没有让上网的行为成为生活的全部?""是否有过这样的机会,当事人可以伤害别人、偷窃(做比上网更糟的事),而当事人却选择没去做? 当事人何以能有此决定?"这一角度的思考,进而能引导当事人看到自己是有自我控制力,并促使其自我负责。这些切入点有时还能找到这些当事人在乎的人、事、物(如:家长的叮嘱、希望有毕业证书、害怕被司法单位监禁、不要失去工作等)。咨询师可以帮助他们从这些角度多加思索,将可能会强化他们改变的动机。

此外,"应对问句"也会刺激这些非自愿来谈当事人为改变做预备:

你如何没有让你的生活更糟?

你的家人会如何说你做了什么,让你的生活还至少可以维持如此?

你每一天是如何判断与决定做哪些事是会对自己有利的?

对很多当事人来说,"没有让情况更糟"就已经花费他们很多的能量与力气了,所以,咨询师可以采用一种当事人"正在储备与酝酿足以改变的能量"之眼光来引导这些当事人,这将会使他们更懂得欣赏自己及加速汇聚行动的能量。

2. 想象愿景的影响与好处，带动一小步的开始

在当事人拒绝接受转介者的目标时，如前述，咨询师可试着引导当事人去回想当事人曾经做到过的例外，一方面咨询师展现了欣赏当事人的诚意，一方面也让当事人明白他是有能力可以做到的、也曾经选择做过的，同时也能回想在过去做到时，当时的生活对他本人乃具有哪些意义与好处。如果探讨例外无效时，咨询师也可引发当事人想象：未来如果愿意去做、决定去做时，他的生活会有什么样的美好愿景或实际的好处发生。如此，也可能会引动当事人相信有所改变会是对自己有益处、有意义的想法，而增加当事人改变的可能性。

亦即，当例外难以被发掘时，运用"奇迹问句"来帮助当事人形成愿景与解决之道，会是很有用的技巧。咨询师记得探问奇迹发生时之人、事、时、地、物的相关细节，让奇迹的愿景在当事人心中明朗、鲜明化，此将可帮助当事人产生盼望与方向。接着，咨询师便可以运用奇迹问句的内容，帮助当事人找寻与形成具体的小目标，例如：

这奇迹的一天，跟现在有哪些不同？这些不同对你何以会有帮助？

在你的生活里，最近什么时候有一点点类似你刚说的奇迹生活的一小部分有发生过？

你在现在的生活里，愿意多做一点什么，让奇迹的一小部分能够发生？

奇迹问句使愿景与现今生活产生连结，且暗示当事人的生活蕴含丰富的解决之道。此将会带给当事人信心与改变动力，并能帮助他们迈进奇迹愿景第一小步。

若你能开始改变，你认为什么样的一个小讯号，会让你知道自己已经开

始在改变？

所以第一步会是什么？

如果你愿意做的话，你想你有多少的信心可以去做这第一步，若 10 分是信心很高，1 分是信心很低？

需要发生什么，你的信心就会再增加 1 分？

他（转介者）会对你的信心打几分？

他（转介者）打的分数看来比你的分数低，你想什么是你觉得自己已经做到，而他（转介者）却没有看到的？

你去做这第一步的概率是多高？他（转介者）评量的分数又会是什么？

若你做了这一小步，他（转介者）会注意到什么？

若做了一小步，对你的生活（家人、工作……）会有什么影响？

你如何知道自己已经做得足够了？谁会第一个注意到？到时，别人会如何不同地对待你？还可能会有什么差异？

你有多想要去做这些事情？

亦即，在奇迹愿景的建构之后，咨询师要用一小步的精神，引导当事人尝试前进，再慢慢进入美好未来愿景的达成，并以关系问句加以强化之。

3. 从当事人想要的可行目标开始辅导

(1)真诚地询问当事人的期待并优先介入之

如果当事人都没有任何同意转介者目标之处，咨询师也可以试着直接询问当事人：

你最希望我帮忙什么？

你希望现在的生活有些什么不同？

你希望你的生活有些什么改变？这些改变何以会对你有所助益？

你想要成为什么样的人？

当你朝向你想要的目标前进时，你会发现自己开始在做什么事情？别人的反应又会有什么不同？何时是跨出第一步的好时机？

每件事都有优点与缺点，如何拥有这件事的优点同时去除这些缺点呢？

如果今日晤谈后发生了什么小小改变，会对你是有帮助的，即使你来这里不是出于你个人的意愿？

当事人的咨询，当然是以当事人设定的目标为咨询目标。往往只有当事人自己设定的目标，才能贴近他们的需要与主观的世界，也只有当事人认同的目标，他们才会有动力真正去完成。当咨询师愿意尊重这些非自愿来谈当事人所期盼的目标与愿景时，将同时传递着对他们的信任，以及尊重他们以自己的速度与目标前进。所以，咨询师需要能够进入这些非自愿来谈当事人的主观现实世界，找寻与建立他们想要的目标，以成为咨询的大方向。同时，咨询师需要在咨询过程中，不断检核当事人目标的变动，与之协商出正向具体可行的目标，以目标来选择介入的策略等。甚至，对于不想讨论问题与说明缘由的当事人来说，SFBT 仍可与之工作——跳过问题，直接与当事人讨论：他想要什么。

有时咨询师可直接怀着好奇询问这些当事人："你一定有一个好理由一定要做这个行为？"包括对他不想说话、不想回应咨询师问话的态度。若当事人能回答时，也表示这个被转介要改变的行为是一个他们主动选择的结果，因而当事人可以为自己负起责任。运用这样的问句，还可能会听到青少年当事人心中一些其他理由（例如觉得抗议领导的不公平、逃离学校压力而到网吧），而此可以成为先行处理的议题。有时，当他们知道如何面对处理这些相关议题时，就可能会减缓不当行为的发生。

如果当事人愿意提出一个目标，即使这个目标不是跟强制转介的目的有关,咨询师也可先与之讨论;咨询师若能优先与当事人讨论他希望谈论的话题或愿意被帮助的主题,将会建立彼此的信任,也开启了自愿接受辅导之门。当然,咨询师需要自我支撑与冷静,让自己愿意从当事人想要的,而非自己关心的主题开始辅导。咨询师不需太担心,若当事人能开始谈自己的问题之后,就更容易有机会与意愿来讨论被转介的议题了,尤其,当事人想谈的问题往往与转介议题会是有关连的,到时,咨询师的关怀与介入,将会更有效益。

 活动 BOX 2-13:如何提高合作的动机?

进行方式:

1. 五人一组,一人扮演一位富翁的太太,因富翁去世而不想再住在这个房子里,打算把这个房子捐赠出去。其余四人扮演不同的慈善机构之代表,要分头来说服这位太太将房子捐赠给各人所代表机构(Taylor, 2010)。

2. 进行角色扮演:四位机构代表轮流进行说服,计时约 15 分钟。

3. 询问扮演太太者:

你最想把房子捐赠给哪一个机构? 何以如此?

该机构的这位代表做了什么关键之举,让你决定把房子捐给他?

还有谁做了什么,让你有些心动? 何以如此?

4. 小组讨论本活动的体会心得,特别着重于:如何催化别人与你合作的动机,以及如何把这些心得运用于辅导非自愿当事人。

（2）反向操作地探测出当事人的愿望

有时，当事人不容易直接提出自己想要改变什么或愿意被帮助什么，此时，咨询师或可以反向思考的问句，刺激当事人找到自己的目标（Berg & Reuss，1998）：

你希望继续拥有的是什么？

你不想失去的生活是什么？

你害怕失去的是什么？

这些问句能帮助当事人思考自己想要什么，同时提醒着当事人不要让转介的不当行为取代了生活的全部，瓦解了其本有的幸福，而帮助这些当事人从"至少不要让问题更恶化"开始工作。

咨询师也可从当事人的抱怨中，提取出当事人所在乎或害怕失去的目标。例如：

当事人：我来这里是因为他们说要叫我爸妈来，他们很无聊啊，干吗叫
　　　　爸妈。来就来，怕什么！

咨询师：看起来你很不愿意爸妈来找你喔！也看到你很能直接面对。
　　　　你担心如果爸妈来，可能会有什么结果？你最不希望什么样的
　　　　情况发生？

如此做时，最大的挑战是：咨询师能否听到与同意当事人所在乎的事情，如当事人说："你知道吗？被笑没有反击就会被看不起啊！"如果咨询师捕捉到的是当事人不合道德的目标，则会错失合作的机会。若咨询师能先把握住当事人害怕被笑的需求成为其反击的需求动力，咨询师就可进一步

带领当事人思考:如何才能面对被讥笑? 如何在被讥笑的情况下选择一个对自己安全、不会有惨痛代价的策略? 以及如何能真正赢得别人看重的方法? 亦即,帮助当事人如何可以不失去所在乎的生活与事物,也可能成为当事人愿意开始接受辅导的小目标;而往往,当事人对这些害怕失去的在乎,终会与被强制辅导的目标有关,咨询师可以耐心等待或伺机串连之。

(3)引发目标可行性的考量

有时,当事人提出了一个难度很高的目标,咨询师也可以将此目标列为10分,再进而询问当事人从现在的分数到达10分,需要多久的时间,或者,接着以"有信心的程度""知道方法的程度"来进行下面的评量,如此将可使当事人的目标设定现实化。

当然,有些当事人会开口说一些不可能发生的目标,如:"没有人管自己""夫妻两个人永远不再吵架",此时,咨询师则可以用"这可能发生吗?""你如何知道这可能会发生?"来引导当事人再去思考比较实际的部分;或者,对于希望"彩票中奖"的这种回答,咨询师也可带回当事人一开始来谈的关注问题。例如,有了彩票的奖金,如何有一个美好的家庭以及让孩子上学? 有时,也有当事人希望咨询师协助他"知道如何赌博""如何违反法律但不会被关"等,对于这种无法协商或违反伦理法律之事,咨询师会直接表示不能帮忙,并表示能帮忙的是,如何让当事人以合于社会标准的方式,获得他真正想要的目标(Macdonald,2011)。

4. 重要他人的建议与观点,使当事人拥有现实系统脉络与支援

很多当事人,特别是青少年,会重视身旁周围人的看法与意见,尤其是看重重要他人对自己的评论。若当事人不想改变时,咨询师可以就当事人看重或喜欢的人(如好朋友、老板、父母亲)之眼光来提醒他(Berg & Reuss,1998):

关于你想辞职这件事,你的好朋友会有什么意见?

关于你不想来上学的事情,对你的父母会有什么影响?

进而,也可以提醒当事人,别人的反应又会如何影响他:

当你太太生气你辞职时,她会有什么反应? 她可能会做什么? 这对你又会有什么影响?

如果你不来上学了,你的好朋友会有多想你? 他们会有多担心你?

当然,咨询师也可以从改变对他人的影响或他人协助来提醒当事人:

如果你决定不辞职了,你的太太会有多开心? 她的开心对你又有何影响?

如果你决定不休学了,谁会最开心? 他何以会最开心呢?

你的朋友当中,谁曾经成功地减少上网行为了,你想他可以给你什么建议?

哪些人可以帮上你的忙? 你何以愿意让他们帮忙?

由于这些重要他人是当事人所看重的,连带他们的意见与反应,也会是当事人重视的,因而较易打动当事人本来顽固的心。有趣的是,当这些意见是从当事人通过他人眼光而说出时,效果往往最好;而这些意见若是咨询师直接提出来的话,反倒会使当事人认为是咨询师在找麻烦。

每个人都有重要的人际社交关系,其往往也是一个人实际的生活系统,当事人也不例外。而且,每位当事人的人际系统皆是独特的,也绝不同于咨询师所认定的。在引用"关系问句"来引导当事人思考别人对其改变或不改变的意见与反应时,其实也在帮助当事人发展同理别人的能力,同时,这样的方式也帮助了当事人能更真实地活在他的生活系统脉络之中,并且实际地面对可能发生的一切。

 活动 BOX 2—14:非自愿来谈当事人的访谈

进行方式:

1. 四人一组,一人扮演一位非自愿来谈的当事人,两人担任访谈者,一位担任观察员。

2. 扮演当事人者,先简介当事人之背景。其扮演的当事人,需为虽然非自愿来谈,但仍可以回答问题者。两位访谈员则自行选择下列问句中合适者,轮流提问,每次一人提问,一次仅提问一句,当事人则予以回答。访谈者需适时予以赞美肯定,并把握下方所列"增进当事人承诺"的原则(Berg & Reuss,1998)。观察员则观察当事人的反应。

3. 四人就各个负责的角色进行体验经验的讨论:对于非自愿来谈的当事人,予以什么样的态度与提问,会最能易于开场并与之建立关系。

访谈问句:

1. WHO(谁)

* 谁想要你今天来这里?

* 谁通常会给予你推力而让你容易开始行动?

* 谁是你寻求支持的对象?

* 谁会帮助你摆脱麻烦?

＊ 在你的家人中,谁之前解决过……(如饮酒)的问题?

＊ 在你目前所知道的朋友当中,谁之前解决过……(如饮酒)的问题?

＊ 谁会想要看到改变?

＊ 谁将会是第一个注意到你有改变的人?

＊ 谁将会从你做的改变中受益?

2. WHAT(什么)

＊ 你最想要的是什么?

＊ 你想要在你的生活中,有些什么样的不同?

＊ A(当事人重视的人)会想要你去做什么?

＊ 他会想要看到什么改变? 当你决定做这些改变时,什么将会不一样?

＊ 什么是你可接受的最小改变? 它将会产生什么样的不同?

＊ 当你不改变,什么将会发生?

＊ 当你真的做了我们讨论过的改变,将会发生什么?

＊ A 将会注意到什么,并且说"它这次有效"的第一件事?

＊ 当 A 注意到这些改变,你将会做些什么?

＊ 当你有冲动要倒退时,你将会做些什么?

＊ 什么是你可以采取的第一小步?

＊ 你需要采取什么,方能踏出第一步?

3. WHEN(何时)

＊ 这些改变必须何时开始?

＊ 何时你将会采取第一步?

＊ 何时你会想要人们帮助你?

＊ 你认为我们应该何时再碰面?

4. WHERE(何处)

* 当你注意到第一个不同时,你会是在哪里?

* 当他(重要他人)注意到第一个不同时,他/她会是在哪里?

* 如果你没有做这些改变,明年你将会在哪里?

* 当你真的做了这些改变,这一年你会是在哪里?

* 在采取了第一步之后,下星期你会是在哪里?

5. HOW(如何)

* 你将会如何去做这些改变?

* 你如何知道你可以做到这件事的?

* 过去你如何使其他改变在你的生活中发生?

* 你将如何知道这次是真的?

* 你将如何知道这次不过是另一个该死的失败? 你可以预防它发生吗?

* 他(重要他人)将会如何知道这次是真的?

* 你将会如何让你自己保持在改变的轨道上?

* 做这些改变,会如何使你的生活如何难熬? 你将会需要做些什么来帮助自己?

增进当事人承诺的原则:

* 让当事人知道,你从他的话中听到了什么。

* 整个晤谈脉络中,重复使用当事人的语言。

* 询问当事人所有与行动有关的意愿(我们要"如何"进行、要"做什么")。

* 提醒当事人他已经做到的每个步骤。

* 对当事人要什么(目标)充满好奇。

* 在整个晤谈脉络中,至少使用"要……"的目标句型三次。

＊在每个段落清楚地重述目标。

＊在特定目标上与当事人重复确认。

＊宣布困扰议题的变化——可作为脉络的里程碑。

＊在持续对话的过程中，当事人表现出朝向改变前进的承诺是很重要的。

＊好的承诺，会使当事人产生不同的想法。

＊有时候，不断地重新约定是正常的。

（四）从认为别人应该改变的逻辑，看到自身能够掌控之处

非自愿来谈当事人之所以非自愿，常常是因为他认为问题不是他的责任，反而坚持别人才是问题的成因。对于有这样观点的当事人，周围的人常会认为他们有推卸责任的不成熟，但是，咨询师究竟要如何引导当事人负起改变之责呢？

建议咨询师可以先表示愿意理解当事人的逻辑思考，希望当事人多说，然后在了解他的想法与定义之后，试着引导当事人思考：如果对方改了，当事人的反应会与之前有什么不同？当事人因着对方的改变而改变时，对方又会有何不同？如此，将会帮助当事人看到两人相处其实是一个相互循环的过程，而可能提高当事人愿意先改变的动机，并且再回到自身的责任。例如：

你说是同事有问题你们才会有冲突。如果同事改变了，你希望他变成什么样子，那么你们就不会冲突了？

如果同事变成比较不找麻烦了，你又会如何反应？会如何与他相处？

当你变得比较配合他的意见时，同事又会接着有什么反应？会跟以前有什么不同？

原来你们是很看重对方，也会受到对方影响的，尤其你也可以影响他的行为喔！如果发生什么，你就有可能会愿意先改变？

你猜如果是你先改变的话，又会有什么效果？

其次，咨询师还可以引导当事人思考：别人改变的可能性有多高？他是如何判断别人可能改变与否的？例如：

你认为是爸妈的要求不合理。你猜猜看爸妈放弃要你继续升学的可能性有多高。

你是看到什么而让你认为爸妈会有可能改变的？

在了解当事人的逻辑及期待的同时，亦需帮助他们能正确地评估现实。如果当事人认为别人是有可能会改变的，咨询师则可试着引导当事人思考他自身需要做什么才能影响对方改变，因为对方往往并非来接受辅导者。例如：

你觉得这个同事不应该来找你的麻烦。如果你怎么处理这件事，那他就比较不会有机会来找你麻烦？

如果当事人继续期待对方改变，其实是把改变的决定权放在对方手中，而对方也往往不是当事人所能控制的。如此一来，当事人的想法并不会成真，当事人容易继续失望，而情况也易继续维持一样。

当别人难以改变时，咨询师可问：

如果你的室友是不会改变的，而且在大学暂时你也不能换寝室时，那么你打算如何继续面对室友这样的行为呢？你要如何帮助自己度过这辛苦的几个月呢？

其实，当别人改变的可能性是不高的，当事人就需要能"与问题共处"，咨询师因而可带领当事人思考：如果别人或情况不可能改时，又要如何面对？如何承受？如何决定下一步？亦即，当别人或现实不能改变时，当事人更需要看到自己在限制下所能做的选择与决定，也需要学习在现实中跨出可执行的第一步。

（五）当当事人坚持不愿意改变时

1. 好奇探问坚持不愿意改变的理由

SFBT相信每个人在每一刻，都会为自己做出一个决定与选择，是他当时认为最适合自己的。所以，任何行为"一定有一个重要的理由"，当事人坚持不改与坚决不合作也是如此。

咨询师可以用好奇、尊重的态度，探问当事人坚持不改的意义与理由，有时就会深入了解当事人真正在乎的目的，如此将可进一步引导他以建设性的方式来达成目标，而非坚持以不改的姿态来完成目的。例如：

咨询师：你可以让老师知道，是什么让你坚持要休学吗？我想一定有一个重要的理由。

当事人：家里都没有钱了还念什么书！

于是可知当事人是一个顾念家庭经济的好孩子。咨询师在赞美当事人之后便可以与当事人讨论如何才能真正帮助到家里的经济，比较"休学"与"不休学"的实际效益；并且，提醒当事人有时真正帮助到家里的方式，对一个孩子来说，就是让父母不操心、把自己照顾好。

又例如，当事人说的理由是"来不及把书读好了啦，所以干脆不念了""别人又不会相信我想改变，做了也是白做"，咨询师就可以得知当事人的担心，是怕自己努力不成功，所以这份担心成为改变的困难所在。此时，咨询师就可运用前述"如何克服困难"的观点，带领当事人思考：需要发生什么、做些什么才能增加成功的可能性，或者，需要发生什么，当事人才能增强愿意开始努力的意愿。

有时当事人是不会告诉咨询师他的理由的，因为连他自己都尚未清楚；咨询师也可以试着用这样的角度来思考当事人的坚持，同时多方打听、观察与思索当事人不改变的原因。当咨询师能猜到当事人的意图与目的时，往往可以形成辅导策略上的突破，同时也会让当事人有深度被了解的支持感。当然，不少咨询师也会关心当事人说谎隐瞒的问题。相同的，当事人一定有一个重要的理由要说谎。咨询师需要思考的是，何以说谎会出现在晤谈中？当事人如果说实话，会对他有什么好处或负面影响？当事人如何能认为跟你说实话是对他会有帮助？这样的思考方向，将能协助咨询师更加贴近当事人的需求并容易与之建立关系。

2. 了解需要改变的底线何在，以找到突破契机

有时，当事人之所以不改变，是因为他认为现在还不是需要改变的最后关头，尽管周围的人可能已经急得不得了了。与其告诉当事人"何必不见棺材不掉泪"，不如试着询问当事人他们认为非得改变的标准何在：

你现在认为没有必要改，可以让我了解一下，何时你就会决定不再这样做了？

如果有一天你决定不吸烟，那时的好理由可能是什么呢？

现在你觉得大家帮忙没有用，所以我想知道，你认为到什么样的状况，你就可能会觉得需要别人的帮忙？

咨询师也可以用"评量问句"立即性地了解当事人此时此刻的状态,特别是对咨询的看法(Hansen,2005):

以1到10分,10分是别人觉得你过得很好,不会要你来辅导,1分是别人觉得你过得不好,大力要求你来辅导,你觉得就他们的角度,他们会评量你目前的情况是几分? 那么你对于自己要否接受辅导,又会打几分?

以1到10分,1分是你认为跟我谈话会很有帮助,1分是没有帮助,你觉得目前的情况是几分?

以1到10分,10分是你愿意跟我谈话的意愿很高,1分是没有任何意愿,你觉得目前的情况是几分?

需要发生什么,才能增加1分?

增加1分需要多少时间?

在了解当事人愿意改变的底线后,就比较能找到还可以小小突破之处。而这个可能突破的一小小步,仍需合于当事人的思维逻辑。所以,咨询师真的需要先理解当事人思考问题的主观逻辑运作模式,才能进一步评估突破可能的所在。

3. 最后才关怀不解地询问坚持的代价与后果

如果当事人不认为继续违反规定是什么大不了的事情时,咨询师仍需要秉持耐心、关心与开放的"未知"态度,来理解当事人的思考逻辑、看重目标,同时也引导他面对后果的思考:

如果你继续逃学,可能会被退学,你在乎吗? 万一你真的被退学了,你会如何处理? 是什么让你宁可不要上这老师的课,而冒着可能会被退学的风险?

如果你继续与这同事相互循环冲突，很有可能会被领导评比为很差，对此，你有什么看法？如果领导真的对你评比很差时，你想你的日子可能与现在有什么不同？是什么让你愿意被评比为很差，也一定要去找这个人算账？

此类问题，是一些咨询师最容易在一开始辅导非自愿来谈当事人时就提出的，但是，此类问句若在辅导一开始时就提出，很容易让当事人认为咨询师是在教训他、威胁他，或与他站在对立的位置，如此咨询师的善意就无法被正确地接收与理解。所以，建议咨询师先按照前述各个辅导非自愿当事人的方向尝试无效后，最后再提出此类问句，反而更会显出咨询师苦口婆心的用意。

咨询师在提出此类问题时，需要特别注意：其所提的行为代价，必须是当事人所看重的、害怕失去的，而不仅是咨询师在意的。如果不是当事人看重的事物，此类问句的效果将无法发挥。例如，若咨询师提醒当事人逃课会被退学，而当事人正想可以不要念书，那么此提醒之效果就不存在了。因此，咨询师需要同时了解当事人对行为所需付出代价的看法，并将之纳入考量。

最后，咨询师可以提出行为的代价与后果，询问当事人将如何处理。由于很多当事人并没有想过后果，所以当他们开始思考行为的代价时，有时就会让他们愿意妥协与改变。当然，此时咨询师的态度不要是一副企图当头棒喝的姿态，反而更需要明显地展示关怀，或表示相信当事人有其判断能力，甚至以一种困惑且可惜的态度来询问当事人何以愿意付出这些代价。如此，当事人才会愿意开放自己去思考这些问题的后果，而能开始为自己的行为选择负责。

当然，辅导非自愿来谈当事人之所以困难，除了其愿意接受辅导的意愿不高之外，也因其常是所谓的难度很高、问题很严重的困难个案，所以，咨询师必须要有创造力地制造当事人改变的契机,也需要有意志力地持续辅导这些当事人以及耐心地等待他们的成长!

活动 BOX 2－15:非自愿来谈当事人的咨询

进行方式:

1. 三人一组,一人扮演非自愿来谈当事人,一人担任咨询师,一人担任观察员。

2. 扮演当事人者简介相关背景后,咨询师以前述辅导非自愿来谈当事人的原则,开始进行晤谈。观察员则记录咨询过程。约15分钟。

3. 三人进行讨论咨询师哪里做得不错、哪里可如何修正。之后,三人角色不换,再次从头进行咨询。

4. 三人讨论第二次咨询与第一次咨询有何差别,从中掌握了哪些辅导非自愿来谈当事人的一些原则。

＊辅导非自愿来谈当事人的相关原则

一、化非自愿为自愿

一、建立正向运作的辅导气氛

1. 辅导立场与角色的确立

2. 通过赞美,建立正向运作的气氛及合作的辅导关系

3. 运用重新建构的眼光,找寻当事人愿意尝试合作的讯号

4. 尝试倾听与了解当事人的主观世界

5. 面对当事人说"不知道"时

二、协助当事人了解强制转介的标准，并从中找到起点

1. 理解被强制转介的动力，是一个好的开始

2. 了解强制转介的期待与最低底线

3. 从觉得当事人同意之处开始介入

三、找寻激发当事人改变动力的契机

1. 回想例外的美好与优势，产生再次行动的动力

2. 想象愿景的影响与好处，带动一小步的开始

3. 从当事人想要的可行目标开始辅导

4. 重要他人的建议与观点，使当事人拥有现实系统脉络与支援

四、从认为别人应该改变的逻辑，看到自身能够掌控之处

五、当事人坚持不愿意改时

1. 好奇探问坚持不愿意改变的理由

2. 了解需要改变的底线何在，以找到突破契机

3. 最后才关怀不解地询问行为的代价与后果

图 2—6　非自愿来谈当事人的辅导重点

六、 坚持后续辅导的重要性

常见需要接受辅导的当事人，问题形成的历史往往很久远。大家都希望当事人能在接受一次辅导后，有如被魔法石一点，就从冥顽不灵变成甜美可人——当然这是不可能的！因为一个人的改变，不是一时片刻所能发生的，就如当事人的问题行为的形成，并非一日之寒。相同的，有些转介者希望在辅导当事人一次之后，当事人就能从头到尾彻底地改变。但是，这可能吗？每位当事人之问题都是有其原因的，要当事人在一两个月内放弃十余年来，甚至更久的习惯思考与行为，立即学会大家希望他改进的表现，真的

是很强人所难的!

所以,当事人的改变需要咨询师与当事人共同持续地努力,即使 SFBT 的精神会加快当事人改变的脚步,但是持续地辅导仍是不可避免的过程。

(一)化解三尺冰冻,非一日之热

1. 持续辅导的可能方向

看到当事人有不当行为发生时,咨询师可以特别注意自己辅导的方向与着重点,而有意识地引导之。咨询师经常会从当事人的问题中直接进行成因分析,形成咨询师认为的目标策略。然而,从前述 SFBT 的例外架构与目标架构的精神中,咨询师特别可以着重的是(见图 2—7):

首先,持续不断形成与检核当事人所欲的正向目标:一位当事人身上可能存有很多个问题行为,亟待咨询师辅导。然而,咨询师需要一个一个将当事人的问题行为,导引转成一件件明确所欲的正向目标,且此正向目标是当事人同意的,甚至此正向目标最好是当事人用自己的语言说出的,更符合其参照构架。正向目标能帮助晤谈有方向性,如此也可加快晤谈的效能。在每次的晤谈中,最好以一个目标为主,如此,才能深入聚焦。当然,这也意味着当事人经常会同时具有数个问题与目标,咨询师需要一步步耐心地来帮助之。

当然,在晤谈最后阶段或任何觉得有停滞之感时,咨询师也会直接询问当事人对晤谈效果的看法,以随时与当事人对焦出晤谈的目标:

对你来说,这次晤谈进展如何?

我们要继续围绕这个话题,还是你对……更感兴趣?

这是你感兴趣的吗? 这是我们要花时间谈论的吗?

我们谈论什么,会更加帮助到你?

有什么问题是你想要我问,而我却没有问的?

在 1 到 10 分的量尺上,1 分代表这次晤谈没有任何帮助,10 分代表好到不能再好了,这次晤谈的得分处于什么位置?

如果要你给这次晤谈的分数提高 1 分,我需要做些什么?

如果要你给这次晤谈的分数提高 1 分,你需要做些什么?

其次,持续积极开发当事人的例外优点与资源:当事人的优点与资源不只是拿来安慰当事人、鼓励当事人而已,更需将其积极开发成为解决问题、达成目标的方法与策略。其中,能协助当事人达成正向目标的例外,会是最为重要的、是最需要优先开发的。可贵的是,在探询例外优点与资源的过程中,当事人的自尊往往会上升,进而提升愿意改变的动力,间接协助他改变自己、达成目标。

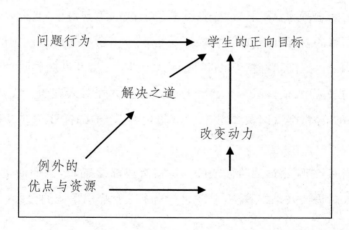

图 2-7　当事人辅导的大方向

因此,图 2-7 所显示的路径图是 SFBT 当事人改变的过程,也可以成为咨询师后续辅导当事人的着力方向。

(二)以"行动研究"的实验观点,进行后续辅导

有些咨询师希望自己能发展出一劳永逸、一蹴而就的辅导策略。但是,

实际上,当事人究竟需要什么才能变好,是充满变量与不可预期的。为使咨询师免于先期待而又失望之苦,SFBT提醒咨询师可用一种"实验"的态度来进行辅导。亦即,咨询师不预设什么样的方式会最适合当事人,也不期待自己能找到万全之策,而以开放式的态度来发现当事人最愿意接受的是什么样的辅导方式以及什么样的策略对当事人最为有用。这样开放实验的态度,也将帮助当事人通过行动的结果来认识自己:什么样的目标是最适合自己的,什么样的策略是自己做得到的。对正在发展自我而自我尚未稳定的青少年,或对环境与自我察觉力需要加强的当事人来说,这种"发现归纳式"的过程尤其会是一个很适合且重要的方式。所以,SFBT的辅导过程,就像是"行动研究"(action research)的历程(Berg & de Shazer, 2004),让咨询师与当事人在合作中,不断通过实际行动的结果,来修正目标与发展有效的行动策略,也在不断累积小成功之下稳定前进。

更清楚来说,在辅导当事人找到行动的一小步之后,当事人可能变得更好、没有改变或是变得更糟。当事人若变得更好时,咨询师值得与当事人讨论他是如何做到的,而能帮助当事人继续维持之、扩展之。而当事人没有改变或变得更糟时,咨询师仍能引导当事人去反思:是多做了什么或少做了什么,而让情况持平或恶化,以能进一步修正原先的策略或目标。所以,辅导的过程不是一个能事先设计或能全然由咨询师掌控的过程,而是一个通过咨询师与当事人一起合作、一起发展目标与策略、一起实验与修正的行动研究过程。而此依据实验精神的行动研究历程,SFBT的晤谈精神可如图2—8所示。

(三)乘胜追击:确认、维持与推进当事人的小小改变

在SFBT,第二次见到当事人时,就会询问当事人:"什么地方变好了(What is better)?"(De Jong & Berg, 2007)而非是:"有没有变好?"选择前者来询问,欲暗示的是:当事人一定有变好的地方,因而也会积极探问当事

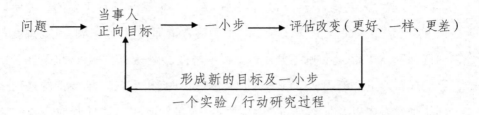

图 2—8   **以实验精神进行** SFBT

人稍有改善之处。若发现当事人有小小变好之处,咨询师则会用 EARS 的技巧接续探讨并增强之。

通常当事人变得不好或实验无效时,多会主动告诉咨询师,但若有小小改变时,当事人则不见得会向咨询师提及。咨询师记得一定要询问当事人接受晤谈后的不同——唯有你问了,你才会知道有没有(Harry,2011)。

探讨当事人咨询后小小的进展,是非常重要的。因为这些改变都是好不容易得来的,需要特别加以强化之。若能进一步大大扩大与增强这些小进步,将可能扭转当事人的问题行为模式,带动正向行为表现的循环。因此,小小的进展,乃具有改变当事人的可能性。

1. 敏于发掘当事人的小进展

然而,如何发掘当事人小小的进展是一个挑战。咨询师需要积极倾听当事人话中所表露与隐含的正向改变。例如当事人说:"我虽然没有看电视,但是读了五分钟的书以后就读不下去了啊!"从这句话中,至少能看到当事人已经开始做到不看电视了,甚至会开始读书了,这些都值得咨询师反应之、深入之。

除了倾听之外,咨询师也可以通过不同层次的"例外问句"主动引出当事人的小小进展:

哪里变得更好了?

上次晤谈后,有什么事情是顺利进行的?

上次我们见面后,你做了什么对自己好,或让自己惊讶的事情?

这个礼拜里,你曾经表现得比较好的时候是什么时候?

咨询师可以注意自己引发进展的词汇,是否容易让当事人联想得起来自己的改变。例如,当咨询师询问当事人是否有变得"很好"时,答案很容易就是"没有",但是若探问的是有无"一点点的""小小的"进展(例如比较能睡得着、稍微没有联想到痛苦),则比较容易引发当事人的联想,而找到当事人的小小努力或成功之处:

这几天,你哪一天被领导少骂一点?

在这个星期中的哪一个晚上,你心情是比较平静一些的?

在你所有的课程中,有哪一堂课是你最能忍受的?

以 1 到 10 分,10 分表示很好,1 分表示不好,你觉得自己的状态,从上周到这周,是从几分到几分的变化? 在这一周内,何时是最高分,何时是最低分,何以能有此最高分的发生?

相较于前几周,过去这一周,有什么地方,是比较好的呢? 这是怎么发生的?

这一周内有哪几天,是感觉好一些的呢? 你是如何让日子感觉好一点的?

类似于评量问句,"检核表"也常可以用来引发咨询师及当事人看到当事人的改变。表 2—1 和表 2—2 所呈现的评定表,就是一些很好的例子,以此才能公平地、详尽地报导出当事人许多难能可贵的小小进展。其中特别的是,检核表中每一栏位的内容都是:正向的向度、非常细小而可观察的向度,以及是成长过程中重要但易被视为理所当然的向度。用检核表及其向度报导当事人的进步,对于系统中其他行政人员、咨询师、当事人、当事人家属是特别有意义的,是容易争取系统中的相关资源与支持的,值得辅导非自愿当事人的咨询师特别提出。此外,若当事人周围的人可以开始注意并赞美当事人小小改变时,往往当事人也就更容易继续努力而有所进展。当然,尚未达成的向度,亦即是可一一再与当事人具体讨论如何前进的方向。

表 2—1　青少年解决问题评定表

青少年解决问题评定表 (Solution Identification Scale,S-Id) 当事人姓名:_____　　评定者:_____　　日期:_____ 　　请就当事人的表现回答所有的问题,除了回答每一个项目之外,也同时标出发生的程度。	一点也不	只有一点点	相当之多	非常之多
1.尊敬大人				
2.能够交/保持朋友				
3.控制兴奋 4.与他人的想法合作				
5.展现学习的能力				
6.适应新的情境				
7.说实话				
8.在新的情境觉得自在				
9.表现出适龄的行为				
10.保持注意力				
11.服从长辈				
12.对压力情境有很好的处理				
13.完成已经开始的事				

续 表

	一点也不	只有一点点	相当之多	非常之多
14.为他人着想				
15.表现出适龄的成熟行为				
16.保持注意力				
17.表现出适当的情绪				
18.遵守基本规则				
19.和平地处理争端				
20.与兄弟姊妹好好相处				
21.适当处理挫折感				
22.尊重他人的权利				
23.基本上是快乐的				
24.有很好的胃口				
25.有适龄的充足睡眠				
26.觉得是家中的一分子				
27.为自己说话				
28.身体健康				
29.可以等待注意或酬赏				
30.忍受批评				
31.可以分享大人的注意力				
32.受同侪接纳				
33.表现出领导能力				
34.表现出公正				
35.妥善处理分心的情形				

	一点也不	只有一点点	相当之多	非常之多
36.自己犯错时,愿意接受责备				
37.与大人合作				
38.可以接受赞美				
39.在行动之前会思考				
40.整体评论				

(Kral,1988;引自 Murphy,1997)

表 2—2 伴侣暴力者的行为进展表

当事人姓名:＿＿＿＿＿＿＿＿＿＿＿ 日期:＿＿＿＿＿＿＿＿＿＿＿ 请当事人自行评定每一个项目,同时也标出发生的频率。				
	一点也不	只有一点点	相当之多	非常之多
1.我与伴侣有争论时,可以冷静和他(她)对话。				
2.我可以专心地听我伴侣说话。				
3.我找到一种方式,可以跟我的伴侣轮流说话。				
4.我能接受我的伴侣有生气的权利。				
5.我感觉到我的伴侣珍惜与关怀我。				
6.当我伴侣生气时,我可以等他冷静下来。				
7.我不使用轻蔑的语言对待我的伴侣。				
8.当我伴侣用轻蔑的语言对我时,我知道如何反应。				
9.我们能尊重彼此不同的观点。				

	一点也不	只有一点点	相当之多	非常之多
10.我们信任彼此。				
11.在争执时,我能够做到不用挖苦讥讽的方式来对待我的伴侣。				
12.我们能没有恐惧地诚实相对。				
13.当我开始有愤怒的表现时,我知道如何稳定我自己。				
14.我知道拥有生气的情绪是可以的,但强烈表达生气的行动是不好的(包括语言)。				
15.我知道对于我使用暴力所造成的伤害,我是需要负责任的。				
16.我知道我没有权利使用暴力来让别人都听从我的意见。				
17.与我伴侣争论时,我觉得我并没有需要一定要争赢。				
18.我更清楚之前我是何以会认为暴力行为不是什么大坏事。				
19.对于暴力的言行,我会加以挑战质疑。				
20.当我与伴侣争论时,我们都不担心有人会因此失控。				
21.我找到一些方法,让我伴侣更容易与愿意告诉我关于他的想法。				
22.我可以处理工作上的挫折。				
23.我可以控制我的酗酒行为。				
24.我可以抵制嗑药行径。				
25.我可以清楚礼貌地表达我的需求,而不是期待我的伴侣能猜透我的心思。				
26.当需要时,我会愿意寻求协助。				
27.我们经常会讨论:如何使我们的关系是非暴力的、是可以更佳的。				
28.我能注意人际关系。				

	一点也不	只有一点点	相当之多	非常之多
29. 我能关注自己的情绪问题。				
30. 我能经验正向的自我形象。				
31. 我能承认自己与别人的错误。				
32. 我能正向看待过去的问题。				
33. 我更能应对压力。				
34. 我有加入正常的运动。				
35. 我能对别人的福祉保持关心。				
36. 我对生命，能体会到祥和感恩。				
37. 我能寻求家人/朋友的支持。				
38. 我能增进工作与家务的表现。				
39. 我能运用天赋和能力，来让自己更好。				
40. 我能关注自己的未来。				

（改自 Macdonald，2011）

同样的，咨询师可依当事人的状况或目标来设计这类的检核表，如睡眠、情绪稳定、与人联络、运动等，以具体帮助当事人检查自己的小小进步，尤其是探讨当事人如何能够做得到、何以愿意去做，以及他人观察的差异所在。

其实，SFBT 提醒咨询师：需要时时评估当事人从一开始接受咨询，到目前的进展。尤其，咨询师很容易气馁于当事人改变的平原期，因而提醒自己回头看看当事人在接受咨询前后整体转变的程度，是很具有鼓舞与提醒作用的："以 1 到 10 分，10 分是指当事人表现很好，1 分是指当事人表现不好，当事人刚接受辅导时是几分？目前是几分？何以能有小小进步？他又是怎么做到的？"并可用此架构直接询问当事人。

2. 强化当事人的小进展

当然，当事人能够有一些进展时，就需要如前述的例外架构，振奋地引导当事人以"自我赞美"或"间接赞美"的方式来强化当事人的改变。其中，特别值得探究的重点还包括：当事人究竟如何决定与判断要去做、究竟如何去做、何时做、做了之后对于自己与别人的影响是什么等，以能深入细致地检视改变历程，而让当事人能够并愿意再次复制与扩大相关行为：

这是你之前做过的吗？

你是怎么发现的？

你怎么会想到要这样做？

你又是怎么做到（或表现）的？

多告诉我一点，你做了什么，让你不再发脾气？

你可以走开，而不是回骂他——做出这样的决定，谁最惊讶？

你当时是怎么决定把书拿出来看的？

当你开始照顾自己时，你的父母看到了什么？ 之后，他们对你又有何不同？

或者多运用一些 WH 问句，如：(1)WHEN："何时做到的？ 然后发生了什么？"(2)WHERE："你在哪里做这些事？ 你还可以到哪些地方去做同样的举动？"除了发生的流程之外，特别可侧重的是(3)WHO："谁在旁边？ 谁注意到了？ 谁有帮助你？ 他们的反应是什么？ 你是怎么注意到他们的不同的？ 他们的反应不同时，你做了些什么？ 他们认为你的改变对你有什么帮助？ 你的不同又怎么影响你们的互动？"，以及(4)HOW："你怎么做到的？ 你是怎么判断这是对的？ 你是怎么决定要这样做的？ 这何以有用？ 你是如何知道你可以再多做一点的？"

当咨询师对当事人的改进探讨得越细致、探讨的面向越多时，当事人也越易觉得改变的可贵性高、影响效益大，也越容易觉察如何重复好的行为表现。例如，当事人在晤谈后两周间拥有一个好日子，但好日子的定义有很多层面，可以达成的方法也会很多元。因此，进展与例外的效益很像，都会让当事人知道如何更朝向解决之道。

咨询师记得正向增强当事人的改变，例如非口语的增强，包括：身体的前倾、表情的专注、声调的喜悦惊讶等，并配搭一些口语的增强："太棒了！你再说一遍！你真的做了！哇！"或者，"直接赞美"当事人，以及询问："你是怎么做到的？"来引发他们的"自我赞美"。之后，重新再开始，持续寻找、欣赏、扩大、精致化这些当事人种种些微的成长与进步，并相信，当他们能多做正向有利的事时，问题就会自然减缓。

3. 如何维持是一重要阶段

有时，有些咨询师在看到当事人有一些改变时，多会希望立刻加速当事人的进展。然而，此时就常会发现，有些当事人反而因此觉得咨询师是不够欣赏自己的、要求过多的，甚至自责自己的努力仍然无法让咨询师满意，因此故意反弹而大大退步。亦即，在推进当事人有更大的改变之前，咨询师可以思考及与当事人讨论的是如何多做或多做什么而能"'维持'目前的改变"。如咨询师可询问：

你如何还愿意再做一次？

如果你多做几次，你的生活会有什么不同？

你需要什么力量才能持续去做？

你有多少信心可以继续维持？

你的好友会如何帮助你继续稳定你的心情？

当你能继续做时，别人的反应会是什么？

同此，维持并不容易，且每个人改变的曲线也不尽相同。维持当事人的改变，是咨询师在期待当事人更为突破之前，可以先大大致力之处。之后，在当事人能稳定时，才再多提醒他未来的可能挑战或是鼓励他再多做改变，方会较容易成功。相同的，当事人的每一个小小改变，都是需要一小步一小步地向前迈进的。

维持与前进才能带来当事人的自信，自信将会强化当事人自我协助的能力，而使当事人在平稳中发展。当然，往往当事人能够到达 10 分量尺状态的 7、8 分左右时，晤谈就可以准备结束了。因为，此暗示了这状态"够好"地可以应付生活的哲学，也表露相信当事人可以自己处理至满分的程度（De Jong & Berg，2012）。

（四）行为复发是学习与发展的一个正常过程

咨询师对于当事人偶有生气与失望之感，是因为辅导过的当事人的问题行为似乎很容易再度复发。复发，往往让咨询师觉得辅导功效不明显，也常常会让有努力的当事人觉得挫败。

然而，SFBT 的看法却不是如此。SFBT 认为，复发是当事人学习新经验的一个正常过程。一个行为的稳定，通常是通过复发多次的过程中，学会如何控制或稳定下来。尤为重要的是，当事人的问题复发时，表示两次复发之间，有一段平稳的时期——"复发"代表着"例外"早已经存在（Berg & Reuss，1998）。因为没有变化，哪知何谓平稳，没有复发，哪知例外的存在。

1. 复发时的咨询方向

为了使当事人能够再次回复至之前的例外平稳，咨询师可以用 SFBT 的复发观点来思考而形成再次介入的策略。以当事人的复发事件为例，咨询师可以思辨的方向，可见图 2-9，相对应的重点为：

（1）两次复发间的例外如何存在？——当事人在问题行为之间，何以能停止伤害自己？是怎么做到的？当事人的生活系统中拥有什么或减少什么

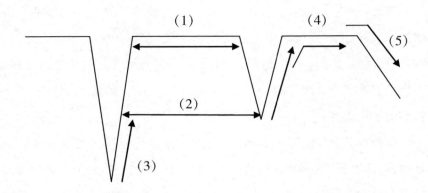

图 2－9   当事人问题复发时的介入重点

时,就会维持当事人的行为稳定? 此处特别值得注意的是,当事人有了改变进展之后,周围的人多会撤走对当事人的关注与辅导,而容易造成当事人问题行为的复发。所以,如何维持关怀当事人的生活系统稳定机制,是一个重点所在。

(2) 两次复发有无差异与进步? ——第二次问题行为的复发情况,有无比第一次的情况来得轻微一些? 这代表着当事人已经有些什么样的改变? 他又是如何做到的? 咨询师又做了些什么帮助他有了这些改变? 咨询师在发现此差异时,又会如何鼓舞当事人?

(3) 前次复发时恢复正常的方法可以如何适用于此次复发? ——上一次问题行为发生后,当事人如何慢慢从低潮恢复至正常生活的? 上次的经验可以如何帮助他这次的复原与回稳? 当事人又是如何说服别人相信他是恢复正常的? 上次咨询师又做了什么是可以有效帮助他的? 从低潮中复原的调适过程,是人生非常重要的学习任务。

(4) 此次复发恢复正常后,如何维持? ——有这复发经验后,当事人需要继续做什么或不做什么,才能维持自身的情绪稳定? 咨询师以及周围的生活系统,需要继续做什么或不做什么,才能帮助当事人维持稳定? 维持稳定,往往是一个挑战;而能使例外之维持的时间延长,本身就是一个成功所在,同时也是一个让当事人内化改变方法的重要关键时期。

(5)如何预防下次复发?——从这两次的复发经验中,当事人学习到什么,对自己的认识又增加了什么,如何与当事人讨论减少或预防他再次自我伤害的可能,当事人需要什么才能增加这样的把握度,家人的建议又是什么,咨询师及相关系统又需要做些什么等,都是咨询师可以引导当事人思考或于案例研讨时自我督导的方向。

2. 复发是决心再学习的起点

由是可知,咨询师若能视当事人问题行为的复发,是行为学习与稳定的练习过程,咨询师就比较不会为之气馁,甚至还能从当事人复发的事件中,学习到更多协助当事人的方法,而使复发的经验成为后继辅导策略之灵感来源。以青少年网络成瘾为例,咨询师将会继续帮助这些青少年回顾:复发之前,是曾经如何成功地克制自己上网的欲望的,是如何做到,以帮助他们再次产生与运用造就改变的力量与要素。

尤其,在当事人愿意开始再来晤谈时,就表示他们已经开始往复原的方向前进了。所以,咨询师可鼓励地问当事人:

这次,你如何知道自己应该要来再次处理自己失控的问题?

你如何发现你的计划开始失效了?

是什么告诉你应该要停下来不要再上网了?

你何时注意到你真的需要停止上网了?

是谁提醒你要停止了?

你如何走到要决定停止的这一个重要的转折点?

你曾经做了哪些努力帮助自己停止?

开始上网与没有上网的生活,有何不同?

你之前的什么方法，曾有效地帮助过自己？如何再多使用这些方法？

如何强化与扩大自己曾有的成功表现？

你需要向谁求救？

谁会对你有帮助？

这些问题，用以催化当事人思考"哪些行动容易开始去做，哪些有效方法值得多做，哪些无效的方法不用再做"，而积极帮助当事人从现在这里开始转向复原的起点，再次启动他们造就改变的运作机制，而渐进地学会如何面对自己的复发，甚或更进一步地逐步学习如何预防复发的发生。

3. 系统支持为预防复发的重要力量

另一个强化这些当事人的改变以及预防复发的最好的方式之一，就是他们的生活系统也能同时有所改变。例如，咨询师可以具体提出青少年的小小成长给家长与老师知道，并鼓励他们愿意一起来增强当事人的改变，或者学习以当事人能够接受的有效方式来提醒与预防当事人复发的可能，那么，将能事半功倍地提高辅导这些青少年的成效。

所以，咨询师非常需要深入了解：在当事人的生活中，谁对当事人最有影响力？当事人最在乎谁？谁最能帮助当事人维持改变？谁能定时评量与鼓励当事人？谁对当事人的复原有兴趣？他们如何对当事人有所助益？切记，若当事人的支持系统也随之强化时，当事人（特别是青少年）的正向行为也就较容易产生与维持。

4. 关注当事人整体进步的幅度

SFBT特别提醒咨询师，记得评量当事人整体的进展。当面对当事人复发而使咨询师倍感挫折时，咨询师也可以想想：从一开始辅导这个当事人到今日，整体来说，以评量问句来想，这当事人进步了几分？特别是，当事人虽然常令人注意到他的复发行为，但是大体来讲，在看似不断复发的过程中，当事人是否仍有进步的幅度呢(如图2—10所示)？当咨询师、当事人、家长、相关人员看到当事人这样的进展幅度时，又可以发挥什么样的功能呢？——至少对咨询师来说，相信应可更鼓舞咨询师产生坚持辅导当事人的力量，同时，咨询师也比较能再次思索：究竟自己采用了什么样的小小策略是有用的？是值得继续多用的？又，当事人何以能在跌跌撞撞中仍有匍匐前进般的小小成长？当然最为重要的是："公平"的意义成为被突显的力量——当事人是有努力改进自己的，咨询师的辅导是有成效的！

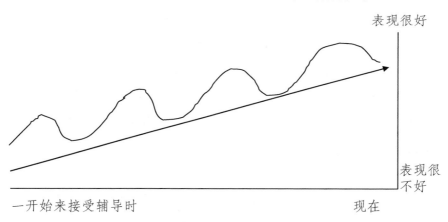

图2—10 当事人复发时的整体检视

（五）坚定等待愿意改进的一刻来临

辅导并无法速成。辅导功能的发挥，奠基在咨询师的用心与专业，以及当事人的合作与努力之上；而且，当事人之稳定成长与改变，仍然是需要时间的。过于逼迫辅导当事人要有成效的结果，往往使咨询师容易耗竭、当事人容易放弃自己。

1. 没有改变是正常的，能有改变是难得的

对于当事人的改变，SFBT是以这样的心态来看待之：当事人接受咨询后，能有一点小小的进步，是非常难得的；如果没有马上见效，是很正常的；

因为,当事人既然到达觉得自己必须来咨询的程度,显然来谈时,当事人之问题就是有一定的难度(De Jong & Berg,2007)。"小小改变,是十分难得的"的看待的心态,与其说是一个事实,不如说是一个选择相信的信念。当咨询师能够以这样的心态来看待当事人的改变与辅导成效时,咨询师也就容易变得更有能力与耐心来继续辅导当事人与等待他的改变。

2. 能先维持不更糟的意义与价值

即使在辅导当事人之后,他看起来仍然跟以前一样,并没有更好,也没有更糟,那么辅导此当事人是否仍具意义? 例如,若有一位当事人一进中学就有抽烟、赌博、打架、喝酒的行为,经过持续的辅导,到了三年级,仍是抽烟、赌博、打架、喝酒等行为不断,情况一模一样,咨询师的辅导是否成功?

答案当然是肯定的。因为按照常理,当事人在一年级时会抽烟、赌博、打架、喝酒,到了二年级时极有可能进入帮派,到了三年级时极有可能进入司法体系。因此,令人好奇的是:咨询师究竟如何让当事人的情况"没有更糟"?

比方说,一位辍学生复学回到学校后,情况没有更好,但是他如果至少继续维持来学校,这对他的人生又有何帮助与意义呢? ——至少可以减低他流浪街头、变成犯罪少年的可能性。因此,值得咨询师安慰的是:即使当事人是暂时先维持没有更糟的现况,是有其意义与价值存在的(Berg & Steiner,2003b)。

当然,这样的想法不是指咨询师应满足于当事人的没有改变。通过当事人的持平表现,咨询师值得思考的是:咨询师的辅导中,究竟用了什么方法与策略,让当事人的情况"没有更糟"? 如果这些方法与策略再多加使用的话,是否会有所不同?

有时,当事人维持一阵子没有改进,会是很有作用的。因为当事人将会酝酿下一步改变的力量。但是在此停滞时期,咨询师持续的辅导、鼓励、支持、陪伴，会是当事人酝酿动力的媒材，以及决定是否要有所突破的关键力量。尤其，值得咨询师扪心自问的是：如果，咨询师的辅导就真的只能让当事人的情况至少暂时不要更糟，甚至，只能延缓当事人问题行为的恶化，如此，是否仍然有辅导的意义？而咨询师是否还愿意继续辅导当事人呢？相信很多人的答案是肯定的。

所以，咨询师的辅导是一种邀请，很多辅导机制是一种给予当事人改善的机会与空间。或许我们不能逼当事人改变，但是至少"创造与等待当事人改变的空间与机会"，却是系统能做的、咨询师能做的！

3. 山不转路转地尝试其他改变的可能性

当咨询师努力辅导当事人之后，仍未见成效时，咨询师则需要检查一下咨询的目标，是否是当事人认同的？而当事人最想讨论的目标，又是什么？重新检查一次咨询目标的定向，是一个可以先行尝试的方向。亦即，若当事人没有改变时，咨询师就去做些不同的尝试，而非去指责当事人或自己。

例如，若当事人的改变缓慢甚至停滞时，咨询师或许可以提供当事人以下的回家任务，将会带出自发创造差异的力量（Macdonald，2011）：

每天做一件对自己有益处之事，下次我们来讨论这事带来的小影响。

虽然目前你还无法击败这个问题，但至少你可以不让他助长，或可以让他延迟恶化。请去尝试一下这一类的行动。

请去做一件事，是对你自己有利、但对这问题有害的行动；请注意你做了什么，或觉察自己有何变化？

相类似的，若当事人没有改变，咨询师也需要重新检视自己是否为当事人设定的目标，不是当事人愿意去做或能够做得到的。例如，咨询师可以反思：

　　　　我想要帮助当事人改变什么？

　　　　是什么让我想要帮他？

　　　　是什么让我觉得我有能力帮他？

　　　　是什么让我觉得他愿意接受我的帮忙？

　　　　是什么让我觉得他能做得到我希望他改变的行为？

　　　　是什么让我觉得他愿意去做我想要他改变的行为？

　　从这些检视中，咨询师一方面可以试着重新设定对当事人期待的合理性，也可以试着找到让当事人愿意改变的一个小小突破点——咨询师要如何做，才能增加当事人的一些些合作与改变的意愿呢？

　　由于当事人的改变是需要时间的，所以当事人暂时不愿意或无法改变时，咨询师可以先了解与评估一下：在当事人的生活系统中，谁最容易或愿意改变？或者思考："系统设置的改变"，是否会是比较容易的选择？举例来说，当事人不愿意停止去网吧的行为，而当事人的父母愿意改变，咨询师或可用一种称许、欣赏的态度来与当事人的父母讨论：他们可以有什么不同于以往的处理方式，或许就会推动当事人的小小改变；又例如，青少年当事人陷于孤单无助之中，咨询师也可以先邀请班上功能良好的同学主动邀约当事人外出；再例如，患有抑郁症的当事人无法每节课都去上课时，学校的制度若能允许当事人先到学校辅导室自习，并且思考何以某几节课自己是可以做到去上课的，将会助其可以慢慢突破之。

　　如同"牵一发而动全身"的概念，SFBT 相信当事人系统中的小改变，将可能会带来大改变，包括当事人自身的改变。

　　4. 接受与等待当事人愿意改变的成熟时机

　　如果当咨询师做了所有的努力，当事人仍然没有任何的改变，咨询师的挫折感是必然存在的。然而，这样的挫折感，值得咨询师先自我欣赏的是：

自己对当事人的关心，及愿意辅导当事人的意愿与努力。

当事人之没有改变，是"暂时"、"目前"的状态，不等于永远都会如此，"日久见人心"、"滴水穿石"等"精诚所至、金石为开"的可能性仍是存在的。咨询师或周围的人若能继续地付出与关怀当事人，仍然很有可能会软化当事人。

然而，要咨询师与一般的转介者能有这样的耐心，实属不易。但 SFBT 鼓励咨询师：每一个人愿意改变的时机是不尽相同的，且每位当事人学习如何照顾自己、懂得运用咨询师这一资源的时间长短与步骤流程，也会不尽相同。咨询师需要接受与尊重当事人决定是否愿意改变，以及是否愿意接受咨询师协助的自主权（Berg & Steiner，2003a）；同时，咨询师也需要接受：即使自己贵为咨询师，也不等于具有改变当事人命运的神奇力量，仍然必须接受当事人之生命得由他自己决定的事实与限制。

就如同水果的成熟需要一定的时序一般，咨询师无法拔苗助长的（Berg & Steiner，2003a），坚持的等待、不放弃的努力，仍是持续在酝酿足以让当事人改变的契机与能量！

七、结语

在 SFBT 晤谈中，明显可见，整个晤谈的重点包括以下几项：当事人所在乎的重点、当事人偏好的未来、当事人例外中的优势资源、与达成愿景相关的资源、当事人的动机水平及找到解决之道的信心、当事人的进步评估等。这些重点的推进，将能使当事人美梦成真。SFBT 晤谈对话是涉及一位咨询师与当事人共同建构不同新意义的治疗过程，而让当事人有所改变。这个过程多以咨询师询问相关问句来推进之（Trepper 等，2010）。简言之，SFBT 会努力让晤谈从"问题式谈话"（problem-talk）渐转变成"解决式谈话"（solution-talk），并维持在"建构解决之道"的轨道上（De Jong & Berg，2007；Pichot & Dolan，2003）。

整个 SFBT 的辅导过程,相对于传统以问题为焦点的取向,既是一个重新建构、再次正向诠释的历程,也是一个能力导向、复原力导向、动机提升导向、当事人中心、非病理导向的晤谈(Trepper 等,2010)。当咨询师能以不同的眼光来解读当事人的问题,也将影响咨询师的情绪反应及选择介入的策略。是以,前述的各项重点,与其说是介绍相关的当事人辅导策略,倒不如说是看待当事人问题及辅导当事人的正向诠释。是以,正向思考不表示只是一味地看到生命的光明面而弃问题于不顾,而是希望援用生命的正向力量来创造问题解决的各种"可能性"(possibility)!同时,此可能性的最大资助来源,即是当事人身上已然具备的力量,包括其例外与目标。所以,SF-BT 乃找到当事人既有的力量,强化巩固之,并奠基于此力量再往上拓展之,而非从头开始营建改变所需的一切。

特别是,于晤谈过程中,SFBT 的咨询师乃主动参与着当事人的故事改写与重述,并借此帮助他们成长。协助当事人讲述自己故事的治疗方式有好几种,而 SFBT 即是以当事人的目标为本,尽可能让他们重述自己的故事,而非像其他咨询取向一般,以当事人的故事为本,但由咨询师从他们的故事中来设定目标(Berg & Dolan,2001)。SFBT 相信,未来是可以创造与协商的,所以,在 SFBT 中,咨询师与当事人之间是具创造性的关系,咨询师有义务站在当事人这一边,并且随时与他合作;SFBT 的咨询师采取着不预设的"未知"的立场,尽可能多了解当事人的思维历程、世界观以及生命定位,了解当事人的参照架构,并在当事人的参照架构中工作,而非试图颠覆这个架构。换言之,SFBT 的引导不是引导当事人往何处去,而比较像是身后一步引导地"轻拍着当事人的肩膀",用合适的问句刺激当事人用新奇的眼光来看相同的旧事件,至于当事人要选择旧有的方式或含新观点的行动,都由当事人决定(许维素,2006;Berg & Dolan,2001)。

更为难能可贵的,在引导当事人发展可能性与自助的过程中,SFBT 是通过一个"尊重"的态度来进行,因为尊重本身就是一个极具疗效的因素,而且,咨询师的尊重,也成为当事人对待自己、面对问题的一种示范。同时,在此正向思考与尊重的态度之下,SFBT 其实有着许多培养当事人"自我决定"与"自我负责"的意图。亦即,SFBT 是希望能通过以解决之道为焦点的辅导过程,让当事人看到以及懂得使用各种自助的方式,而让当事人真正的能独立成长。

综上所述,SFBT 远离问题导向的治疗取向,认为当事人来到治疗室并不是带着问题来寻求协助,而是已经带着解决方法,只是需要有表达的机会。SFBT 相信当事人身上有各种问题解决的宝藏,而咨询师正是引导当事人开挖宝藏的导引者,当事人仿若是一个宝藏,蕴含许多解答自身困境的宝物。在晤谈过程中咨询师持续地流露对当事人的信任与尊重,往往会成为滋养当事人的正向力量。然而,由于每位当事人都是独特的,每位当事人的辅导过程也不会相同,所以咨询师需要靠着自己的经验与专业,弹性运用组合前述的各种原则与技巧,并且信任这个 SFBT 的模式,再配合当事人生命发展阶段的发展任务,使用当事人能接受的语言、方式与速度,将能真正帮助当事人走过生命的低谷,而展翅高飞。因此,SFBT 看待当事人,是从一个欣赏赞叹的角度,是握着一个挖掘优势的意图,是朝向一个鼓舞赋能的方向。而 SFBT 强调的正向思考不是一种阿 Q 精神,而是一种建设生命意义与价值的重要架构,甚至是一种精深的生命思维哲学。

参考文献

许维素. 中学教师焦点解决短期咨商训练课程方案成效之研究. 教育心理学报,
2002;33(2),57—78

许维素. 焦点解决短期治疗的应用. 台北：天马出版社，2003

许维素. 焦点解决进阶训练手册. 宁波：宁波人和咨询中心，2012

许维素、蔡秀玲. 高中职辅导教师焦点解决团体督导成效之研究. 教育心理学报，2008：39(4)，603—622

许维素. 焦点解决短期治疗高助益性重要事件及其咨商技术之初探研究. 教育心理学报(TSSCI)，41，咨商实务与训练专刊，2009：271—294

Berg，I. K.，& de Shazer，S. (2004). *Supervision and consultation in solution focused brief therapy*. The on-line course in the winter semester of University of Wisconsin-Milwaukee (guawm_7770-1111_2004m09)

Berg，I. K.，& Dolan，Y. (2001). *Tales of solution：A Collection of hope-inspiring stories*. N. Y.：W. W. Norton & Company

Berg，I. K.，& Reuss，N. R. (1998). *Solutions step by step：A substance abuse treatment manual*. N. Y.：W. W. Norton & Company

Berg，I. K.，& Steiner，T. (2003a). *Children's solution work*. New York：W. W. Norton & Company

Berg，I. K.，&，Steiner，T (2003b). *Solution-focused brief therapy-overview*. The on-line course in the winter semester of University of Wisconsin-Milwaukee (guawm_7770—1100_2003m11)

Corcoran. J. (1998). Solution focused practice with middle and high school at risk youths. *Social work in education*，20，232—236

De Jong，P. D.，& Berg，I. K. (2007). *Interview for solutions* (3rd ed.). Pacific Grove：Brooks /Cole

De Jong，P. D.，& Berg，I. K. (2012). *Interview for solutions* (4th ed.). Pacific Grove：Brooks /Cole

De Shazer，S.，Dolan，Y. M.，Korman，H.，& Trepper. T. (2007). *More than miracles：The state of the art of solution-focused brief therapy.* Philadelphia：Haworth Press

Frisk，H. (2011). Workshop manual for training for trainers and supervisor. 2010 SFBTA conference in Bakersfield，LA

Hansen，C. K. (2005). *The workshop manual of using solution focused brief Therapy in crisis intervention.* The Training of Teacher Chang，in Taipei，Taiwan

Harry，F（2011）. *The workshop of solution focused brief therapy.* Beijing，China

Johnson，C.，& Webster，D. (2002). *Recrafting a life：Solutions for chronic pain and illness.* N. Y.：Brunner-Routledge

Lammarre，J. (2005). Clinical training in solution-focused therapy. In T. S. Nelson（Ed.），*Education and training in solution-focused brief therapy*（pp. 143 — 148）. New York：Wiley

Lipchik，E. (2002). *Beyond technique in solution-focused therapy：Working with emotions and the therapeutic relationship.* London：Guilford

Macdonald，A. J. (2011). *Solution-focused training manual.* Landon：Sage

Murphy，J. J. (1997). Working with that works：A solution-focused approach to school behavior problem. *School Counselor*，42(1)，59 — 65

O'Connell，B. (2001). *Solution-focused stress counseling.* N. Y.：Continuum

Pichot，T.，& Dolan，Y. (2003). *Solution-focused brief therapy：Its effective use in agency settings.* New York：The Haworth Clinical Practice Press

Steiner，T. (2005). *Using Solution Focused Brief Therapy with children and adolescents.* Singapore：Academy of Solution Focused Training Instiutue

Taylor，L. (2010). *Workshop manual for training for trainers and supervisor.* Alberta，Canada：2010 Solution-Focused Brief Therapy Association Conference

Trepper，T. S. ，McCollum，E. E. ，De Jong，P. ，Korman，H. ，Gingerich，W. ，& Franklin，C. (2010). *Solution-focused therapy treatment manual for working with individuals.* Retrieved November 15，2010，from http：//www. sfbta. org / research. html

Walter，J. L. ，& Peller，J. E. (1992). *Becoming solution-focused in brief therapy.*   N. Y. ：Brunner /Mazel

第三篇

焦点解决短期治疗于危机干预与情绪困扰的应用

在危机中，人们往往展现了比原先被认定还要多的资源与力量！

(Jame，1920：254；引自 de Jong ＆ Berg，2007)

在助人专业中，危机(crisis)意指当事人目前所遭逢的情境，如灾难、离婚、死亡、强暴、自杀等事件，突然打扰了当事人平顺的生活，带给当事人极大的情绪反应。当事人往往会觉得身陷混乱、恐慌、孤单之中，甚至还会做噩梦、不断回忆创伤事件或暂时丧失专注于平日生活的能力(Lewis，Lewis，Daniels，＆ D'Andrea，2002；De Jong ＆ Berg，2007)。在突发危机事件后，人们需要立即的支持来稳定自己的情绪，并开始适应这些新加入生活的事件。因此，各种危机干预的服务，包括医疗服务、危机热线、庇护所、支持团体、个别咨询等服务，也如雨后春笋般地增加，以能尽力协助这些受创的当事人(De Jong ＆ Berg，2007)。

一般危机干预常见的几项重大原则包括：把握立即性、现实性、时间限制性，以当事人之安全为最大考量，以及采取立即可用的资源及行动等。亦即，危机干预的当下，并不以当事人的长期人格或过去历史议题为介入重点，反而，如何减降危机事件的严重性与危险性，以及如何帮助当事人渡过目前的危机，成为危机干预的第一守则。当然，化危机为生命的转机，亦是危机处理另一个深远的介入方向——如何逐步帮助当事人接纳与面对现实，让当事人能从中悟得人生的意义与价值，而重新建构出生命哲学中的正向价值。如此，才算真正走出危机、走过伤痛（Gilliland & James，2001；Lewis 等，2002）。

由于前述危机干预的基本原则，乃与 SFBT 的基本精神不谋而合，而且 SFBT 目前的发展与介入效益，也已证明 SFBT 确实帮助了很多处于危机中的当事人，特别是让许多当事人于晤谈后能够冷静地知道现在可以做些什么来改善目前的情况（De Jong & Berg，2007）。因此，SFBT 是一个适合在危机干预中加以援用的咨询派别。当然，对 SFBT 来说，协助处于危机中具有高度情绪张力的当事人与辅导其他类型的当事人，在基本信念与架构上，并没有大幅的不同（De Jong & Berg，2007）。不过，SFBT 对于危机干预及情绪困扰仍有其独特的见解与方法，非常值得加以介绍。尤其，虽然SFBT 的信念简明易懂，但是 SFBT 其实是一个"知易行难"的派别（Berg & De Shazer，2004），是需要咨询师加以熟练运用。特别是在当事人处于危机事件中，当询问当事人需要咨询师如何帮忙时，当事人的回答往往会是问题的描述，而不见得说明了他需要什么；或者，大多数的当事人会陷于"问题式谈话"，会描述危机事件有多恐怖，并列举很多生活中正在发生的困难事件，但很少能清楚地指出其如何针对困扰情境做了哪些处理（De Jong & Berg，2007）。所以，相对于"问题式谈话"，要能开启与维持 SFBT 的"解决式谈话"并不容易，对不少初学 SFBT 的咨询师来说，会是很大的挑战（De Jong & Berg，2007）。但是，咨询师若能先把握 SFBT 对于危机干预的一些信念、SFBT 于危机干预中晤谈流程与技巧的变化应用以及其他相关原则，应会有所帮助。

一、焦点解决短期治疗对危机干预的观点

（一）危机处理是知觉转换及协商未来的过程

1. SFBT 对话创造知觉转换的空间

深受后现代哲学思潮的影响,社会建构论者(social constructionist)之一的 SFBT 并不看重过去历史及问题成因的探究,反而认为个人所谓的现实(reality)是一种与社会协商(socially negotiated)的结果。亦即,SFBT 认为,现实是被发明的、被人们赋予意义的,每个人所知觉到的现实将不尽相同,也没有所谓绝对的、固定不变的、客观的现实(O'Connell,2001)。灾难、意外、疾病以及其他不可预测的事件,都可能随时发生在任何人的生活里(Berg & Steiner,2003)。但是当事人如何知觉并赋予危机的意义,才会是关键的重点所在。SFBT 对危机的定义,乃采用 Gilliland 和 James(1993)的看法:"危机是当事人对一事件或情境的'知觉',亦即,当事人会'觉得'此一事情或情境是一个'目前暂时'不能忍受的困境,因为他们认为此困境是超过个人现有资源与应对机制所能负荷的。"(De Jong & Berg,2007)

正如 O'Connell(2001)所言,援用社会建构论的观点来看,危机或压力不是客观的情况或疾病,而是当事人在其主观世界中知觉自己被挑战到能力的极限,而使个人无法应对某一特定程度的压力,以致当事人的价值、目标及安全感皆被撼动,能力、观点、自信以及与人的关系等皆无法以旧有模式运作。当然,在此之际,当事人的主观世界亦不免会同时建构出敌意、威胁、愤怒或漠然等情绪。特别是,当危机的压力是突发的、非预期的,当事人更难立即调整其观点、期待与行为,原有的认知结构也未能实时调适配合得了这些突如其来的新体验与知识,因而在短时间内,当事人会相当强烈地焦虑于他的世界被破坏,惶恐于他的社会建构被摧毁,而被负向情绪所充满。凡此种种反应,都是自然的和可以被理解的(O'Connell,2001)。

由于 SFBT 认为当事人对于危机事件的无法负荷感,是当事人的"主观知觉",并不是由咨询师来判定此危机已然超过当事人原有应对能力所能应付的程度,所以 SFBT 的危机干预,也会是一种在当事人知觉层面工作的

"知觉运作"（a matter of perception）（de Jong & Berg，2007）。亦即，咨询的介入，可以通过当事人"知觉的改变"而产生疗效。例如，在面对失落与悲伤课题时，远离传统心理咨询深入探讨失落与悲伤之深层经验的做法，SFBT乃是与当事人共同建构（co-construct）出另一种"真实的感受"，相信一旦当事人"对现况的感受"被解构（deconstructed）了，将会打开一个先前并未意识到的新可能性的所在（Simon，2010）。换言之，SFBT咨询师会大大接纳当事人处于危机中的观点与知觉，但是会运用与咨询师的互动中所建构的"解决式谈话"，来协助当事人"转换"（shift）知觉及其思考推论的架构，以助其能有所改变。而此"转换"即帮助当事人能更进一步地发现、证实与确认自己力量与优势之所在（De Jong & Berg，2007）。而此力量与优势也将成为当事人面对、承受、应对、处理、或化解危机的重要资源。换言之，如同 SFBT创始人之一 De Shazer 提到：SFBT 视"意义"乃通过"社会互动与磋商"而了解，因而咨询师与当事人在咨询对话中经历了什么过程，是非常值得重视的（Simon，2010）。SFBT 认为：治疗性的对话，乃通过咨询师与当事人共同参与，将会发展出新的意义、新的真实与新的叙述，咨询的重点不在为当事人进行解释，而是在创造一种有意义与开放的反馈循环系统（Simon，2010）；在危机干预的过程中，亦仍是如此。

2. 历经危机为个人决定如何茁壮的机缘

SFBT 相信人们是一直在不断改变，且改变是不断在发生的（Berg & Miller，1992），而人们也一直都是在面对与调适生活中所遭逢变化的一切。当造成危机的事件发生时，此事件已然是当事人生活中一项既定的、存在的改变，所以，人们还是需要如适应其他事情一般，来适应此危机事件的存在（De Jong & Berg，2007）。例如，失去任何东西，包括至亲、至爱、一只脚等，将可能永远改变一个人，但是，一个人的生命需要向前迈进，因而得接纳这已然不同的生活，无论这是巨大或是细微渺小的不同（Berg & Dolan，

2001）。除了适应与接受危机带来的改变外，SFBT 同时视危机事件为一个让当事人茁壮的机会，因为历经危机的辛苦，有时亦是一种"令人成长的疼痛"（growing pain）（Berg & De Shazer，2003a），且往往提供了当事人一个不得不发展新优势或强化既有力量的推进刺激（extraordinary marshaling of strengths），而成为学习扩大自己智慧与能力的成长机会。

当然，接受与适应危机事件的发生以及推进当事人成长的方向，仍然秉持着 SFBT 的精神，视当事人的目标、希望、动机、速度以及能力而定（De Jong & Berg，2007），而非像其他派别一般，咨询师会为当事人设定需要突破的目标。因为 SFBT 认为，当事人的压力与情绪是很私人性的，只有当事人自己最了解自己的状态，且每个人都需在其主观世界中继续过活，因而有关当事人想要改变的层次、程度与强度，以及将会用什么样的力量与资源来处理危机，都应以当事人的需求与目标而定，咨询师无法得知也无权决定。简言之，SFBT 相信问题的解决之道需要由当事人自己创建，而非由咨询师来制作；SFBT 也相信当事人会带着个人的目标进入咨询室，由咨询师与当事人一起创造解决之道（Berg & Reuss，1998）。在当事人知道如何选择自己的目标时，其个人的权力感（power）会随之增加；反之，当咨询师没有听到当事人想要的目标，没有使晤谈朝向当事人想要讨论的方向时，当事人就会流失（Berg & Reuss，1998）。所以，SFBT 强调咨询师应秉持着"未知"的态度——不假设当事人面对危机应有的目标与个人需求，也不预设特定疗愈过程与方式一定适合当事人（例如，哭泣不一定是向前走的唯一管道），而真正地信任当事人是有能力与权利决定如何面对危机的信念，并通过焦点解决的问句，来协助当事人澄清确认之（Berg & Dolan，2001）。

3. 危机后的未来仍充满协商的可能性

SFBT 有一个重要信念：未来是可以创造与协商的。这代表我们并非历史的奴隶，不必把我们的未来看成是已被过去经验或家族所决定而无法改变的结果。虽然家庭、文化与种族都会影响一个人做事的方式,但是,我们想成为什么样的人,是可以被创造与协商出来的。所以,SFBT 常问当事人想要什么样的未来,而不是探究过去的悲惨历史,即使当事人想要了解过去,SFBT 的方式亦会特别着重于:帮助当事人发掘与确认过去生活中,对他来说最为有用、最有助益的部分与方式为何,以能重新诠释或掌握过去的意义。不论当事人的选择是什么,这重新诠释的了解,将会有助于他对未来的决定。

举例而言,SFBT 相信,失落不应被视为是需要解决的问题,而是:失落将同时赋予当事人生命截然不同的意义。唯有当咨询师通过询问贴近而尊重的问句来帮助当事人探索历经失落之后的生活时,咨询师与当事人的合作,如何能提增对当事人有利的结果,才会有更高的可能性。亦即,当事人"从自身之失落经验,汇整出有效的意义"可能比"接受失落事实"来得更重要。对 SFBT 而言,悲伤是生活的一部分,是一个动态的历程,故无法在疗愈的历程中直接独立分开,因此,SFBT 反而是以"和"(both /and)的观点来建构失落者的生活,相信悲伤与疗愈是同时并存的;而具咨询性的有效对话,亦是在悲伤发生的时候,同时建构出疗愈的(Simon,2010)。

由是可知,所谓的顿悟、诠释与再架构,只不过是让当事人重新讲述及重新创造故事而已。因此,咨询工作的努力,正是让当事人可以进行重新讲述及重新创造生命故事的过程。通过重新讲述及重新创造生命故事的活动,当事人将感受到他是一个正在改变中的人,进而产生改写生命故事的能力与意愿,也将会塑造、再塑造、再协商以及再修改当事人与周围人的关系。因此,当事人可以走出爱、婚姻、离异等创伤事件,而迈向新关系与新生活,并于新关系与新生活中治愈过去的伤痛,重建信任的互动关系以及满意的生活(Berg & Dolan,2001)。

明显可知,SFBT 对危机的看法,乃跳脱了"临床医师的黑盒子式之思考"，大大扩充了健康的观点，不再局限于过去"病理学"及"不健康"的简化分类（Berg & Dolan，2001）。

（二）在当事人的社会与情绪脉络中，接纳与转化危机激化的负面情绪

1. 社会脉络中的个人情绪独特性

危机事件往往带给当事人负向、强烈的情绪，而 SFBT 视情绪为当事人整体生活形态的一环，认为情绪的意义是与社会脉络（social context）相互建构而生，且与其行为、认知具有高度的交互作用，因而认为情绪无法单独孤立于社会生活各层面之外，也不认为一个简单的因果论，就可以解释情绪的发生。于是，在 SFBT 咨询中，并不将情绪明确地区分为一个专门独立运作的领域（De Shazer & Miller，2000）。

再者，SFBT 也认为，要了解一个人因危机而产生的压力与情绪时，不应仅是探索当事人的内在，而应将当事人放在一个社会脉络互动关系的角度，来了解与检视之。亦即，SFBT 仍会在包含情绪、认知、行为的当事人知觉中工作，尤其会特别注意当事人的参照架构如何与他生活脉络中的经验相互动（O'Connell，2001）。

举例而言：当事人对于配偶外遇事件的愤怒与羞愧，除了反映当事人对配偶关系之信任受打击，以及挽回行动失败之外，也可能反映了当事人遭受社会对外遇事件的负面评论所致，所以其愤怒与羞愧是有理由的。而有些当事人对配偶外遇事件的伤心反应，乃因其早已对婚姻关系失望，但是又对并没有做任何挽回行动的自己产生负面评价。由于每位当事人所处之社会脉络的不同，以及主观诠释与应对行动的差异，因而同一危机事件带给当事人的情绪反应程度与向度，会有很大的差异。换言之，对于问题的界定，往往决定了什么才是问题；很多时候，问题是来自个人对环境的期待与解释所致，也因着个人价值与信念的独特性，不同的人对同一危机情况下的经验与反应亦不尽相同（De Shazer & Miller，2000）。

由于对当事人社会脉络的理解与接纳,SFBT 会通过许多明示与暗示的方式,对当事人传递出一个讯息:当事人自身的感觉、想法、信念、喜好等都很有价值、很有意义、很有用处的。这不仅创造了咨询师直接与当事人互动的一个社会脉络,双方也在此脉络中建立了正向的感情气氛,使得当事人更愿意告诉咨询师自己的状态与受伤之处(Berg & Dolan,2001)。

2. 兼顾一般化及个别性

De Shazer 及其同事 Miller(2000)提出 SFBT 对情绪的三大假设为:(1)情绪是人们生命中的核心;(2)有效的 SFBT,是能在符合当事人的情绪脉络下,推进咨询历程的;以及(3)熟练的 SFBT 咨询师,在与当事人的互动中,是将当事人的情绪放入考量的,虽然经常是在当事人不知不觉的情况下执行。亦即,SFBT 的咨询师尊重与珍惜当事人愿意吐露痛苦的心意,会专注倾听当事人抱怨问题,也会表示理解当事人的挫折与难过,但是咨询不会一直停留在情绪的负向共情中。

同时,SFBT 允许各种经验的“同时存在性”。某一危机事件“有时会”令人感到痛苦,但是当事人“有时不会”感到痛苦;或者,一个人在危机下是会感到痛苦的,但同时他也可能长出了力量;又或者,生命是有痛苦的部分,但也有快乐的阶段(Bertolino,1998)。在不许可伤害性行为的前提下,当事人经验中的正反两面都是可能且被允许的。因此,SFBT 咨询师会特别避免传递出什么情绪是好或不好的讯号,反而会在不脱离当事人目前生活与社会脉络的前提下,包容接纳地、不更为负面化地精确回应当事人的情绪,亦会注意不把当事人的经验平凡化与边缘化了。当然,对一些当事人来说,讨论情绪是一种禁忌,触碰情绪反而会压制当事人无法参与咨询的过程,这也是咨询师需要特别注意与尊重之处(McNeilly,2000)。

以失落悲伤疗愈来说,SFBT 强调,人们疗愈自己的方式应由当事人自己决定,并不认为人们一定得“克服悲伤才能重回轨道”。面对刚失去亲人而悲伤的当事人，SFBT 咨询师可能会鼓励当事人自然地表达其伤心，因其表达的过程即是一种疗程；同时，也可能协助当事人先慢下来，花些时间悲伤，即使是稍离开现实的世界也可。当然，这时间的长短视当事人与对方的关系而定。因为 SFBT 认为"接纳失落（loss）"是很正常、很重要的，是一个暂时性的人生阶段过程，而渡过生命的危机、适应与接纳危机带来的改变，是需要时间的。因而允许当事人在压力与困惑当中放慢脚步，无须立刻做决定，以争取一些时间，并可能以此帮助当事人在两难的抉择中，慢慢酝酿与创造新的观点和新的解决可能。是以，所谓的"一般化"，不是用来安慰敷衍当事人的技巧。要能展现"一般化"、"正常化"、"去病理化"的接纳态度，乃考验着咨询师是否能理解、涵容处于危机中当事人的一切反应，以及对人生各发展阶段的认识与宽容（McNeilly，2000）。因此，就 SFBT 的观点来看，一些关于走过危机与失落的固定阶段论之观点，极可能限制了失落者个别化的目标与疗愈历程。例如当"否认"能及时带给当事人有效的帮助时，这样的"否认"仍是值得被尊敬与被理解的。在咨询过程中，只有当事人本身能决定他们要走向哪里，咨询师的职责则是引领此过程，而非去设定与要求（Simon，2010）。

3. 转化负向情绪中的个人看重，并追求正向情绪

在关注情绪议题的同时，SFBT 更将情绪视为当事人"希望自己在生活中更能获得什么"之一种有理由的反应。情绪是一种能够反应当事人资源与目标的指标，而非一种需要被修补的、有问题的错误反应。因而，SFBT 也不将情绪视为问题的肇因而予以介入，更不会以情绪的议题作为晤谈对话的主轴。所以，SFBT 咨询师常会对当事人提出的问题与情绪予以接纳地"重新建构"，让当事人看到问题及情绪背后当事人真正关心的焦点，而又无损于当事人所提的内涵或减损咨询师的支持。尤其，当问题另一面的焦点被突显出来时，问题存在的社会脉络就会改变，当事人的负向情绪也就会随之更改,而能开始朝向当事人真正关心的焦点目标,并开始投入于解决之道中(McNeilly,2000)。

因此,重新建构能在突显当事人习于关注的层面之同时,也彰显了其他面向,如当事人的目标、期待、在意、意义、资源、力量等。因而是一种很有"力量的"(powerful)介入,十分能给予当事人赋能感。虽然重新建构有时还不足以全然改变当事人,但重新建构的介入,至少会让当事人离开防卫的、水深火热的问题深渊;甚至有时,咨询师只运用了重新建构,就足以让当事人的问题改变及负向情绪化解(McNeilly,2000)。此正如O'Connell(2001)所强调,通过语言来解构当事人对问题的诠释,重新建构其对问题的描述,而建立其新的、正向的、有意义的、有方向性的界定架构,往往能带来希望感,自然而然地使当事人的负面情绪消融,于是正向情绪渐进产生。

咨询师如何回应当事人的情绪,将会影响当事人情绪的运作规则;咨询师与当事人的互动,亦会影响当事人对情绪的觉知与诠释。所以,SFBT的咨询性语言都是来设计帮助当事人能够展现乐观、自信、愉悦等正向情绪的,并将这些正向情绪的展现与建构,视为咨询历程中的莫大资源。例如,SFBT咨询师会赞美当事人、指出当事人的优势与力量、探询成功经验的存在,或者会运用各种问句来介入引导当事人改变自己的情绪。这些问句乃特别设计来帮助当事人从经验的搜寻中,辨识与探求生活中的相关资源、设想未来的改变方向、让当事人开始去思考如何过得更好,并且能够去发现已经做了什么或可能做什么,来改变他的生活。或者,也能懂得如何在生活中确认已经存在或可能发生的解决方法,刺激新思维模式的产生,而将负向情绪转化为对生活产生更为乐观自信的期待(De Shazer & Miller,2000;McNeilly,2000)。同时,在当事人原先以高涨的情绪状态来描述他的问题,但是后来发现了改变这种状态的方法时,咨询师便会去探讨,当事人如何确认当认知与行为改变后,其所能达成的境界为何:"你说当问题解决时感觉就会不同,别人会怎么知道你的感觉已经不同了?""当你的感觉不一样后,你又会有什么不同的做法?"如此将会引发当事人思考如何通过各种改变来产生所欲的结果,而真正拥有正向情绪(Berg & Dolan,2001)。

因此,SFBT 对于当事人的情绪是接纳的,所使用的语言会让当事人觉得咨询师理解了其真实痛苦,但同时又开放于个人经验中有能力与成功的面向;亦即,是在"认可当事人的情绪"以及"开发可能性"之间达成动态平衡的(Fiske,2008)。SFBT 咨询师对于当事人所体会到的苦痛以及生命的限制,会表示理解;对于如何存活下来,则会表示佩服(Harry,2011)。虽然 SFBT 会提供当事人表达情绪的机会,但也不会让当事人一直停留或深陷于情绪的折磨中。同时,咨询师会从各种情绪所反映出的当事人的状态与需求,鼓励当事人在看到自己的力量与资源的当下,通过实际行动的展开,让其情绪拥有向度的转化与程度的减缓,然后再慢慢将当事人从关注自己身为"受害者"的负面情绪,逐步学习如何为自己的生命负责,而能更快帮助当事人走出"受害者"的角色,以能积极处理所遭遇的一切,并能鼓励引发生命中的爱、愉悦、感恩、快乐、荣耀等正向情绪(McNeilly,2000)。

(三) 信任与催化当事人自发的自我协助

1. 聚焦于与危机同存的应对策略与内外资源

SFBT 发挥着看重正向疗效的赋能效益。如前述,SFBT 尊重危机事件对当事人所造成的影响,也看重危机事件可以带给当事人的成长(Hansen,2005)。然而,一个人要能将危机转换为成长的力量,除了取决于前述当事人如何看待危机外,其如何应对危机的方法,也是关键之所在。特别是,SFBT认为一个人所面临的不是问题及问题带来的情绪,而是他主观世界建构中与环境、自己协商的议题(O'Connell,2001)。但是,由于一个人的认知、行为与情绪是密不可分、互相关连的,因而有时当事人因为有了某些感觉而采取行动,但是当他们的行为改变了情境,他们的认知与感受也会随之改变。所以,在危机干预中,SFBT 关注的一个层面是:当事人此时此刻的所作所为,如何可以更具建设性地帮助自身减低危机带来的冲击或危险性,并且,在渡过危机的同时,还能朝向遭受危机冲击后所想要的生活及目标前进(Berg & Dolan,2001)。

　　处于危机中的当事人,往往会告诉咨询师非常深而多的悲痛与挫折,常使咨询师觉得沉重。此时,咨询师要能看到当事人的资源与例外之所在,并加以建构成有效的行动,是相当艰巨的工程。对 SFBT 来说,咨询师如何可以持续保有正向的态度而较不会无力的一种信念是:每一件事都有另外一面,去发现并探索另一面的存在。举例而言,咨询师可以在心中不断地探问与确认:目前一直在谈论想要自杀的当事人仍然出现在你面前,他仍然活着、仍然在呼吸。当咨询师注意这样观察时,或许也将会发现他有想要呼救的心意与行动。或者,咨询师可以这样思考:当事人虽然遭遇重大创伤与危机,但是他仍努力在帮助自己生存下来,而他究竟是如何帮助自己活到现在的呢?虽然危机事件的冲击如此之大,但是当事人又是如何没有让自己变得更糟的呢?他是如何帮助自己来到晤谈室的呢?如果他知道他是如何帮助自己的,又会对他有何助益?他又会有何不同?

　　聚焦并看重当事人在危机中自发的生存应对之道,往往会让咨询师与当事人心中为之一亮。尊重与确认当事人如何能承受痛苦的方式,常对当事人有稳定的鼓舞效益。尤其,危机的发生往往不是当事人所能控制的,探讨当事人何以应对的向度,将会帮助当事人更有能力去"承受"这些危机所带来的冲击或失落。常见危机中的当事人,当能谈到自身在危机中的一些"成功经验"时,是容易产生一丝的希望的。这样的成功经验往往并不需要是伟大的成就,而是当事人如何应对、挣扎、努力、尝试、依旧怀有希望的小小行动与可贵意图(De Jong & Berg,2007)。显而易见地,强调当事人如何应对、承受以及如何"更能"应对与承受危机的影响,乃是 SFBT 危机干预的重大原则之一。

SFBT 对于处在危机中的当事人,除了秉持信任当事人可能已经找到资源来应对困境的态度,还会贴近当事人高亢的负向情绪,持续紧密地跟随与引导当事人转而能够探讨过去例外成功方法以及目前的小小进展,并且懂得选用适合于当事人情绪状态的赞美方式而予以增强(Fiske,2008)。包括:

　　* 过去哪些成功经验中,哪些方法对于目前困境仍然有用? 何以有用?

　　* 当事人曾经运用了哪些有效方法使他们得以进展? 他们是如何做到的? 做了以后结果如何? 又学到了什么?

　　* 当事人拥有什么内在或外在的资源? 他们何以没有更糟? 如何增加其内在资源与外在支持力量?

　　* 如何协助当事人有控制感地逐步恢复平常的活动?

凡此种种,都是当事人可以用来克服困境的思维与策略。尤其,SFBT 认为:小的差异会带来更多差异。当事人可以如何小小前进,甚至先求不更糟或延缓恶化,而非期待当事人立即大大改变,都是 SFBT 处理的可能目标(De Jong & Berg,2007)。

2. 看重"与问题共处"时的"自我照顾"

对问题的应对与承受,所反映出来的哲学即是:当事人在危机发生后的这段时日内,是如何"与问题共处"以及如何"与问题共处"时的"自我照顾"的策略。这些面向的探讨,也将会协助当事人提升接纳与面对问题的能力与意愿。换言之,SFBT 咨询师会帮助当事人在面对危机来袭的主观知觉中,在承受危机的重大冲击下,慢慢平静且聚焦地觉察:自己是如何面对问题与自我照顾的? 哪些自我照顾方式特别有效? 个人所拥有的资源与信息是什么? 各种方式、信息与资源所带来的差异与效果为何? 以及,如何能将已经拥有的各种技能应用在不同的情况中,而加宽加深自身的应对能力,以能在正视问题的存在下，以个人最独特的方式满足自己独特的需要（Johnson & Webster，2002）。

举例来说，SFBT会尽快协助处于危机的当事人建立其生理与情绪的安全感，并且找到能舒缓或控制痛苦或混乱的策略，即使是一点点也好（Fiske，2008）。又例如，在当事人在意与回想他和亡者交往的片段时，咨询师会是肯定、支持的，因为亡者的生命不应从当事人的心中全部删除。但是，咨询师也会引导当事人思考，如何用其他方法，让亡者继续活在当事人的记忆中。或者，SFBT咨询师除了一般化当事人失落的各种反应外，也会允许当事人停留在失落的悲伤中，并提醒他们照顾自己的健康（Berg & Dolan，2001）。甚至，咨询师会鼓励面对失落议题的当事人渐进恢复平常的活动，或者让哀悼变成一个主动的行动，或者慢慢成为日常生活中重要但非全部重心的"一部分"，因为走过哀悼以及让生命往前走，乃可同时或单一进行的。当然，所谓的"放下"（let go），乃与"遗忘"（forget）或压抑是不同的，SFBT咨询师也会与之检核（Hansen，2005）。

学会懂得与问题共处及自我照顾的当事人，不仅能够评估情况及执行日常生活所需，在提升个人与社会适应性之后，还能与目前的情况共处，减低任何生理或心理可能的伤害，并尽可能维持生活的完整独立性及满意度。如此一来，当事人往往会产生一种自我效能感，在面对未来可能发生的一些危机情况时，更能相信自己具有一定程度的应对能力，进而使其增加"自我控制感"。这种自我控制感对于减降危机所衍生的各种焦虑与失控感，是特别具有意义与助益性的（Johnson & Webster，2002）。

简言之，由于SFBT相信"改变"是无法避免的，而危机事件对于当事人正是一个改变，因而SFBT对于危机事件的看法，即为一种"化危机为转机"的重新建构。因此，SFBT所呼吁的，不是所谓绝对的正向光明面，而是寻求应对生命种种可能性之所在（Berg & Dolan，2001）；面对危机也正是一个发展新力量并同时重整原有优势的转机（De Jong & Berg，2012）。甚至，O'Connell(2001)还强调 SFBT 试图帮助当事人建构的是：以新的、较有希望与力量的、较能平衡与适应社会脉络与结构的方式来渡过危机。更加可贵的是，当事人经过 SFBT 所带动的改变，不是肤浅的、表面化的或治标不治本的，反而乃具有较为持久、深层思维模式改变的效益。

二、焦点解决短期治疗应用于危机干预的介入流程与技巧

在 SFBT 的技巧部分，各种具代表性的问句如：奇迹问句、例外问句、应对问句、评量问句、关系问句等；而常见的基本技巧则包括：仔细倾听、注意可能性的征兆、回响当事人的关键字与并入当事人用字、开放式与封闭式问句的使用、简述语意、一般化、重新建构、注意当事人的非口语行为、赞美、确认当事人的知觉、自然共情、聚焦于当事人身上、探索当事人的意义等。特别是，SFBT 非常希望通过"倾听、选择、建构"来与当事人建立合作协力的互动，并建立共情基础。"倾听"表示咨询师会非常仔细地扫描、捕捉与倾听当事人发言中，有关以解决之道为焦点的可能性征兆；"选择"意指在晤谈中某一当下的时机，从所注意到之诸多可能性当中，挑选出最为有用的内容来加以回应；"建构"则表示咨询师会形成一个简述语意或问句（通常两者皆会有），于下一次发言中提出，以邀请当事人朝建构解决之道的方向迈进（De Jong & Berg，2007）。由此也可见"语言"这一工具对于 SFBT 的重要性。

由于危机情境的特殊性，SFBT 于危机干预的应用上，因根据一般晤谈的基本流程及基于前述对危机干预的信念，在实际操作的技巧、步骤等处理上也有一些弹性转换之处以及需要特别掌握的原则。兹分别说明如下。

（一）建立关系并维持正向晤谈气氛

SFBT 咨询师在一开始时，便企图增进当事人的尊严及自尊感。由于处于危机中的当事人刚来到晤谈室时，有时会表现出担忧、无望、自责、警戒、不知从何说起的状态；或者会害怕被评价与焦虑于不知道会发生什么事；或

者忧虑自己的情绪是很独特异常的；甚至会觉得自己被问题淹没了。于是，在晤谈的一开始，当事人所关心与吐露的重点多在自身过去历史及错误疏失的层面。所以，如何让当事人感到放松、放心或稍具掌控感的过程，是很重要的开场原则，咨询师需要让当事人觉得自己安全、舒服并较有能量去开始表达自己的问题（Lipchik，2002；McNeilly，2000）。

为了能开始建立正向的晤谈气氛，在一般开场时，咨询师多半需要作角色的说明并致欢迎之意，同时，说明 SFBT 的进行方式为：在晤谈进行 40 分钟后，有 10 分钟的暂停；于暂停时间中，咨询师会自行沉淀整理或与单面镜后的团队讨论；再于最后 10 分钟时，给予当事人反馈。通常，咨询师手中会有一些当事人的基本资料、初次晤谈记录或转介来谈的资料，但是SFBT咨询师却会以不同的方式来运用这些资料。咨询师除了会介绍自己给当事人认识并说明对方如何称呼自己之外，也会询问他们希望如何被称呼。

如果当事人的情况是大致平稳的，咨询师可以先使用一些问句来了解当事人的生活背景，像是：如何利用大部分的时间？喜欢什么？擅长什么？工作性质为何？何以能胜任这样的工作？有哪些家人、朋友？朋友及家人特别欣赏当事人什么？这样的问句除了用来开启话题之外，还能从当事人的回答中，收集与观察一些可用来建构解决之道的讯息及资料。因为在回答这些问题的同时，当事人已经开始表露"什么"或"谁"对他们是重要的，也显现了他们的优点、付出的努力和所拥有的力量之所在。这样的观察及问句让当事人能暂离问题，开始接触自己生活中 OK 或不错之处，也促使咨询师能够先与当事人这个人而非他的问题做连结，并且还将当事人置于一个专家的位置上，而表达尊重与看重属于当事人的一切（De Jong & Berg，2007）。

一些当事人在需要寻求专业帮忙时，很可能会觉得沮丧或丢脸，其生理的状况也常超过当事人所能控制的范围。SFBT 咨询师常会告诉当事人：会来寻求专业协助想必是面临很困难的问题，因此懂得运用专业协助必定是值得肯定之举。如果，咨询师感觉到当事人明显的焦虑，咨询师则会提供"一般化"的信息，例如：

来晤谈对很多人来说都是很不舒服的。

要对陌生人说内心的事是很有挑战性。

然后再关怀地问候当事人：

现在做些什么，会让你觉得比较舒服一点？

需要知道什么相关信息，会有助于你开始咨询？

亦即，将当事人视为一个"人"而非"病人"，以一般化与支持的态度对待之，让当事人觉得个人的状况稍可掌控后再开始谈论其他主题；而这一态度本身，往往已经具备了疗效（Lipchik，2002；McNeilly，2000；Sharry，2001）。

有时，处在危机事件影响中，一开始当事人会表现退缩的行为，像是不太愿意说话。面对这样的情况，咨询师可多注意当事人的非口语讯号，同时，先询问与确认当事人此刻的经验为何，并再次保证咨询师对他们的关心：

从你的表情我可以看到你非常紧张，我猜想你是不是一直回想刚刚发生在你身上的事情。我希望你能知道我非常愿意听你说任何你想说的话。（De Jong & Berg，2007）。

　　若有必要时,也可以引导当事人做一些简单的深呼吸,以建立一个支持了解与渐进平静下的咨询气氛(Steiner,2005)。倘若,当事人在危机中觉得非常混乱到无法说话,咨询师也可以只是坐在当事人的旁边,不发一语地陪伴。光是咨询师的出现与存在,以及间歇性地表达咨询师的关心与耐心,亦具有安慰效应(De Jong & Berg,2007)。当事人若能开始将其感受诉诸文字时,便可慢慢重拾控制感,这对当事人常是很重要的。所以,咨询师要记得短期治疗的一个首要原则:"缓慢进行"(go slowly)(Fiske,2008);尤其,当事情是很缓慢地在移动时,咨询师就更要"缓慢进行"(Harry,2011)。

　　换句话说,咨询师除了说明 SFBT 的架构与基本的场面构成外,建立一个尊重与赋能的咨询气氛与晤谈基调,是一开场时最重要的意图。理想上,咨询师与当事人之间的关系应形塑出一个接纳、关怀、了解、尊重、舒适、感性的正向情绪气氛。咨询师特别需要以一种不评价、不挑战、不面质、非未卜先知的姿态来对待当事人。如此,咨询师接下来才容易把晤谈的焦点转移至了解当事人主观世界、当事人现在与未来的议题及其正向资源与力量等面向上。当然,正向晤谈气氛是必须持续经营的,在配合当事人的情绪状态与可接受的方式下,于整个晤谈过程中皆需维持检核与营建的努力,而不是一旦建立后就不再注意或加以扬弃(Lipchik,2002)。

(二)接纳与转化当事人的情绪

　　于处在危机中来晤谈的当事人,往往无法像一般当事人那样沉稳。如果当事人是受惊吓、愤怒或哭泣不已的,咨询师展现出"自然同理"及"一般化"的态度,是很重要的。所谓自然的同理,是指咨询师能在"感同身受"的层次上进入当事人的思考、情感与行动的主观世界,且不会迷失其中或陷于同情,或是过度解释当事人的情绪涵义。而 SFBT 强调的"自然同理",则是指咨询师整个人都自然地呈现对当事人的整体共情,例如:点头、关怀的语调、尊重地等待当事人思考的沉默、复述当事人的关键字、反应当事人所在乎的内容,而不是一个单独切割而出的技巧而已。亦即,SFBT 咨询师,会对当事人的情绪有共情性的回应。因为共情性的回应能够帮助咨询师了解当事人情绪与行动的运作是如何产生,并且能激发咨询师思索如何帮助当事人改善自身情绪的技巧(De Shazer & Miller,2000)。SFBT 咨询师要能敏锐于当事人的情绪,了解当事人情绪的意义,而能在情绪与认知的层次上适当回应之,包括当事人的在意与目标,而非窄化地只回应当事人情绪的层次而已(Biestek,1957,引自 De Jong & Berg,2007)。

至于"一般化",即是咨询师将当事人在危机创伤事件后会有的所有症状,视为一种很自然的现象、可以理解的反应,而非以病理学的诊断来界定之。咨询师也会适时以人生发展阶段与事件的性质,来一般化、常态化当事人的情绪,以帮助当事人不过度扩散其情绪的效应,并能减低担忧自己过于特异独行的恐惧。所以,咨询师面对当事人的种种情绪、反应与挣扎时,常会以"当然"、"是的"、"我能了解"、"这是让人可以理解的"的接纳态度来与之对应(De Jong & Berg,2007;O'Connell,2001)。常常,咨询师也会用"暂时的阶段性变动"类型的词汇略修当事人"永久无法改变"型的用字,如:"在发生地震后的一段时间内,多数人对余震都特别有反应";同时,会以"可预期"、"偶尔有正向经验"的语言,取代当事人的完全失控感与无法忍受的描述,如:"思念有第三者的男友的那种感觉,有时会强些,但有时也会弱些,是吗?"。凡此,都是一种轻轻扶起当事人的重要一般化回应(Fiske,2008)。

"重新建构"也是一个重要的介入,常运用于辨识当事人各类情绪背后的正向涵义。因为 SFBT 相信:每种特定情绪的背后,正可反映出当事人的正向特质,或是问题的正面价值。例如,一个人会有自责的情绪,是因为他负责,有道德感;一个人会觉得焦虑,是因为他有现实感及想要行动的欲望;一位太太会悲痛于先生的突然过世,是因为这悲痛中有着对先生深层的爱与眷恋。其次,SFBT 还将情绪视为当事人"希望自己在生活中更能获得什么"的一种反应。所以,咨询师对于当事人的情绪,可能会如此思考与引导:在当事人有被压迫的感觉,正反映了当事人在乎的是什么,而忧郁的情绪反映了当事人在意错失了什么,恐惧的情绪则是因为当事人害怕失去什么、想要保有什么。咨询师还会鼓励当事人看重这些情绪的意义与重要性,接纳这些情绪的存在,然后协助当事人找寻现在能够开始去努力追求所欲的目标与方法(McNeilly,2000)。又例如,Macdonald(2007)重新建构当事人的自杀行为是一种"结束事件"的手段,而不是要"结束他们自己",即自杀行为可能是一种有目的之行为,值得探究其背后真正的目标或想解决的问题;而自我伤害或可视为是"一个人在该情况下暂时找不到其他解决方法"、"生气和知觉到自己没有任何的支持与帮助"、或"想要停止受伤的方式"的一个求助行为,或者,可能有一个重要理由于背后,如:希望他人与事情改变,甚至只是想要从无法忍受的痛苦中脱身(Berg & Dolan,2001)。

举例而言:

当事人:我还没有采取自杀的行动,是因为我很困惑,到底要不要这样做。我有点混乱于我的困惑啊。

咨询师:至少,困惑是一个让你还活着的、很重要的原因与力量。

又例如:

当事人:我如果被裁员了,我就要去死啊。我没有办法养家啊。现在看起来就是我会被裁员啊,我没有希望了。

咨询师:你认为目前看起来被裁员的机会是大的,这是让你现在觉得担心与没有希望的。而我也看到,你最为在乎的是,你想要有工作来养家。

若时机合宜时,咨询师也可以用类似的问句,引发一般化与重新建构的问句:

你觉得同时面对这么多事情发生,若别人也是面临这样的情况,你觉得你的反应会是跟他们差不多吗?

我知道你担心你孩子这样的行为。那你觉得你的孩子跟时下的年轻人,有多少比例是一样的?

你不知道,嗯,那么你如何可以得知其他的父母是怎么样处理类似的情况呢?

SFBT 咨询师真诚、关怀、坚定的言行,以及自然地展现一般化、自然同理、重新建构以及确认当事人的知觉等态度,将会使当事人相信咨询师是真心关怀他们,并愿意了解他们的主观经验的,进而减低当事人常因危机而产生的孤独感,而后再让当事人通过语言的表达,帮助当事人确认与检视自己的经验,并助长其掌控感(De Jong & Berg,2007)。尤其,咨询师对当事人情绪的共情与一般化的回应,本身就示范了一种如何辅导情绪的方法以及面对生命的宽容、接纳(De Shazer & Miller,2000)。而重新建构的回应,往往在发挥接纳当事人负向情绪之效果的同时,还具有深度肯定当事人的作用,使当事人在觉得被了解、接纳的同时,还滋养出心理的能量。同理心是穿透生命的经验,通过所有的晤谈历程,专心倾听当事人的一切(Berg & Dolan,2001)。虽然 SFBT 不会把情绪独立分割来处理,但是共情与接纳当事人的情绪,仍是 SFBT 于所有晤谈过程中重要的态度与任务。咨询师若不能持续地共情、接纳当事人在危机中的任何情绪反应,或者当事人觉得咨询师并不了解其情绪与经验时,晤谈将无法产生让当事人朝追求个人目标或问题解决的方向前进之意愿,而阻碍后续"解决式谈话"的推展与进行。

活动 BOX 3－1：情绪的接纳与转化

进行方式：

1. 于 SFBT 训练课程中，咨询师按四至六人一组。针对以下案例的叙述，讨论如何以一般化、重新建构、简述语意等技巧回应之，并尽量能撷取当事人的关键字于其中。

2. 每一组派一位代表分享小组讨论的结果。课程领导者则予以肯定、修正或补充。

3. 接着，请各小组中的一位成员扮演当事人，将前面案例自述的内容，用角色扮演的方式，口语化地表述出来，但无须按文本顺序，可分成几个小段落分批进行。

4. 当事人每表述一个小段落后，小组中轮流有两位成员，依照当事人该段表述的内容，选择以合适的简述语意、一般化、重新建构等其中一个技巧加以回应。当事人则接着下一段叙述。如此进行 4 至 5 次。

5. 结束角色扮演后，扮演当事人的成员发表感想，其他小组成员则进行讨论与心得分享，并提出相关意见。

6. 最后，课程带领者予以回应。

案例简述：

高三的小玲："我很不想回家，回到家里只会看到我爸妈为了离婚老是吵吵闹闹。你知道吗，我爸外遇被我妈发现，我妈疯掉了，整天一直哭，看到我就问我，爸爸是不是又去找外面的女人，一直说她为了家付出这么多却被爸爸这样糟蹋。好不容易爸爸回来，妈妈煮饭要三个人坐下来吃一顿饭，却又要演得好像什么事情都没有发生,假装一家和乐的样子。我好难受！因为他们明明讨厌对方,我却要配合演出家庭幸福的样子,也不能回房间,两个人在餐桌上只会一直叫我要努力念书,好假、好恶心。他们自己的问题都搞不好还要我念书,只会问我念书、念书,烦死了。我又不是考试的机器,成绩好、第一名又如何？考上大学又如何？还不是爸爸不要这个家、妈妈搞到忧郁症吃药,整个家都不像家了,只是一个空壳罢了！"

　　技巧举例:

　　一般化:"爸爸妈妈的婚姻状况,特别是争吵,的确会对爱家的孩子有很大的影响。"

　　重新建构:"从你的难受中,我听到你很看重这个家,希望这个家不只是一个空壳而已。"

(三)未知地理解问题的意义,并开始探寻目标与资源

1. 以"我可以帮什么忙？"作为起点

当处于危机中的当事人可以略为平稳地、稍有掌控感地开始以语言表达自己时,SFBT咨询师便会试着从当事人的"问题导向"谈话开始朝"解决导向"的谈话前进。咨询师会尽可能在每个开场的时机,就以下列方向的问题来提问:

我可以帮什么忙？

是什么让你来到这里？

你对咨询的最大期待是什么？

你认为晤谈可以带来什么不同？

当你觉得不需要再来咨询时,你希望那时你的生活是有何不同？

你的好友(家人)会认为,现在什么事情会是对你最有帮助的?

对于非自愿前来且处于危机中的当事人,则可询问:

你被送来这里是因为(某人)希望你有什么不同?
你要如何可以离开这里,不用再来?

这类的问句会把咨询师放在一个"未知姿态"的位置,使咨询师可以开放地专心倾听出当事人在危机中的遭遇与痛苦下,希望通过咨询获得的协助为何,而非预设处于危机中的当事人一定得获得什么样的协助。同时,这样的问句也传达一个讯息:当事人是他生命的专家,他对自己的未来是可以有一些掌控的,即使这掌控感目前看起来很微小(De Jong & Berg, 2007)。

有时,在危机中的当事人会先描述自己的创伤事件与反应,甚至在回答开场的问句时,咨询师已得知他是否有过自杀的念头。但是咨询师的工作重点,仍然是特别注意当事人的知觉以及他所使用描述问题的方式与字句,并尝试询问与了解:什么事物或什么人对当事人来说是重要的? 当事人会想看到的改变为何? 以及第一个会看到的改变征兆为何? 换言之,SFBT会在当事人的参照架构内工作。咨询师一定要采取好奇、未知的姿态来询问、倾听以及确认当事人的观点,并尽可能地理解与尊重当事人所使用的语言。SFBT咨询师需倾听当事人"这个专家"的观点,不预设自己已然了解当事人的目标与资源,或不自陷危险地假设自己已然知道当事人的观点与某经验对当事人的意义。有意义的是,在这个晤谈初期的问题描述阶段,了解当事人的在意与期待,会是建立合作关系最快的方法(De Jong & Berg, 2007;Fiske, 2008)。

2. 以"问题如何影响你?"了解当事人如何与问题互动

有些当事人前来寻求解决他们的问题时,会主动诉说或滔滔不绝地抱怨他们的问题或所处的危机。由于当事人的思维是流动的,SFBT 咨询师会先使用开放式的问句或没有预设立场的回应讯息,通过咨询师与当事人相互确认的过程,协助咨询师澄清与理解当事人的情况。在此过程中,当事人也会有机会反思自身的观点与情况,并会回应、探索、再思考以及努力地将他们的想法置于语言中,而使双方能了解目前问题对当事人的意义,以及当事人如何与其问题互动。甚至,有时在彼此互动与理解问题的过程中,就会出现一些扭转当事人想法的因子了(De Jong & Berg,2007)。所以,在问题描述阶段,除了了解事情发生多久,频率次数,程度,人、事、时、地、物的细节等背景资料外,为了了解当事人的内心参照架构与主观看法,咨询师可多询问当事人(De Jong & Berg,2007;Hansen,2005):

你怎么得知(或判断)这是一个问题?

这个问题如何影响你?(或如何改变了你?)

看到孩子割腕的行为,你的感觉是什么?

看到太太想用自己的生命来抗议,你的解释是什么?

你认为你的生命何以在此刻会出现困扰?

历经地震如何改变你的人际关系(或生活的环境、你对未来的选择)?

你没有因为此危机事件而改变的是什么(或仍然保有坚持的是什么)?

对你来说,控制自己的情绪何以会是个困难?

对你来说,孩子的功课和先生的愤怒,先处理哪一个比较重要?

有时,当事人会询问咨询师要如何说明自己的状况,咨询师可以回应:"你觉得如何说你的故事,更能有利于我来帮助你?"咨询师可以引导当事人思考:在晤谈有限的时间内,如何表述自己的故事才对自己最有帮助,以使诉说问题亦为一个"自助"与"自我决定"的历程。此外,咨询师记得在暂停之前,可询问当事人:"在结束晤谈前,还有什么要让我知道的? 有什么你认为我知道是很重要的?"如此给予当事人一个补充的机会,而使咨询师知道当事人认为对其重要的信息,此时当事人的问题描述也往往是精简扼要的(Harry,2011)。

换言之,SFBT 咨询师会倾听与接纳当事人自发表述之对他个人有意义的、重要的、深入的背景故事的诉说,也会协助当事人厘清个人与问题互动的脉络(包括发生的过程与频率)及其主观诠释,以促使当事人更为确认与接纳困境的所在及影响。在此同时,咨询师亦会初步聚焦与确认当事人所欲的改变、目标或在意之处,并使当事人开始接受现实而更能为改变做预备。虽然,当事人在此时,常会有不同程度的负向情绪之表露宣泄与被理解接纳,但是,也常会有初步的转化,甚至开始能肯定自己自发应对困境的能力与方式,并开始对危机或困境产生新观点(许维素,2009)。

3. 欣赏信任地询问:"你试了什么方法?"

一旦当事人能表达自己,或咨询师有机会展现理解与关心时,咨询师就可以开始询问当事人曾经使用过什么方法来处理这个情境。通常,当事人来晤谈前已经尝试了一些方法,当中或多或少有些成功经验,因此,询问当事人到目前为止对其问题已做的尝试,会是一个好主意,这能让当事人体会到他不是只处于"挨打"的状态,而是有主动出击的时候。咨询师可以用下列问句来探讨"晤谈前的改变":

你曾试过什么方法吗?

你做了哪些事来应对这个情况?

你曾经跟谁讨论过这个问题?

我们都知道结束生命是你不得已的最后选择。之前,你还试过哪些其他方法,是有稍微解开问题的?

你曾做了些什么让你有些不同,或是使你自己能多少回到稳定状态(不再想自杀)?

对于想要割腕的这个冲动念头,你曾经试过哪些方法去控制它? 效果如何?

在这么多方法中,哪一个方法最为有效? 何以能够产生那一点点的效果呢? 还需要发生什么,这效果就可以再增加一些?

虽然有些当事人能说出自己尝试处理的方式,但通常当事人会觉得这个方法并没有把危机立即全面解决掉。但是,问"对此问题你试了什么方法"的问句乃传递了当事人有能力胜任、或有能力促使好事情发生以及拥有一些资源的讯息。通过咨询师讶异地表现出佩服当事人已经为自己、为环境所做的一切时,将很能在开场的问题描述阶段中,制造有关当事人力量与优势的话题,进而增加了开启解决式谈话的可能性(De Jong & Berg,2007)。

你怎么能够想到要用这样的方法去尝试呢? 有没有为自己所做的感到惊讶?

你是具有什么样的能力,才能够去做这些尝试?

如果你没有去尝试这些方法,现在的你又会有什么不同?

谁最能欣赏与感谢你曾试着在处理这个难题? 他会欣赏些什么?

咨询师采取"未知"的姿态时,将从当事人具体的例子中得知其小小的、成功的经验,以及以往促使他们产生成功的力量与方法,而运用于接续的谈话中。但是须特别注意的是，这里所谓的成功，并非成功地把所有问题全部解决的方法，而是指当事人小小的"努力、尝试、意图与用心"，是已经存在的、值得当事人看到及继续保有的一些力量与资源，而这些力量与资源即是咨询师可以进一步深究与扩大来协助当事人解决问题、达成目标的起点。

4. 以"你希望有些什么改变?"来开启目标形成的对话

在晤谈过程刚开始的目标形塑阶段，咨询师在心中必须秉持着一个思维："在当事人来到这里与咨询师晤谈时，当事人认为自己生活中有什么是需要改变的?""你希望有些什么改变?"的这个问句，将能开启形成目标的对话。这类"希望自己的生命中有什么不同?"的问句，将会大大地帮助当事人"开始去想"渴望的目标及达成的方法(De Jong & Berg, 2007)：

你说你什么都不在乎了，这让你觉得无意义。……所以，你希望自己可以有在乎的人、事、物，是吗?

询问一位处于危机的当事人"最想先改变什么?"的问题，即是 SFBT 与其他派别不同之处。SFBT 不会沉溺于问题导向的谈话，尤其对处于危机的人来说，问题导向的谈话往往会使当事人觉得自己已被整个危机事件淹没了。实际上，询问当事人"在目前如此痛苦的情况下，希望此刻能有一点的小改变为何(即使是很小很小的改变)?"的目标形成问句，乃同时传递了一个非常重要的讯息：当事人对自己的未来仍是拥有一些掌控力的。这对一个处于危机中的当事人来说，是非常重要的，也是他非常需要立即获得的力量。同时，目标形成问句还会协助当事人开始知觉与形成生命的各种可能性，至少能提高当事人的自信，改善他的心情，而愿意开始采取行动改善他的问题。正因为 SFBT 相信处于危机中的当事人仍然拥有想要什么的能力与动力，所以在遇到危机中的当事人时，SFBT 并不会自动跳跃到理论上认为应该推进当事人改变之处，也不会一味引导当事人建构咨询师自行设定的目标。反而会很"同步"地跟随当事人目前的状态，探问当事人此刻心中的愿望而尊重之，希望通过盼望及行动的元素，让当事人重拾对生命合理的掌控与期盼。

常见当事人的问题描述通常混杂了问题原由何在以及问题与当事人如何相互影响的论点。咨询师会承认、接纳当事人多样问题的复杂度与难度，但是咨询师仍会同时直接地询问："这些事件中，你认为最重要且最需要先发生改变的是哪一样？"如果当事人回答"几乎都是"，咨询师则会接着问："在你的生活中，第一个需要改变的又是哪一个？""哪一个问题先改变，会有助于其他问题的解决？"这样的问题会再一次以"当事人的观点"及"尊重当事人的自我决定"，逐步引导当事人厘清目标并建构解决之道。

Berg（1989）曾强调，若要帮助一个人改变，需要先获得他的注意力，而要获得当事人的注意力，则需要能捕捉到对当事人而言相当重要的、在意的、有意义的、真实存在的人事物，并善加运用推动之，这是协助想自杀的当事人的重大原则（Fiske，2008）。若当事人可以回应出他想要的目标是什么时，咨询师便可使用"假设问句"继续追问。亦即，若当事人能回答这些假设问句时，晤谈便开始朝解决式的谈话迈进，此时，也会形成与当事人于本次晤谈的共同大方向（common project）（Harry，2011）：

如果你的问题解决了，那将会是怎样的情况？你会与现在有何不同？

那时你会做些什么不同的事情？这样做又会带来什么不同？

别人如何能得知情况已经好转？谁会先察觉你的改变？接下来又是谁？

还有什么其他的事会改观（改变）？

还有呢？

明显可知,SFBT 所坚持的一个信念是:当事人所遭遇危机的严重性,
"无法"成为预测当事人能否开始建构目标的指标,因而 SFBT 的咨询师"不
会"以危机事件的严重性及当事人出现的症状,来形成对当事人的诊断与假
设。不过,从当事人回答目标的过程中,咨询师同时也需要了解与"评估"
(assessment)当事人的安全性,以及在此时当事人是否有能力去执行目标形
成的运作(De Jong & Berg,2007)。

活动 BOX 3－2:正向开场的练习

进行方式:

1. 四人一组,一人扮演有情绪困扰的当事人,另外三人皆为咨
询师。

2. 请当事人开始诉说来谈议题后,咨询师们其中的一位,以一
个 SFBT 的技巧予以回应。一次只有一位咨询师进行回应,之后
当事人接着回答。咨询师每次回应尽量为不同人。此步骤进行约
15 至 20 分钟。

3. 咨询师们回应的方向与技巧,即以前述的"我可以帮什么
忙?"、"问题如何影响你?"、"你试了什么方法?"、"你希望有些什么
改变?"等正向开场的大方向为主,并且修改本文中所列举的各例
句予以提问。

4. 活动停止后,请扮演当事人者分享其经验,小组成员也针对
过程进行讨论。

5. 之后,小组可以再更换扮演当事人者,并进行一至两次的演
练及过程讨论。

5. 以"一定有一个重要的理由"，来探知当事人真正的目标

当自陷危机的当事人，说出他们想要但似乎为不健康或危险的目标时，SFBT 咨询师仍会认真地看待、尊重并询问："你一定有一个好理由，才会觉得一定要做这个举动……可以告诉我吗？"这样的问句会让当事人产生奇妙的回旋空间，因为这向当事人表明了：你是一个理性的人，所以会做出令人不解的行为（像割腕），一定有很好的理由。往往，当事人便会就自己的意图与行为，提出非常合于其主观世界的解释。如此，咨询师不仅能以这样的方式开启对话、展现尊重，也能真正进入当事人的主观世界，与当事人建立正面合作的关系。其他变化的句型（Berg & Dolan, 2001；De Jong & Berg, 2007）如：

这个行动对你何以如此重要？何以如此具有意义？

关于此，聪明的你，请告诉我，割腕的行为对你会有什么帮助呢？

我很好奇，你怎么愿意为外遇错误的他选择自杀，你是怎么下决定与判断的？

让我了解，你在这样的情况下是怎么熬过来的？是什么让你在这样的情况下，仍选择坚持要这个目标？

SFBT 咨询师采取未知的立足点，并认为，虽然当事人选择了一个别人眼中认为不适当的选择，但这在当事人之主观参照架构中一定是有其意义的，而且，SFBT 也相信当事人有能力准确察觉自己的世界，并能对自己的观点做有意义的陈述。如此尊重而好奇的态度，将会协助当事人深入而明确地了解什么是他真正想要的，而能进一步选择合于心理健康、法律及伦理的行动策略。

换言之，如上述，在当事人做决策前，咨询师先与当事人一同探索当事

人的矛盾反应以及愿意进入咨询的承诺（commitment），并且"温和地挑战"（gentle challenge）当事人的某些观点，与当事人进行目标协调。问题对当事人的重要性在于：当事人如何看待该问题、如何看待自己、如何决定参与解决问题。若当事人被赋予选择的机会时，他们往往更能做出好的选择，或者，若当事人注意到自己的行为并不能达到他们真正要的目标时，将开启新的思考与改变的空间（De Jong & Berg，2007）。可贵的是，当咨询师能尊重与相信当事人的观点是有意义时，也将使当事人更为其观点负责。

有时，处于危机中的当事人也会认定是过去的历史影响了他，而认为需要了解过去事件的影响。此时，咨询师可以询问（Berg & Dolon，2001）：

> 我可以理解，你想对年轻时发生在你身上的可怕事情做出合理的解释。假如你最后真的了解过去了，而此了解也令你满意了，那么，你会开始做些什么事是目前还没做的？
>
> 假如，你了解了过去，那么了解与不了解，对你可能会有什么差别？

如此，当了解历史所产生的差异被讨论得越多，越能有机会找到当事人真正要的目标，也越能找到当事人可先做出的改变。

同样的，"一定有一个重要的理由"的观点，也可运用来探讨当事人"何以要活下去"的意义，往往这也会反映出当事人在意的目标与人、事、物。常见有自杀意念的当事人，会同时有"想死去"与"想存活"的两种念头并存，SFBT会积极协助当事人发现、确认、强化自己想活下来的理由，让当事人重新找到生命的吸引力、生命的意义或生命的满意度，成为一种内心的资源，而阻挡想死之力量的影响，减降其自杀危机。专注于活下去的理由，常会大大地帮助那些认为自杀是唯一解决之道的当事人（Fiske，2008）。

（四）积极运用"应对问句"及"例外问句"，鼓舞实时有效的行动

1. 应对问句的介入，是危机干预的重要优先选择

（1）以应对问句发掘生命宝物

在危机或高情绪中的当事人，很有可能在一开始晤谈时，无法想象与回答他们想要什么改变或进入奇迹问句的引导。若咨询师一直邀请当事人谈论未来如何更好些的目标，当事人可能无法接受，甚至会觉得咨询师不理解他。所以，此时咨询师可以尝试引导他们觉察生命中既存的力量及资源，以让当事人的自尊、能量感及希望感提升时，当事人才比较容易跟随奇迹问句，并描绘与想象所要的目标与愿景。盼望，是需要能量承载的。创造希望与判断当事人的状态，即是咨询师的智慧所在。

应对问句的应用，即是提升当事人能量的最佳媒介：

到目前为止，你发现什么人、事、物对你会有一些帮助？

到目前为止，你觉得做了什么对你来说是有些帮助的？

你是如何熬过来的？

你是怎么能撑这么久的？

你怎么愿意持续努力（或不放弃）想要拯救自己的生命？

在这么慌乱的情况下，你是怎么帮助自己来到这里的？

你曾做了些什么来帮助自己？何以愿意？何以能够？

你如何使情况没有更糟？

此事件中你有这样生气、伤心的感觉，你都是如何安抚自己的？做什么事好让自己的罪恶感可以少一点？

在这件事情中，最令你感到困难的是什么？你又是如何渡过的？

这件事是你生命中最难受的一件事情吗？你何以能坚持下来？

应对问句对于觉得自己已经被危机事件所淹没的当事人来说,特别有意义。应对问句乃尊重当事人现在所知觉的无力感,但仍邀请他们看到自己如何存活、如何持续承受或对抗此一困境的小小资源、方法与力量。应对问句以现实为基础(reality-based),从对话中提取出微小且不可否认的当事人成功之处,并暗示当事人非常值得去讨论的既存成功与隐含力量。其实,应对问句就是探究既存例外的一种形式,因为应对问句的答案有时会成为拓展其他策略的重大基础。所以,应对问句将使当事人及咨询师可以共同探讨与发掘当事人为对抗危机所做的挣扎与努力。这将是一个相互协助的发现之旅,因为咨询师本来并不知道当事人的这些应对方式,而当事人往往也没有特别看重之(De Jong & Berg,2007)。

当咨询师以一种愿意了解的好奇与尊重的态度去询问当事人时,咨询师往往会听到令人感动的力量与人性尊严。应对问句非常难得的是,它不仅暗示当事人已发现、已做到一些有用的方式,还可以开始去适应因危机或创伤事件带来的影响与生活。同时,通过应对问句,咨询师对当事人自发产生的策略展现出尊重与看重,因而能将当事人专注在害怕、寂寞及惊恐的事件之心力,重新转向而专注于当事人已在为其生存所做的付出。尤其,应对问句帮助当事人充分觉察、探讨与了解自己自发而为的行动,这往往可使当事人发现自己已在"复原"的路上,而非如想象的那样陷于原来认定的困局中。这些重要的觉察将会协助当事人建构对抗与处理困境的希望与动机(De Jong & Berg,2007;Hansen,2005)。

(2)具体深究与强化蕴含生机的日常行动

对于处于危机的当事人,应对问句特别要放在许多非常小的、不起眼的、但确实是真实的已经执行的生活细节上。例如,当事人一直受到失去亲人的影响,咨询师不必试图让当事人从丧失亲人的悲伤历程中转移到别处,而是去了解目前什么样的事情,会对他们有一些帮助。好比当事人如何发现降下窗帘让房间变暗是有帮助的？整天待在室内的帮助又是什么？或者,如果进行某些仪式化的行动,是否具有一些意义？进而慢慢引导当事人在此事件后找到有助于自己的方式,甚至是一个长远有效的策略(Berg & Dolan,2001)。或者:

　　我知道你先生过世后,对你影响很大……但是,你早上是如何让自己起床的？如何面对新的一天？这对你来说困难吗？你是怎么帮助自己做到的？

　　何时睡觉可以睡得长一点？有睡觉时跟没有睡时有什么不同？在这么难过的情况下,上次是怎么帮助自己睡着的？

　　强调每一天、每一片刻的应对,是很重要的,因为对身陷危机与挫折的人来说,能起床、吃饭、穿衣、出门,都是需要花费很多能量的(De Jong & Berg,2012;Berg & De Shazer,2004)。

　　再者,应对问句更可着重于当事人未曾看重但却蕴含生机的重点。例如:

　　你有多常想到要自杀？想到自杀的时间比率有多高？何时不会想到？那时你在做什么？
　　你做了什么让自己在此事件中活了下来？活下来的意义是什么？

　　这个方向的应对问句,将可以让当事人发现他并不是无时无刻被可怕的念头所盘踞。有时,咨询师还会惊讶地发现,有些当事人竟然可在两次的沮丧之间去做些上班、接孩子、煮饭等有功能的事。当咨询师注意到当事人在痛苦中仍能做些"不一致"的日常行动时,便可以直接提出(Fiske,2003;

Hansen，2005)：

  在你目前觉得自己是如此忧郁的情况下，你是如何能继续照顾好孩子的生活及日常所需的？

  面对此一巨变，对很多人都是会打击很大的。你又是如何照料整个家庭的呢？

  发生被人骚扰的这件事，对你的影响是什么？你当时做了什么而没有让更糟、更差的事情发生？之后，你是如何能让你的生命扉页可以开启另一章而包含了其他面向？

  想象一下，处于危机的当事人常常觉得忙了一天、花了很多的能量，却仍在原地打转，这种没有进步的感觉自然是很令人挫折的。若再加上有其他人指责当事人没有任何进展时，往往会令当事人感到更为痛苦。当咨询师能以一种真诚、好奇的态度来询问应对问句时，当事人往往会有不可置信的惊讶(Berg & Reuss，1998)。当然，要有心理准备的是，有些处于危机中的当事人可能会否定咨询师询问应对问句的意义，这是很正常的反应，因为他们只是"暂时"还没有发现应对问句所意图询问相关举动的意义。咨询师之后可以再试着强调这些举动的可贵性。倘若当事人很认真在思考回答时，咨询师便可立即引导当事人去思考这些已然是例外行动的细节，去发现被当事人忽略的力量，或是找到让当事人没有更糟的资源(Berg & Reuss，1998)。亦即，当当事人提出了一个小小的应对例外时，咨询师要以"关系问句"、"振奋性引导"及"差异问句"来多加停留探讨(Fiske，2008)，例如：

  你当时怎么能做到的？
  你第一步先做了什么？

你是怎么告诉你自己的？

还有什么力量帮助你做到的？

你的家人会说，你这样做了会有什么不同？

你的先生会说，你是如何熬过这种种的挑战的？

周围的人看到你的力量时，会如何表现出他们对你的这个发现？你又会如何坚持保持这个力量？

在这件可怕的绑架事情发生的当时及之后，你觉得你做了什么对的事情？你是怎么想到的？你是否觉得这些事要继续多做？如果多做会有什么不同？

（3）应对能耐是危机评估后立即多用的策略

SFBT 咨询师需持另一个非常重要的信念是：处于危机中的当事人已经花了很多力气让自己没有更糟了。询问应对问句（如："何以能在有自杀念头时稳定了自己？"），可以帮助当事人看到他是如何帮助了自己没有变得更糟。即使当事人没有太大的进步，但是当他能确认、欣赏、珍惜、感谢自己的付出或与困难对峙时，他将位于一个比较好的位置去做改变。特别是危机中的当事人往往无法学习新的策略，而应对问句之答案中的策略，往往是当事人"立即"可以再多加应用而不让自己更糟的策略（Berg & Reuss，1998）。

积极探问与优先使用应对问句，将能把晤谈焦点转移至自发的应对策略上，不仅具有深度共情与鼓舞性，又有立即可行的具体行动策略，帮助他们动用自身优势，重建对其情绪与生活之掌控感，进而能协助当事人承受生命不可预期的挑战。在之后的反馈阶段，咨询师会将应对问句答案中当事人所在意的人、事、物加以汇整、鼓励并提出，甚至连结更大的、原有的资源支持系统。这对处于危机中的当事人是特别受用的。当然，相对的，若当事人无法清楚找到有效的应对策略时，当事人也会容易自知需要更多其他外力的加入，咨询师也可于危机评估与介入上，更有把握地引用社区相关资源

(De Jong & Berg，2012)。

 活动 BOX 3—3：应对问句的体验

进行方式：

1. 三人一组，一人担任咨询师，一人扮演当事人，一人担任观察反馈者，进行系列应对问句之问与答的体验。

2. 当事人先述说一件最近让其后悔或难过一阵子的一件事情。

3. 之后，咨询师以下列问句提问，当事人则依序回答之，观察反馈者则记录当事人回答的重点及其关键字。

* 当你想到这事时，有些什么感受与想法？

* 是什么让你这么看重这件事？你觉得你最在乎的是什么？

* 这件事何时比较没有困扰你（或比较不会想起来）？何以如此？

* 对于这个事情，你曾经用过哪些方法来处理？这些方法各有哪一些小作用？

* 你何以愿意去处理？

* 你怎么有能力去做到这些方法的？

* 想一想，你当时或后来曾经做了什么而让这事情没有更严重？你是怎么做到的？

* 你怎么能够做到这种种的努力？如果没有做的话，现在又会有何差别？

* 你的好友们会认为在你努力过的方法中，哪些方法是对你

特别有帮助的？他们何以会如此说？

　　＊你觉得如果继续做哪些事情，可能会对目前的你是有帮助的？

　　4. 于访问过程中，咨询师亦需要自然简短地运用简述语意、摘要、一般化或重新建构、明确性与一般性回应等技巧。

　　5. 于访谈结束后，观察反馈者以 SFBT 反馈的型式给予当事人反馈，并特别着重于强调当事人可再继续多去做哪些已经做到的应对策略。

　　6. 结束反馈后，当事人分享其回答应对问句的效果。三人并针对前述过程进行讨论与分享。

2. 深入赞美危机中的细微例外经验

(1) 例外吐露一线生机

　　SFBT 的咨询师需要在表示理解、接纳当事人的痛苦与挣扎的当下，同时也朝可能性与解决之道迈进 (Fiske，2008)。尽管处于危机中的当事人平日多沮丧不安，但是在这样的生活中，一定也有某些较为顺利的时刻或成功之处，或是已经做了些有效行为或产生正面的好事，至少，当事人并没有放弃对生命与生活拥有积极的意图。而赞美，就是让咨询师与当事人了解：这些顺利的、成功的情况与意图，是可以如何产生与维持的好方法 (Berg & Dolan，2001)。

　　赞美是 SFBT 核心的思维。赞美往往会让处于危机冲击下的当事人开始放松、深呼吸，甚至会滚滚落泪。赞美使人有一种自由性，可以恢复他的尊严，并且确认与肯定自己的需求。而且，例外问句中的振奋性引导："你是怎么办到的？"亦蕴含赞美当事人的姿态，肯定当事人做了一些有助其达成目标或下降危机严重度的有用行为，也表达了咨询师对当事人胜任能力的确认与假定。有时,对于极度受苦的当事人(如受虐者),除了可以直接赞美之外,还可以把当事人表现出例外之处的重点,当场用纸笔写下来,借此强化与暗示这些重点是如此有效,同时也表示了当事人的努力是特别具有意义、特别存有价值以及特别值得肯定的(Berg & Dolan,2001)。

"例外"往往是目标及解决之道的前驱之身(De Shazer,1990:90;引自Pichot & Dolan,2004)。例外可赋能地帮助当事人确认"生活中问题不存在、较不严重、发生较短的时刻",并可进一步帮助当事人发现一些当事人忘记了或是没有注意的技能与资源(Pichot & Dolan,2004)。甚至,例外问句还可帮助当事人与咨询师更加觉察到在当事人过去与现在的日子里,与其目标相关连的成功经验与有用策略。此外,例外的成功经验可以发掘当事人生命中确实有些美好的经验存在,而能令人产生愉悦的感觉,于是就易促使当事人觉得:未来能够拥有满意人生的可能性是存在的、是值得再追求与拥有的,而开始对未来产生希望感,进而增加对建构解决之道的兴趣。是以,无论当事人心情多低落,情况多复杂,SFBT仍然相信一定存在着不同层次与不同程度的例外。这对处于危机中的当事人,是相当有意义的(De Jong & Berg,2007)。

(2)深究意识多元层面的例外

多元、多层次的例外存在于历经危机的日子中,对危机中的当事人,咨询师可询问的各种例外包括(Fiske,2003,2008):

我知道这些日子你心里是容易波动的。但是在这几天中,有没有觉得有一些些平静的时刻(或与家人比较接近的、对自己的工作稍有满足的)?发生了什么事?当时你在做些什么?

在这几天里,对未来感到如此无望与痛苦的情况下,是否曾闪过对未来一丝丝的期许与希望(或对生活有一些些满意的地方)?

　　最近有没有一些时候,虽然情绪比较高涨,却没有产生"自杀是一个选择"的念头?

　　你何时想割腕,却选择没有去做? 你是如何做到的?

　　何时比较能控制想割腕的念头? 什么人、事、物能帮助得了你?

　　是什么让你仍然选择活下来? 是什么让你可以继续过日子? 你是如何想到的?

　　当自杀的念头来临时,你注意到它会停留多久? 你又是如何使这些念头消失离去的?

　　你拥有什么样的力量与优势,可以帮助你在难过的时候,再次冷静下来?

　　以前当你想自杀时,又是什么力量让你活下来?

　　还有呢?

　　在当事人提出了一个例外时,可接以 Murphy 与 Duncan(1997)的五 E 接续探问。

　　引出(eliciting):你何时觉得你自己比较能应付这样的状况?

　　探究(elaborating):你在何时(何地)做这样的一件事啊? 有谁在旁边?

　　扩展(expanding):如果你多跟你的姐姐碰面聊天,你想对你会有何
　　　　　　　　　　　不同?

　　评量(evaluating):你觉得你多去散步的话,你觉得会更好或更糟?

　　赋能(empowering):你是如何与你的同事建立一个好的关系,来帮助你
　　　　　　　　　　　维持情绪平稳的?

　　再者,去询问与注意此时此刻对当事人来说什么是重要的、想要的,将能引导咨询师收集到当事人现在与过去仍然可以活下去的力量,以及有潜

力活着的理由。同时,咨询师也需注意当事人如何为他们活着的理由去行动,或是依据此理由而行动。活下去的理由,对于有自杀意图的人来说,是一种例外。活下去的理由也是治疗中具有保护性的角色。如探问(Fiske,2003,2008):

如果现在发生了一件事,让你有一个理由觉得可以继续活下去,那可能是什么?

发生什么事情,会让你觉得决定活下去是一个明智之举?

如果有一件事可以有一点点的价值,好让你觉得有活下来的理由或力量,你觉得那可能是什么?

帮助你活下去的力量是什么?

让你活下去最重要的理由是什么?

是什么样的信念,可以让你对抗得了想伤害自己的念头?

你是如何决定让自己再活一天的?

从现在回顾这一年,有没有什么事情,让你觉得是值得继续维持下去的?

有什么事虽然你还没有去做,但却是你已经想到的?

若你更能为自己的疗愈过程做决定,如此是否会觉得更有意愿投入于帮助自己呢?

也可更进一步地探讨可能的未来:

如果你先生下次仍然打你,你可能会采取什么小小的行动呢?

如果你决定继续活下去了,你会去做的是什么事情呢?

你如何继续实践着你活着的理由?

如果发生了什么，会让活着的理由更加彰显与意义化？

什么样的小讯号发生，你就知道你又回到正确的轨道上来了？

有什么样的讯号发生，会让你知道你没有变得更糟？

不过，例外乃散落在与当事人的谈话中，需要训练有素的咨询师之耳去确认与珍视之，对处于危机中的当事人更是如此（Pichot & Dolan，2004）。例外可以分为两种，一种是当事人有意识去创造的"意识化例外"；一种是当事人未注意如何发生的"偶发型例外"。以咨询的目的来说，前者的效益是更高的。所以，当咨询师发现了当事人的小小例外时，询问如何再发生或维持的细节，就能促进当事人更有意识地再次制造例外。即使有一些仪式化的行为可能会让当事人觉得平稳些，但这些仪式都需要由当事人自己想到与设计的。然而，并非每一个例外都会受到当事人的珍惜。此时，咨询师要能相信：只要有正确的解答在其中，当事人乃有能力从例外看到可能的解决之道。也因此，如果当事人决定要从这个例外走开，就表示当事人不认为这例外中有发展正确解答的可能，或者认为这例外已不再有效。于是，咨询师便需要跟随当事人而扬弃之。特别对于危机中的当事人，SFBT咨询师千万不要走在当事人之前，或者尝试去说服当事人目前还未相信与接受的例外，以免变成另一种对当事人的压力。此外，倘若当事人坚持指称是别人造成该例外时，则该例外就不适用于目标的建构；或可进而转用奇迹问句来发展当事人本身可以做到的目标（Berg & Reuss，1998；Pichot & Dolan，2004）。

简言之，当事人需要体验到小小的成功，以能维持继续努力的动力（Berg & Reuss，1998）。因为改变往往是困难的，而例外会带来一丝的希望，让人觉得改变是可能的、可以掌握的、可以发生在现实中。一旦当事人能找出例外并认可之，不管这个例外经验多么模糊不清，咨询师的角色就是要探索及揭露这些例外经验的细节，或者去探索这例外的影响，或是澄清造就了这例外的差异之智慧与方式。除了清楚让当事人确认之外,还要能进一步得知:要使例外经验再次发生,需要什么重要元素的再复制或掌握(Pichot & Dolan,2004)。探讨例外与应对所获得的内涵,甚至可谓为防止当事人恶化或自杀的重要保护性因素(Fiske,2008)。

(五)奇迹问句是形塑目标的仙女棒

1. 描绘所欲的未来,以催化希望与行动

(1)奇迹问句的要素

奇迹问句是一个"未来导向"的问句,可以帮助当事人形成一个"问题不存在的时刻"之图像,而能给予当事人一个空间,使其无限制地思考各种可能性的发生,同时也能促进当事人开始确认与理解自己想要什么,或希望看到自己有什么改变。回答奇迹问句时,当事人内心的思索焦点也就会离开原有的问题情境,而朝向更满意的生活前进(De Jong & Berg,2007)。奇迹问句是 SFBT 重要的核心(Fiske,2008),其一般问法如下:

现在,我要问你一个奇怪的问题[停顿]。假如今天晚上睡觉的时候,整个房子都非常安静,你也睡得很香甜。半夜,奇迹发生了,你今天带来跟我晤谈的问题解决了。但是,因为奇迹发生在你睡觉的时候,所以你不知道在一夜之间你的问题解决了[停顿]。所以当你明天早上醒来的时候,你会发现有些什么不一样,而让你可以了解到你今天跟我谈的问题都消失不见了?

Pichot 和 Dolan(2004)指出,在询问奇迹问句时,有缺一不可的五项原则:(1)要发生奇迹的事,需是对当事人有重要意义的,且此事对当事人来说乃无法自然发生的;(2)要强调当事人"'带来晤谈的问题'突然解决了",而非"全部"的问题,如此比较不会让当事人混淆要发生的奇迹方向为何;而且,"问题的处理"与"创造解决之道"不见得是相同或相关的,所以,这样的

说法会保有很多可能性与发展空间;(3)奇迹的发生是有立即性的,通常会描述奇迹发生在今夜以及能自然发生的场景(如平日现实生活中的家里),让当事人容易自然地联想立即的改变;而今夜的奇迹发生后,明日在不知道奇迹已发生的情况下去辨识小小的差异,乃会比较接近当事人现今的生活,而不会过度延宕于后。因为,改变是随时在发生的,当事人的目标过些日子之后可能也会有所不同;(4)要强调当事人一觉醒来并不知道奇迹发生了,如此才能引发当事人去想象、辨识有什么地方会跟现今的生活有些什么不同、有些什么讯号,以及会做什么事是现在没有做的;以及(5)继续邀请当事人去注意一些小小的差别与改变,并猜想他人会看到什么不同,如此便可进一步地探讨这些差异的意义、助益与重要性。

奇迹问句使当事人能戏剧化地从谈论问题"解放"出来,转而开始聚焦于思考解决之道。虽然咨询师并非保证奇迹一定会发生,但奇迹问句会给予当事人一个深层的相信与想象——他们的生活是可以改变的(De Jong & Berg,2007)。而当事人在描述奇迹问句的细节时,也接受了一种暗示:似乎"可以"或"已经"让问题解决发生了(Berg & Reuss,1998)。尤其,奇迹问句不仅邀请当事人想象发生正向的改变,还会去深入至正向改变发生之后对生活的影响与结果(Fiske,2008)。虽然不可能获得所有信息,但会得到的是当事人所在乎的面向(Macdonald,2011)。咨询师在询问奇迹问句时,可以仔细观察当事人对奇迹问句的反应,当事人的身体往往会开始轻松,注意力转向自己的内在,瞳孔会放大、眼皮也会颤动,甚至会脸露微笑。而此恍惚的反应正如艾瑞克森催眠法(Ericksonian hypnotherapy)所诱导出来的结果一般(Berg & Dolon,2001)。

然而,由于奇迹问句蕴含着"问题是可以改变的"的信念,对当事人来说往往是很不容易相信与接受的。所以,大多数的当事人都需要一些时间与咨询师的协助,才能进入奇迹问句的架构思维。因此,咨询师于建构解决之道初期询问奇迹问句时,要清楚表示会提问一个特别的问句,以使当事人有所预备。而且,要用一种有些戏剧化的语气说出奇迹问句,就像这是很不寻常、很特别的事情。同时,也尽可能说得慢一点、温柔一点(De Jong & Berg, 2007)。

对于危机中的当事人,假若他们尚没有动力要改变时,咨询师并非像对一般当事人一样一开场不久就可询问奇迹问句,而是需要创造与找寻合适的时机来适时提出。什么是合适的时机呢?在问奇迹问句之前,咨询师是需要有所预备的,至少需确认:要问的奇迹对当事人而言是重要的向度;而且,需是在当事人已开始能有一些正向思考、已提出晤谈的共同方向,或表示预备要解决问题的时候,再去提问奇迹问句,才会比较有意义,也会比较容易成功(Berg & De Shazer, 2004;Harry, 2011)。亦即,在当事人能够说出对他而言什么样的人、事、物是重要的,以及能辨识出自己已经开始在做或持续在做一些帮助自己的事情,而能有一些能量或对未来能怀有一丝希望的时候,才会是询问奇迹问句的好时机(De Jong & Berg, 2007)。

(2)奇迹问句的变化应用

在奇迹的一天,因着奇迹而让当事人脱离平日的限制、藩篱与围绕问题的思维,自由地想象与创造解决方法(Berg & Reuss, 1998)。对于奇迹问句,有些当事人在一开始时很可能以"不知道"来回应。但是,当事人的"不知道"回应,不仅具有维持互动对话规则的意义,当事人也给予自己更多空间去思考,只是一下子无法了解问题,或还没有想到解决之道。所以,暂缓一下是很自然的反应。咨询师温柔而缓慢地给予当事人一些时间组织重整一下想法,是必要之举。有时,当事人会说"我不知道"是因为他正处于一个开始思考的状态,而非表示他认为没有或者真的没有想法。有时,说着"我不知道"这句话,会让他自己更自由地思考,并唤起勇气说出原先不敢讲出口的希望与梦想。当然,咨询师也可以请当事人猜一猜答案,因为没有人不会猜谜（Berg & Dolon，2001；Berg & Reuss，1998）。咨询师也可稍微停留后，以"我知道这是一个困难的问题"，然后等待一下，有时当事人就会愿意再继续思考。或者，咨询师可以"假设你真的知道，你将会说些什么？"或"当然，你现在一下子不知道，不过，猜猜看……"来鼓励当事人慢慢形塑出未来导向的目标。在脉络下询问奇迹问句，不仅能在一开始将解决之道与问题分开来，也提供了能引出解决之道对话的定锚方向，带出解决图像更多的细节。同样的，当晤谈过程中当事人的谈话焦点朝向负面时，咨询师仍可运用奇迹问句以重新定锚，使晤谈再度朝向解决的对话（Simon，2010）。

由于当事人的接受度不同，咨询师除了采用"询问一觉醒来时奇迹发生"的问句形式外，为了激发当事人想象的爆发力，也可以创造与改编各种奇迹问句的变化式，例如：吃了神奇药丸、当事人走入魔术门后拿到一个神奇的礼物、当事人坐时光旅行机时产生了生命的变化、咨询师不知情地送了当事人一个具魔法的礼物、当事人到神奇商店购买神奇礼物、未来的当事人打电话给现在的自己并给予自己一些建议等等方式（Furman，2008；Macdonald，2007；Pichot & Dolan，2004）。

如果，当事人表示无法接受奇迹时，咨询师则可改为假设问句询问当事人：

如果你可以跟——（某人）应对得一样好时，你会有什么不同？……（继续奇迹问句）

一个星期后，假如情况有一点点的好转了，那可能会是什么？

假如你决定不用这个最后的方法（自杀），当你年纪较现在又年长些、也又聪慧些的时候，你会给现在的自己什么建议，以解决现在的问题（度过这一段困难时光）？

让我们想象一下，如果你决定不做这个选择（自杀），且你活到相当老的年纪(70 岁、80 岁、90 岁)时,当你回顾你的一生,看见自己度过了这个难过的时段,而且后来还过上很有目的、很有意义的生活时,你会发现你的一生像是什么样子? 你做了些什么事情? 你会认识、遇见哪些人? 你会去拜访哪些新的地方? 你会过哪些假期? 你还会解决哪些人生难题、挑战? 在你退休的时候,你会怎么分配你的时间? 你会在哪里看到最美的日出与日落? ……

若当事人不相信会有奇迹或认为危机不可能消失,或者仍陷于危机事件的痛苦中时,咨询师还可特别以允许痛苦存在以及通过痛苦的"泪水后的奇迹"型态问句来询问(Berg & De Shazer, 2003b; Bertolino, 1998):

当你为此事件痛苦流泪之后,如果,可以有一个小小的奇迹发生,你会希望是什么?

在这样煎熬的试炼之后,如果,你坚信的上帝能告诉你他的用意,你猜他可能会告诉你,这次的试炼对你的生命有些什么价值。

如果有一天,当你被性侵的痛苦能够释放时,你会看到自己有何不同?

我知道你很想念你刚过世的母亲,当你闭上眼,你会想起她什么好? 虽然你很难过,但想起她的好以及你们可贵的互动,会对于你面对失去她的情况,有什么帮助? 如果你将她对你好的影响在你身上发挥,你会有什么不同?

这样的问句不仅能大大共情当事人悲痛的现况,又能引导当事人在历经痛苦之后的现况中,仍可产生对生活的小小盼望,而此盼望的发生并未否认危机存在与影响的事实,对于有些当事人来说,会更易引动其想象。

当然,若奇迹问句能配合着当事人的文化价值,贴近当事人的生命信念,将更容易引发当事人想象与产生对未来的渴求。一旦有了渴求,也就有生存与奋战的动力。例如,可以特别请青少年当事人想象他喜欢的英雄人物或崇拜的偶像会通过什么方式来拯救他;或者,请有宗教信仰的当事人,想象通过宗教仪式的祷告或至庙里求签等,而突然获得生活中原本不可能存在的巨大力量,以此刺激当事人愿意去想象所欲的未来图像(Furman,2008)。

如果当事人提及的奇迹,让咨询师听起来觉得是不可能发生的事情,咨询师则可委婉询问:"这是可能发生的吗? 生活中的什么线索,让你觉得有可能发生?"或许咨询师会因当事人的回答内容而修正看法,进而跟随、询问当事人需要做什么不同,来让此可能性提高。如果是如彩票中奖的事情,咨询师则可以用"大家都想得到"之回应来带过,或者询问得奖后当事人会去做的事是什么,而又继续回到当事人的奇迹图像。不过,若当事人提及的是如希望死去的妈妈活过来这样的事件,因为这是不可能的,咨询师则可沉默看着当事人,或者可以遗憾地表示:"我们都知道这是不可能的。[停顿]我想知道,过去你的母亲跟你在一起,都会做些什么事情? 她一直都很希望你可以拥有什么样的人生?"(Macdonald,2011)。

(3)奇迹发生后的后续提问

在一开始询问处于危机中当事人咨询的目标时,通常他们会同时交错陈述他们不希望发生的事情以及他们想要的正向目标。身为咨询师的职责,即是创造出能让当事人发现其自身解决之道的条件,并帮助当事人深入检视其内心,找出他们真正想要的目标以及如何达成目标的资源。对于经历危机的当事人,询问奇迹问句特别能达到上述目标。然而,询问处于危机中的当事人奇迹问句时若忽略了当事人生活与生命的"脉络",则很可能导致当事人难以有所切实回应。换言之,奇迹问句需要当事人以截然不同的语言游戏来加以运作,需要将思考的焦点从"危机后的当前感受"转至"奇迹发生之后的生活"。

所以,当事人能回答奇迹问句时,咨询师要专心地听当事人的描述。有时当事人会描述在他有能量之后,希望会发生或是会去做的事。之后,或许先行去做这些事,有时就可以让危机当事人增加更多平静的力量,或者便产生可以开始去做的小小方向与目标。也就是说,奇迹问句其实是一个开放性的引子,但通常离良好的目标还有一段距离,因此,咨询师接下来的任务还是要继续提出问题,让当事人对于"如何生活"有更细致而具体的描述。同时,当咨询师邀请当事人描述奇迹发生之后的细节,记得要维持在"奇迹已经发生"的位置上,重复当事人对于奇迹已经发生后之情形的描述用语,让当事人能停留于奇迹景象之中来加以回答。若当事人回答的是抽象的感受与内在想法的变化时,记得邀请当事人表述在此心情与想法会有何作为,或者用关系问句询问别人眼见的变化,以使奇迹愿景具像化。当事人越能去描述奇迹发生后的景象,越易受到其所描述结果的增强(Berg & Reuss,1998;De Jong & Berg,2007;Harry,2011;Pichot & Dolan,2004):

当奇迹发生时,危机解除了,你心情变好了,也维持着,你的孩子、太太会发现有什么不同? 在那时如果你不再很难受的话,你会做些什么? 那时你会注意到你的家人有什么不一样的反应?

如果你心情变轻松了,你太太会看到什么? 她会有什么反应? 你的改变又会怎样带出你们互动的不同?

到那时,你会做些什么事是现在想做而不能做的? 或者,可以不用再做些什么事是现在需要做的?

如果你已经在痊愈复原中了,你会注意到什么? 别人会注意到什么?

这些不同,对你何以会有帮助? 何以有意义? 何以是重要的?

　　咨询师需要等待当事人思考与反应，因为要回答奇迹问句并非易事，尤其对情绪本来低落的当事人而言。倘若当事人又掉回难过的叙述，咨询师记得要支持并予以接纳、认可，然后再试着邀请当事人回到奇迹发生之后的变化。例如："我知道你现在觉得很混乱，不想去上班。［停顿］但若奇迹发生了，这个混乱又会有什么转变？你会在生活中开始做些什么事？"

　　在当事人的奇迹图像被详尽描述后，咨询师接着可开始连结过去是否有部分的奇迹片段已经发生（即例外），并加以扩张之：

　　在你的生活里，最近什么时候有一点点类似你刚说的奇迹，或者有哪一小部分曾发生过？

　　在现在的生活中，什么事需要多发生几次，才能使奇迹发生？

　　如果日子可以照你所希望的理想境界过下去，需要先发生什么？

　　对于生活中遭受重大打击的当事人，需特别记得探问"奇迹中的哪个部分比较容易开始着手"，或者，可接着以评量问句来将其奇迹具体化、实际化，以帮助他们能在此刻的生活中，找到可以真正迈出第一小步的目标动作，而突破卡住了的循环（Trepper，Dolan，McCollum，& Nelson，2006）。

　　有时，咨询师也可在晤谈最后结束时，提出奇迹问句，让当事人于晤谈中体会到一些正向的时刻，而使当事人容易再来晤谈。

　　咨询师永远不会知道当事人对于奇迹问句的反应，除非真的去问（Fiske，2008）！

活动 BOX 3-4:奇迹系列问句的练习

进行方式:

1. 两人一组。一人扮演受访者,提出一个自己目前关心的议题;另一人担任访问者,以下列问句以及询问奇迹问句的原则,进行访谈。

2. 两人进行访谈。

3. 之后,进行角色交换。

4. 轮流访谈后,进行讨论,尤其讨论:回答奇迹系列问句的感想与效果。

访谈大纲(Fiske,2008:73)

1. 你如何可以面对这事情这么久?

  你如何应对的?

  什么事情对你最有帮助?

2. 关于你的情况,你最好的朋友会认为什么人、事、物对你有帮助?

  若有这些人、事、物,会有什么不同?

3. 现在,我要问你一个奇怪的问题。[停顿]假如今天晚上睡觉的时候,整个房子都非常的安静,你也睡得很香甜。半夜,奇迹发生了,你今天跟我晤谈的问题解决了。但是,因为奇迹发生在你睡觉的时候,所以你不知道在一夜之间你的问题解决了。[停顿]所以,当你明天早上醒来的时候,你会发现有些什么不一样,而让你可以注意到事情有所改变了?

还会有什么不同？

还有呢？

还有呢？

还有呢？

4. 这些改变如何带来生活的差异？

5. 在你生活中，谁会第一个注意到你的不同？

他会注意到什么？

他会注意到你身上有什么不同？

他还会注意到什么呢？

还有呢？

6. 当他看到你的改变时，他会有什么反应？

你会如何注意到他有这些反应？

对于他的反应，你又会有什么反应？

这改变与反应，会如何影响你们之间的关系？

7. 以 1 到 10 分来看，10 分代表奇迹发生的那日，1 分表示最糟的情况，你现在在几分？

何以有这些分数？

8. 到几分左右，你就会觉得自己已经到达可接受的状态？

若要朝此方向迈进，你需要采取的第一小步是什么？

当你能采取此一小步时，你将会注意到什么改变可能会发生？

这会对你有何意义与帮助？

你需要什么来帮助自己落实执行这一小步？

2. 通过奇迹问句建构良好的目标

当当事人意识到希望自己的生命中有什么不同时,最大的帮助会是让当事人开始去想"如何"让所希望的一切发生。大部分的当事人在一开始描述自己的目标时,通常会比较抽象且模糊。此时,咨询师就要帮助当事人更加具体化,让当事人描绘出他们希望问题被解决时的具体生活是什么样子。这样的过程即称为发展"设定良好的目标"。从一个概括性的想法到发展出一个精确目标的过程中,当事人将会有几个发现:(1)在当事人的视野发展得越广时,就越发现自己有更多力量达成其所设定的可能性;(2)对于"如何"达成目标的考虑,也将会反过来影响当事人对目标的"选择";(3)当事人也会发现:原来要达到一个计划,会有很多事要做;(4)于现实的考量上,当事人会体会:找到"可行的"目标,比找到"完美的"目标来得更重要(De Jong & Berg,2007)。

能协助当事人设定与建构良好的目标,是很重要的。对处于危机的当事人来说,建构目标并不易立即开展,而特别需要咨询师的耐心坚持与弹性应用技巧。因而,良好的目标通常需要咨询师与当事人的共同合作,且需要依照当事人的参照架构来发展,才得以形成(De Jong & Berg,2007)。当然,对于处于危机中的当事人,也可让其目标围绕在多发挥应对与例外问句发掘的优势力量、成功经验或存活理由,乃会比较容易建立之。危机干预中目标建立的目的,为的是要解决与应对危机问题;而一些策略的强调,会有帮助,如与当事人讨论增进忍受情绪张力的方法(如自我安慰)、提醒自己负向认知的影响、增加正向自我对话的次数等等,都是常见有效的目标与方向(Fiske,2008)。

所谓良好的目标,主要有以下几个特色(De Jong & Berg,2007)。

(1)对当事人是重要的:由于每个人都会为自己认为重要的目标而努力,当咨询师努力去看到当事人所重视的,当事人会觉得被尊重而提升其自尊感,也会更有动机去改变自己的生活。对于非自愿来谈的危机中当事人更是如此。

(2)含有关系互动观点的:因为当事人的期待、力量、限制及可能性,乃深深受到所属社会脉络中重要他人眼光的影响,因此可以通过关系问句来询问:当事人有改变时,重要他人将会看到什么不同、发现什么差异,以及重要他人对当事人的期待与关怀等,来协助当事人在其社会系统内参考重要他人的观点,以丰富、扩大、修正与落实当事人的目标、解决方法或具体作为。

(3)具体情境化的:因为当事人在被问题或危机夜以继日地折磨后,通常容易觉得他们的问题无所不在。所以咨询师会试图聚焦于当事人最希望在什么时间、地点、情境下有些什么不同的改变,以缩小当事人蔓延的情绪,并增加明确目标形成的可能性。

(4)描述所欲出现之行为的:因为若只是描述不想要的问题,往往会使当事人觉得挫折无力或被卡住不动;但若能描绘出“想要”什么,将会使当事人觉得容易开始行动,并觉得有正向的力量感。

(5)为可以开始进行的一小步:若目标设定于当事人所希望的最后结果,有时会使当事人觉得困难或遥不可及,反而不是一个实际的做法。若能集中于思考可以“开始”采取的第一小步,以及先做什么可以让生活何处“开始”有所不同,则容易让沮丧的当事人先动起来,也才能渐进形成所谓最后的结果。

(6)在角色内确定能做的:由于当事人往往希望其他人改变,但这不是当事人所能控制的,因而容易使当事人觉得灰心气馁。因而,咨询师可引导当事人思考“如果对方做了什么,当事人会有什么不同”,或者“当对方不同时,当事人又会如何回应”。在这种相互循环的互动影响下,可刺激当事人思索自身能先有所努力的方向。

（7）可测量的具体行为：有了清楚而具体可行的目标，会使当事人与咨询师能评估当事人的改变是否有朝目标前进；若当事人能具体评量自己，觉得自己在前进时，就更容易积极向前。

（8）符合现实的：当事人常会有超现实的期待。例如期待心脏病能够立刻被治好、危机没有发生等。这些不实际的目标，无法给当事人带来希望与更佳的未来。所谓合于现实的目标，是可以达成的、可以给予当事人能量的，且合于当事人生活脉络的。咨询师也必须与当事人共同检视当事人对于达到目标所具有的信心与能力，评估及厘清达成目标的必要条件，才能将当事人过去的成功经验及力量引入目标达成中。例如，目标的大方向可以先是在有心脏病的情况下，做些什么事而能让心脏病的影响减至最低，或逐步使病情好转的实际行动等"与病共处"的方向（De Jong ＆ Berg，2007）。

综合言之，奇迹问句及达成目标设定的原则，将从现在起步，使愿景目标与现今生活产生连结。当邀请当事人多描述细节时，即暗示了当事人的生活蕴含丰富的解决之道。"多做一点什么？""需要多发生一点什么？"的问句，也暗示着当事人早已经让解决之道发生了，或生活中已存在有助益的人、事、物了（Berg ＆ Reuss，1998；许维素，2003）。奇迹问句可以帮助当事人看到许多小小改变的可能，以及对他们自己与周围的人具有的影响力。如此，当事人的希望感将被酝酿，且改变也会被视为是可能达成的。尤其，回答奇迹问句之愿景细节图像的过程，将可帮助当事人预演一次未来改变后的美好愿景，而会带给当事人信心与改变的动力，帮助他们去追求有意义及可达成的未来，甚至知道如何开始迈向愿景的第一小步（Pichot ＆ Dolan，2004）。所以，正如SFBT创始人之一De Shazer于1994年所言："奇迹是当事人与咨询师之间的桥梁，使其能共同创建咨询的未来成功。"（引自Pichot ＆ Dolan，2004）

当然，如之前提及如何掌握提问奇迹问句的时机非常重要。有时处于危机的当事人"暂时"难以进入奇迹问句中去拥有自己的目标,或者认为光是处理现在到明日的种种问题,就令其疲于应付了。所以,面对这样的当事人,一直推逼当事人去进行目标形成或追问奇迹问句乃不会有太大的帮助。因此,此时先多问他们"应对问句",反而会是比较好的选择(De Jong & Berg,2007)。所以,在面对危机当事人时,咨询师的同步与尊重仍一样重要且需持续存在的态度。

(六)灵活运用关系问句及评量问句,以推进小小解决之道的建构

1. 以关系问句开拓社会支持与改变信息

通常真实的人生有着丰富的情节,谁对当事人来说是重要的,将提供咨询师很多极具价值的信息。运用关系问句,将使咨询进入当事人真实的人生情境中,同时也显示着咨询师重视当事人所看重的人际关系。咨询师要特别注意在前述运用应对问句时,当事人所提及之重要的、支持性高的人与经验,因为这些资源,会成为他们对抗所承受的危机、打击与困境的重大动机与力量来源(De Jong & Berg,2007)。

谁最关心你现在的状况?

若你改变了,谁会最开心? 又会对谁最有影响?

你的太太如果看到你开始做什么,就知道你开始从这个危机中走出来了?

如果问你的好朋友,对于你一直陷在这个困境中,你想他们会如何鼓励你?

你的好朋友对于你目前的困境,会给你什么样的建议?

现在目前是3分,如果发生了什么事,就可以用5分来代表? 而如果你的女儿发现你从3分变成5分时,她会说些什么? 甚至,你们之间会有什么不同?

对一些想不到自己生存意义的当事人来说，关系问句的提问也会对他有一些刺激与鼓舞（Fiske，2003）：

过去生活中有谁是曾经帮助你度过低潮的？现在谁最能帮助你？

如果你的妈妈（或太太、孩子）知道你想放弃自己的这个想法，她（他）会怎么说呢？

你的朋友（或父母、家人、老师、老板、宠物）认为对你来说，什么是很重要的（或最希望生活中有些什么改变）？他们最希望你能记得自己有哪些优点？他们会希望你不要忘记哪些你想要追求的事情？

如果你的家人说你的存在对他们是多么的重要，你想他们会怎么说？

你的家人有没有告诉你，你的改善让他们松了一口气？你有注意到他们的反应吗？

若咨询师发现当事人在乎某一个亲友时，咨询师可以停留于他们彼此间的关系与互动，让当事人回想过去相处的种种美好，也可以让当事人去思考这些人对他的期待与关爱，而促发当事人正向的力量：

你的孙子跟你哪里很像？

你希望你孙子日后长成什么样子？你要如何影响他？

你觉得你这祖父哪里做得最好？你孙子又会怎么说？

日后你的孙子也有了自己的孩子，你希望你的孙子怎么评价你这个祖父？

关系问句往往能促使当事人走出自己的世界，从与他们关系密切的人士之眼光与角度，来观察他们自己、回答问题、想象可以开始做的第一步。

同时,关系问句也将引发对当事人来说非常具有个人意义的生活细节与例外资源,并增加当事人对另一个人的了解与共情。再者,关系问句也能促使当事人评估他们达成目标后,对生活中重要他人的影响,而增加当事人愿意前进的动机(Berg & Dolan,2001；Pichot & Dolan,2004)。

对于受强制来谈或非自愿前来的当事人,询问重要他人的意见以协商目标,也是一个有用的方式(Berg & Briggs,2001):

那么,是什么想法让你的母亲要你来这里与我说话,她认为这是对你有用还是对她有用呢?

是什么告诉你,自杀对你的家人会是有益的? 你是从何处判断的? 他们会同意吗?

如果你的老师看到你有什么改变,就可以说服他不用这么担心你,而非要你再来找我不可?

关系问句除了提供当事人在现实生活系统中的实际考量外,当当事人能在关系中有一些正向的改变时,将一连串地导致此关系或其他关系的正向改变,而更能自发地产生支援当事人承受与抵挡危机之负面冲击的社会支持力。甚至,还可以借由重要他人的看重与关怀,而提高当事人对自己优势力量的肯定:

谁注意到你做了什么改变? 他们会怎么称赞你?

有没有谁相信你一定可以走过来,对你的改变并不讶异的?

在这逃难的过程中你帮助了谁? 何以能帮助? 他会说什么感谢你的话?

在这一过程中,谁帮助了你? 何以他愿意帮助你? 你对他的意义是什么？又，你接受他的帮助，对他的意义为何？

你在这一过程中做了什么处理，会给孩子怎么样的示范？你希望孩子在未来面对类似的困难时可以如何处理？他如何从你这边有所学习？

如果当事人的生活中确实存在一个可以提供具体协助的人，咨询师可以先暖化当事人愿意尝试寻求协助的意愿，同时与当事人具体讨论如何针对此特定对象寻求协助，以促发求助成功的概率或有面对各种结果的预备。当然，若当事人有些微改变时，可鼓励当事人向这些支持者表示感谢，如此又可循环地强化此支持系统（Furman，2008）。

是以，运用关系问句来协助当事人找寻生活中真实存在的支持者，以促发生活系统中有人能提供支持、信任、鼓励与期待给当事人，而让当事人更顺利地走过障碍，并使支持者发挥见证、预防与提醒复发的功能（Furman，2008）。

活动 BOX 3—5：寻求协助的引导

进行方式：

1. 两人一组，一位扮演受访者，一位担任访问者。

2. 受访者提出一个希望寻求协助的对象，访问者依照下列问句引导访问之。

3. 之后，两人角色交换。

4. 两人皆完成访谈后，对于此一系列问句的效果进行讨论，并思考还可以如何引导当事人更为具体地讨论行动计划，以提高实践的可能性与成功率。

提问问句：

＊ 你想请对方具体帮什么忙？

＊ 你期待对方的反应为何？

＊ 对方可能会如何反应？

＊ 你如何表达，会更增加他帮忙的机会（如：怎么开口及清楚
地说明期待）？

＊ 你打算何时真的去邀请他的帮忙？

＊ 你的改变对这帮忙者可能会有何意义、好处或影响？

＊ 对方看到你的何种变化，就知道他已经帮上了忙？

2. 理解现况与推进具体行动的评量问句

（1）设计评量问句的不同向度，能多方连结资源而转化情绪

评量问句是一个非常有效用的工具，即使是在当事人语言表达能力有限的情况下，仍可帮助当事人具体表达自身的状况，包括认知与情绪的状态、对目标与例外的看法、有用资源与所需协助以及进步与改变的观察是否在正确的轨道上。评量问句乃聚焦于当事人与他所欲目标的关系而设计的刻度量尺与相对位置，评量问句的刻度通常有 10 分（也可依需要改为百分制或五分制），通常 10 分是代表当事人所欲的结果或奇迹的图像，1 分则为相对的低点。咨询师只需提出最高与最低点所代表的意义，再由当事人来评量他自身的知觉以及思考别人可能会给予他的评量分数（Pichot & Dolan，2004）。如此，便可让当事人不会只陷于是非、对错或好坏的两极选择，看到中间的连续线段，而且，往往能使当事人看到其例外与优势的存在（Fiske，2008；Pichot & Dolan，2004）。

显而易见，评量问句可借着 1 到 10 分的评分，邀请当事人将自己的观点、印象与预测放进去，于是咨询师可以帮助当事人表达关于过去经验的复

杂感觉，并评估未来的可行性，而把处于危机中的当事人常见之强烈而抽象模糊的反应，变为更具体、可测量以及可介入的行动（De Jong & Berg，2007；Hansen，2005）。而由于危机状态的特殊性，咨询师在选择评量问句的两端时，需要配合当事人的状态，细腻地设计引发各种微小正向力量的向度，并促发当事人决定下一步的行动，例如：

如果 10 分表示问题解决时你能过你想要过的日子了，1 分表示当时你很痛苦地决定必须打电话预约晤谈，今天你来到晤谈室了，你觉得你目前在几分的位置？

如果 1 分表示目前的情况很糟，10 分表示情况慢慢在恢复正常了，你现在会给自己打几分？

以 1 到 10 分来评分，1 分代表着你因为这事件感到很痛苦，10 分表示你已经走出了此事件所带来的痛苦，你现在是几分？什么力量让你不是处在最低分？

如果 10 分代表你能忍受目前的这个痛苦，1 分表示你难以忍受，你觉得你自己在几分？

10 分表示你可以看到一点点的希望与亮光，1 分表示完全没有希望感，你目前在几分？

何以能有此分数？你是怎么做的？什么帮助了你？

需要什么才能继续维持这个分数？

需要发生什么才能往上走 0.5 分？

危机中的当事人往往难以主动提出任何例外，或是不愿描述自己太多生活细节，此时，评量问句就是很适当的工具。因为当事人只需要说分数，甚至不需要详述分数背景的确实内容（特别是负面的），仍能使晤谈继续往前迈进。如上述这些评量问句，当向度不同时，当事人的分数就会有所变化；而通过不同面向的评量与思考，当事人的知觉就会扩大，对问题与危机的看法也会随之有所转化。

通过评量问句，可了解当事人目前的状况、形成的例外，同时也提供了足够的空间让当事人确认小小的步骤与改变。因此当事人不论打多少分，都直接突显了处于危机的当事人仍有的例外与应对能力，而能连结到当事人的资源所在。若当事人的情感状态可以被确认接纳、被审慎地评估时，将能帮助当事人辨认出他们可以做哪些想做的事或必须做的事，进而影响与改变因危机所产生的情感状态。特别是在面对有创伤的人，评量问句将使当事人能开始沟通他们的需求，产生处理情绪的"行动"，同时也具有暗示着痛苦不会如此一直恶劣地缠着当事人的效应（Berg & Dolan，2001）。

换言之，评量问句将可帮助深陷情绪困扰的当事人创造更有条理的观点，来重新看待让他们抵挡不住、忧心与脆弱的情感困扰，甚至可以提供某种建构性，让当事人理解其与情绪的紧张关系出自何处，但同时却无须隐瞒或扭曲自己的情感状态（Berg & Dolan，2001）。亦即，评量问句可以让当事人表述的模糊信息变得清晰，也可能让已然清晰的信息，变得更为具体。当然，咨询师要创意地依据当事人的表述与所重视之处，设计、订定评量向度的高、低分两极所代表的意思，同时，也尽可能地让当事人的评量分数可以"说话"（Harry，2011）。

（2）评量问句可评估危机的严重度及引发应对资源

通过评量问句与当事人互动，咨询师可以搜集一些当事人在危机中的相关背景资料，甚至会带有一些问题导向的探问机制，借此评估当事人现今的安全性。但是，SFBT 咨询师仍抱持着未来导向，而有些不同方向的思考，并试图了解当事人希望他的生活可以有什么改变，以及他需要做什么才能造成此改变。通常，当事人描述得越具体、咨询对话中有更多的细节产生时，当事人改变的可能性也就越大（Pichot & Dolan，2004）。

　　对经历失落的当事人来说，评量问句具体与可测量的特性能让他们在第一次晤谈后即能感受到自己想要的方向。这往往能带给他们希望感与期待。以下是对处于危机中当事人十分实用与常见的评量问句（Berg & Reuss，1998；Hansen，2005；Simon，2010）：

　　若10分代表你正朝着更好的方向前进，1分表示没有希望感，目前的你是在几分的位置？

　　如果10分代表你对自己面对这个危机很有信心，1分代表你没有信心，你打几分？你打6分，6分代表着什么？如果你能正常早起，你认为可用几分来代表？

　　如果1分表示你觉得这完全是你的错，10分表示你对发生的事情毫无责任，你会给现在的情形打几分？你做了什么让分数不再更低？

　　面对这个困难的情况，若以一个量尺来评分，10分代表你处理与应付这个情况还不错，1分是代表着你一点都无法处理与应付，你觉得自己目前是在几分？何以还有4分？你做了什么让情况还有4分？如果要再往前走一格，你需要多少时间停留在此分数上？

　　咨询师也可调整与设计评量的两极向度，而使当事人回答时，更容易看到自己的进展或引发应对之能力。

　　我知道你正处于一个困难的时期，我也看到你很努力地在解决问题，所以我很好奇，你觉得目前自己解决问题的情况究竟如何？如果有一个量尺，1分表示你就只是在处理问题而已，10分表示你觉得你在处理问题时，表现得比你原先想象的还要好，你觉得自己目前在几分？你的太太又会认为你是几分？

　　10分表示奇迹发生后，1分表示开始要变好了，你觉得你自己目前在几分？你的好友会认为你在几分的位置？他看到什么是你没有注意到的？你又拥有什么是他还不知道的？

　　如果1分表示你觉得这危机带给你的压力很大，10分表示你很平静地面对这一切，你觉得危机刚发生时是几分？现在的你又是几分？现在的你何以能在这个分数？你是怎么做到的？曾经有过更高的分数吗？那时是如何发生的？你觉得如何让它更常发生？

　　必要时，咨询师也可直接针对自杀议题进行讨论：

　　10分表示你决定活下去，1分表示你还没有做出决定，你觉得你自己现在在几分？

　　你需要在情绪稳定的这个量尺上的几分位置，你觉得你才不会想要结束自己的生命？

　　1分表示你想要结束自己的生命，10分表示奇迹发生后的生活，你需要到几分左右，才不会有伤害自己的行动？这分数以前曾经到达过吗？

　　以1到10分来评分，1分代表着你可能会选择结束自己的生命，10分表示奇迹已发生的日子，来晤谈之前的你是几分？决定来晤谈时的你是几分？现在的你是几分？到几分左右你觉得可以不用再来？你需要什么，才能帮助你自己不往下掉1分？需要发生什么，才能减少想结束自己生命的念头？

　　以1到10分，1分表示你生命中最糟的时刻，几乎都快走不下去了，10分代表奇迹发生之后的日子，你现在位于几分的位置？如果问你的家人，他们会看到你在什么位置？何以不是最低分？你会怎么解释自己在2分呢？家人认为你做了什么，才会在2分这个位置？需要发生什么，才能到2.5分？

如果到了 2.5 分,你的生活会有什么不同? 到时你就可以做些什么是现在你不能做的? 有这些改变,对你何以是有帮助的? 你的家人又会认为这些改变会对你有些什么帮助? 他们会特别注意到什么? 谁会第一个注意到你的改变? 你又会如何继续维持在 2.5 分?

你目前会想到自杀的比例有多高? 在接受晤谈之前,你想起自杀的比例又是多高? 何以能下降呢? 你做了什么让这改变发生的? 你家人的评分又会是几分? 他们看到了什么,是你没有注意到的?

你说你目前是在 2 分的位置,要能留在 2 分位置,有什么重要的事情是你一定得记得继续做的? 另一个也得记得继续做的重要事情是什么? 如果你能到 3 分时,你会是什么样子? 你会做些什么事是现在尚未做或不能做的? 或者不用做些什么事是现在必须做的?

当你好一点时,你的家人(好友)会发现你有什么不同? 你会开始做些什么不同的事?

发生了什么,才能让你好一点而增加 1 分? 你的感受、想法、行动会有何不同?

由上述可知,通常在小小的震惊之后,不少当事人的分数是高于 0 分的,因此也创造了咨询师询问当事人"何以不是 0 分"的机会。如此可让当事人去探讨已有分数的例外所在,或可评估当事人的进步程度,而鼓舞、赋能被危机冲击的当事人,并思考如何再继续维持应对或创造例外与进步。咨询师记得多连结当事人的情绪、想法、行动,以扩大当事人的知觉;咨询师也可多加寻问"关系问句",询问重要他人的观察,这对处于危机的当事人来说特别具有支持的效果。

使用评量问句时,咨询师仍须同步于当事人的状态且稳扎稳打地进行,不可急进地将当事人推至某一个评量量尺或变得好些的位置。咨询师需要视当事人的情况,可以如何朝目标构成的方向更前进一步,而建立起一个小小的、可行的、符合现实的良好目标与行动。为使评量问句的回答对当事人产生作用,咨询师要记得先多问当事人"何以能有目前的分数"、"曾经有过更高的分数"与"如何使分数增加"等问句。当提及变得高 1 分时,可先询问"高 1 分会与现在有何不同"的差异问句,以及"周围重要他人所见所想与当事人的差异"等刺激,才能使当事人有所暖身,进而激发出增加 1 分的灵感(Harry,2011)。如果当事人表示不知道如何回答量尺分数所代表的意义时,至少表示当事人并不否认已经拥有一些优势力量。面对当事人的不知道,咨询师可以请他想想,或换向度再加以询问,或过一会儿再次邀请之。倘若当事人对于回答如何提高 1 分的描述是很多、很难执行时,咨询师要再次提醒当事人,只是 1 分的间距,或者以增加 0.5 或 0.1 的小分数来引导当事人思考真正的一小步(De Jong & Berg,2007;Pichot & Dolan,2004)。

可请处于危机中的当事人特别去评量的向度包括:目前恐惧的程度以及处理恐惧的能力、目前事情有多糟以及承受压力的程度、自我责怪或需要负责的程度、愿意接受结束生命以外的选择之程度、需要保护计划及医疗介入的程度、认为自己可以照顾自己或信任自己的程度、愿意讨论创伤事件或愿意面对问题的程度、认为晤谈已有助益的程度等。当然,评量问句还可以用来测量其他向度,包含:自尊的程度、晤谈前的改变程度、对改变的投入程度、问题需优先解决的次序、对希望的看法、愿意修复关系的努力度等(Pichot & Dolan,2004;Hansen,2005)。甚至,还可以加上关系问句的设计,询问其重要他人在同一向度上的评量为何,让当事人觉察到外界对他的看法与自己的落差,而获得支持或现实感。

(3)评量问句的向度设计需同步于晤谈的历程

评量问句的量尺必须符合当事人对话当下的脉络与需要,所谓的较好与较差的两端,还是得视对话的方向而定。咨询师可依当事人讨论的话题与情况,来选择适当的评量向度。唯有由当事人与咨询师共同建构出来的数字才具有意义,也才能协助当事人及咨询师了解与澄清处于危机的情况,并启动任何改变的可能(许维素,2003)。

举例而言,Simon(2010)发现丧亲者在亲人过世的头一两周时,往往会被亲人与朋友所围绕,因而通常会处在麻木而不真实的情况中,直到大家都离开后才开始体验到其失落与悲伤的历程。因此,在运用评量问句时,咨询师将1分定义为失落事件发生后的两到三周,通常会比较有效、有意义。又例如,咨询师需注意当事人目前的能量与改变的意愿,若当事人的能量意愿偏高,则可多加询问:为了使分数更接近奇迹1分,当事人本人需要做些什么;若当事人的能量意愿偏低,则改为先探问"如何先维持平稳?""周遭需要发生什么?",以使当事人觉得压迫感不会那么高,也比较容易掌握(许维素,2003)。因此,咨询师不可以急于将当事人推往变得更好的位置,而需考量当事人之能量状态与倾诉的重点,来加以设计评量问句(Harry,2011)。

除了上述各种评量的静态向度外,评量问句的设计还可以配合晤谈当时状况用来讨论咨询过程的立即性:

如果1分表示你觉得谈这件事很困难,10分表示你觉得能很自然地谈此事,你觉得现在你会打几分?

如果1分表示你觉得谈这件事毫无帮助,10分表示你觉得谈此事会很有帮助,你觉得现在会打几分?

发生什么才能增加1分?

前进一格的时间可能需要多久?

我需要知道些什么,就可能会再增加1分?

综言之,评量问句在SFBT中是非常广为应用的。评量问句以数字来代替语言的描述，是极具弹性的，且几乎只要能懂数字的人就能回答。由于当事人通过评量问句将许多难以表达的观点、抽象的情绪状态、内在的感觉想法等内容与强度量化出来，乃提供了非常有价值的信息，往往可以协助咨询师评估与了解处于危机中或功能暂时偏低的当事人此时此刻的状态。评量问句也可以评估当事人现况及下一步为何，当能再往前一格时，即是在开始发展解决的方法了。亦即，评量问句乃可有助于了解当事人这个人与其目标与奇迹的关系，并可鼓励当事人发掘例外及形成例外的方法，而能在看到晤谈的终极目标、形成下一步骤或进步的同时，提高当事人的意愿与信心，并向具现实感的更小目标迈进（Berg ＆ Reuss，1998；Pichot ＆ Dolan，2004）。尤为重要的是，以评量问句来了解当事人与推进改变的过程，都是在接纳、尊重而不驳斥当事人任何主观的评量，且不放弃在当事人所认同的方向、方法与速度上，来引导当事人扩大与转化知觉，而能渐进改变。

 活动 BOX 3－6：自杀意图当事人综合访谈练习

进行方式：

1. 三人一组，一人扮演有自杀意图的当事人，一人担任咨询师，一人担任观察员。

2. 咨询师参考下列访谈系列问句进行访谈，可按照访谈问句的顺序进行，也可适时增加不同的问句。于过程中，要以一般化、重新建构、摘要、简述语意等形塑技巧穿插之，并尽量并入当事人的用语。

3. 结束访谈后，三人讨论心得。

4. 三人讨论如何修改下列访谈系列问句。

5. 再进行角色轮换,并进行第 2、3、4 点,直至每人都轮过三种角色为止。

访谈系列问句:

1. 你对于此次晤谈最大的盼望是什么?

2. 当你想起"自杀"这个议题时,会有什么特别的感受与想法?

3. 你带着自杀这个念头多久了?

4. 你是如何帮助自己避免去做这件事的?

5. 如果,你还拥有一两个小小的盼望的话,那可能是什么?

6. 平时当你感觉到比较不那么痛苦时,会有什么不同?

7. 还有呢? 你还会有什么不同?

8. 现在,我要问你一个奇怪的问题[停顿]。假如今天晚上睡觉的时候,整个房子都非常的安静,你也睡得很香甜。半夜,奇迹发生了,你今天跟我晤谈的问题解决了。但是,因为奇迹发生在你睡觉的时候,所以你不知道在一夜之间你的问题解决了[停顿]。所以,当你明天早上醒来的时候,你会发现有些什么不一样,而让你可以注意到事情有所改变了?

9. 你不再感觉到痛苦与害怕,那么你感受到的会是什么?

10. 这样对你会有什么影响或不同?

11. 你会去做什么,是现在没有在做的事情? 这对你会有什么影响?

12. 这对你的家人与同事又有何意义? 他们会因此而有什么不同?

13. 最近何时曾经历这"奇迹图像"的一小部分? 是什么告诉你这是奇迹图像的一小部分?

14. 在 1 到 10 分的量表上,1 分代表你想要寻求协助的当时,

10 分代表奇迹图像,你现在在几分的位置?

　　15. 何以是这个分数? 不是更低的分数?

　　16. 你希望到达几分的位置?

　　17. 若再以另一个量表来评分,10 分表示你很有信心自己可以朝较佳的方向前进,1 分是非常没有信心,你现在在几分的位置?

　　18. 是什么让你拥有这程度的信心?

　　19. 谁对你是怀抱希望的?

　　20. 谁对你怀抱的希望较低一些,虽然他可能什么都没有说?

　　21. 是什么让你认为他们对你是怀有希望的?

　　22. 当你觉得自己比较有改善时,你会有何不同?

　　23. 当他们发现你有所改善时,他们会有何表现? 还有呢?

　　24. 那时,你想你会因此而做些什么?

　　25. 你想,你可以做到什么小行动,而让他们发现你真的有改善了?

(七)反馈

　　一般经过 40 分钟的晤谈后,咨询师会于暂停阶段的 10 分钟,与单面镜后的咨询团队讨论,或者自行沉淀以形成对当事人的反馈,并会整理出当事人所能理解与接收的语言与方式,同时关注当事人的目标与资源。在此暂停阶段中,当事人亦会整理今日晤谈所得,也将会对咨询师后来的反馈内容更为专注地接收。反馈与前面的晤谈部分一样重要,反馈阶段会把当事人自己努力建立的答案中一些较有帮助的观点加以组织与强化,以促进改变的执行者——当事人行动的产生。对于处于危机中的当事人,会大量探讨应对策略,于反馈时,通常会有组织地集中在建议当事人继续去做其于应对对话中已找到的有效方法。(De Jong & Berg,2007;Fiske,2008)。

　　反馈主要可分为三个部分,第一部分是"赞美"。赞美是肯定当事人本身及其为建立有效解决方法所做的努力。赞美能支持与证实当事人的成功,并巩固这些成功。甚至,赞美乃可确认与强调对当事人来说什么才是最重要的部分,即使他目前是处于危机中。于反馈一开始,就以赞美来回应当事人,也要记得赞美在场的所有人及其关系(如:你们是很好的家庭、很在乎彼此的看法等)。赞美不仅能创造希望,也暗示当事人:他们对目标的答案,是借由他们自己成功的例外和力量来执行与发现的。往往,开始一连串的赞美,会带来令当事人惊奇以及戏剧性的效果,至少,当事人会倾向于对你的赞美充满好奇而感到愉悦。对于非自愿前来的当事人,赞美其愿意来以及他已经做的努力,是重要的。对一直诉苦的当事人,指出在他们经验中有一些可以作为提供解决的关键和线索,亦有其意义。而对于处于危机中的当事人,先赞叹他们已经做到令人佩服的努力与难得的成果,也常会产生理解当事人以及宽慰人心之效(De Jong & Berg,2007;Macdonald,2011)。

　　反馈的第二个部分——"桥梁",乃用以连结先前的赞美以及之后要提出的建议。在赞美他们已经做到的行动之后,桥梁的说明即是让当事人:他们现在正是可以做些不一样事情的时候了。任何建议必须对当事人来说是有意义或被他们所重视的,而桥梁提供一个让当事人去做建议的基本好理由。是以,桥梁的内容经常是从当事人的目标、例外、力量或看法中拣选出一个连接性的言语,让建议看起来是有道理与有价值的。例如,对处于危机中的当事人,咨询师有时会表达认同于当事人想要下降目前危机程度之重要性,所以要提出下列建议,或者强调当事人在危机过程中所特别重视与关怀的人等,而为了这些人,当事人需要去执行以下的建议。其他一些常使用的开头用语,也能引发当事人更高的注意力与执行的动机(Berg & Briggs,2001):

我同意你认为这个时机是应该要做些事情的时候了……

由于你让我相信你的问题有多严重、对你有多重要，所以我们给你的建议是……

由于对我来说，显而易见的是你目前的安全……

我一方面在想你的问题是一个呼救行动的象征；另一方面，我也认为你可以常常多思考一些……

反馈的第三个部分，是给当事人一个重要简单且容易可行的"建议"。建议最好是一种实验性的行动，而不要变成是非做不可、非如此做不可的作业或任务。因而提供建议时的语言描述，可以用一种"实验"性质的态度，如此会让当事人容易去做，而且实验的成功可归功于当事人，实验的失败则会是一种自然的结果。对于处理危机状况的当事人，咨询师需要特别从当事人回答"应对问句"的资料中，摘要与归纳当事人已经做了哪些对自己有帮助的行动；或赞美当事人目前拥有的力量及新近初步的成功；或多注意与提醒当事人还有什么人、事、物及行动，可能可以帮助他适应与应对目前的困境，而建议当事人"继续多做"能稳定目前情况的各种有帮助的事。在给予建议时，咨询师要尽可能使用当事人的字词来描述细节，而使处于危机中而感到疲惫的当事人较易理解、接受。

换言之，"提供什么样的建议"和"怎么给建议"，是反馈中最难的一部分。通常，咨询师紧紧跟随当事人"何以能有改变"的知觉而给予的建议，也是当事人最容易接受的建议。此外，还需要特别注意与考量当事人改变的预备度及动机度。当然，咨询师可以请当事人评量其愿意努力的程度，也需要接纳有些当事人目前暂时太疲倦、太沮丧或太害怕于采取行动（Fiske，2008）。

基本上，建议主要有两种类型："观察型建议"和"行为型建议"。对于已能清楚指出自己如何让例外产生及有应对能力的当事人,或者愿意积极处理问题的当事人,就可直接提出行为型建议。例如建议当事人多做例外与应对的行动、尝试做部分的奇迹内容,甚至可挑选一日来假装奇迹已发生并依此行动。例如:"多多让自己与好友在一起,才不会觉得孤单而想自伤。"当然也可以邀请当事人为自己在这一周内设计一个行动(De Jong & Berg,2007;Fiske,2008)。

而观察型建议,则是建议当事人观察偶发的例外是如何发生的,例如观察心情较为平静、不会想自伤的时刻何以能发生。或者,请当事人观察在生活中发生了什么是他认为可以指向问题解决的线索。例如:"去注意你是如何控制与平复想自伤的念头的?当能控制时,你在做些什么?生活有什么不同?"

或者,告诉当事人:"请你观察自己在这一周内,希望什么事情是能继续发生的?"这种观察会使例外的发生成为一种预言。借着给予预言作业,咨询师暗示例外将再发生,可能就在下个礼拜,因而会使当事人接受"例外当然会存在"的假定,并会对美好日子产生更高的期待,而易自动地去寻找各式相关的讯号或制造这些讯号。亦即,预言作业的建议的有效性包含了启发的力量,为一种实现自证预言的意图,对于稳定当事人的情绪常有莫大的帮助(De Jong & Berg,2007;Fiske,2008)。

还有一种"假扮计划"(pretend plan),很适合提供给抑郁情绪较为强烈的当事人。举例而言,有一位被霸凌而不敢出门的青少年当事人,他能记得开心外出的唯一例外经验,是参与一个夏令营。但是当事人记得度假的感受却回答不出例外何以发生,因而咨询师便请他这一周试着假扮在度假(Harry,2011)。除此之外,也可用假扮计划来提升想要解决问题的有抑郁情绪当事人的改变预备度,因为这些假扮计划是与当事人想要的目标相关连,所以很有可能会奏效(Fiske,2008):

你不用特别做什么事,但每晚睡前就想象你已经在执行解决方法了。

每晚睡觉前,在你脑中播放成功解决后的景象,如电影画面一般。

每一次当你心中又想起这堆问题时,请开始在你心中重复播放成功解决后的景象。

每一日想象你要执行的解决之道三遍,然后思考什么是你可能会开始去做的一步。

每次你见到一个机会时,就在心中练习一次你可以做的事情。

类似于假扮计划,咨询师也可以邀请一家人都进行扮演,彼此不相互告知,但需要去观察别人改变了什么以及发挥了什么影响力。

咨询师还可邀请当事人每晚预测明日自己状态的分数,让当事人发现他的预测不见得准确,进而打破了自行应验的担忧;或者,运用当事人能够预测的准确性,扩大他对自己的观察与控制力。预测建议对于慢性病患者,是很有帮助的(Macdonald,2011)。

类似效果的,对于难以做决定或自我控制的当事人,咨询师可以给予"丢铜板"或"奇偶日"的建议,以创造改变之可能性的出现。例如(Harry,2011):

每日早上起来时,你丢一个铜板。若铜板为正面时,你那一日就跟平常一样过日子,你并没有离开会打你的男友。若铜板为反面时,你那一日就过得像是你已经离开男友一般生活,并且观察这样的实验会有些什么不同。

每日给予自己十分钟,于日期是奇数日时,用笔写下你担忧的事情以及内心负向的想法,一个担忧用一张便条纸写着,并用闹钟提醒自己,时间一到就停。于偶数日,你则将前一日所写下的内容,分成两堆,一堆是你觉得你需要再多花时间想一想的,另一堆是你觉得你希望自己能停止去想的,然后十分钟一到,则把想停止的这一堆便条纸,拿去烧掉。而最重要的是,当你在平常又开始担忧什么时,你就告诉自己,我会有专属的时间来想这些事情的。

　　如果当事人真的很坚持自伤行为带来的意义,并且表示前述的做法都无法带来改变的话,咨询师可以考量协助当事人找到一个杀伤性最小的方式来缓解这股自伤的冲动。例如对于喜欢看到自己手腕有血红色的当事人,可建议他改以口红涂在手上;喜欢痛的感觉的当事人,可以改以用冰块而非刀子来触碰自己(Macdonald,2011)。

　　至于对目前尚未有意图想改善状况的当事人,咨询师甚至不给任何的建议,因为给予建议往往会促使当事人更加退避三舍。于反馈时,咨询师只是赞美与欣赏当事人,表示希望下次能够再看到他,以及那将会是多么令人高兴的事,也希望下次能协助他发现对当事人有意义的协助为何,以能建立与维持当事人来晤谈的意愿及与咨询师的合作关系。对于强烈拒绝咨询但又处于危机中的当事人,除了持续尝试与之建立关系外,咨询师可能就得更侧重于当事人所处的系统与相关重要他人的合作与积极协助(De Jong & Berg,2007)。当然,在危机中的晤谈有时不见得能到四五十分钟,但若能在结束前仍然给予简短的反馈与提醒,会是有帮助的(Fiske,2008):

　　你会如何让自己维持在安全的状态?

　　当你有难受的一日时,你想什么人、事、物对你会有帮助?

　　这些有用的策略,你要如何提醒自己继续去做?

　　当你又注意到自己开始哭泣了,你会用什么不同的方式来处理?你怎么知道这样做会有效?

当然，万一需要，咨询师可以将反馈以及想提醒当事人的事情列在一张纸上，而让当事人可以带回家，以能持续提醒自己。

(八)转化问题与评估信息，并执行安全性计划

传统的危机评估是一种问题评估(problem assessment)，这在机构的行政程序上常为不可或缺的步骤。但是，别忘了，这类问题评估的内容往往缺少对当事人的既存资源、优势力量、过去成功经验之所在的了解，也无法搜集可让当事人产生改变动力的重要人、事、物或未来愿景等建构解决式谈话的素材。

Fiske(2008)特别强调，要让每一次与当事人的接触，都能是有治疗性的。若咨询师与当事人的接触都只停留在收集资料与评估危机，则很有可能会错过可以帮助当事人的时机。因为不少有危机的当事人不见得愿意接受转介与咨询服务。若第一次接触时让当事人觉得没有帮助，很可能就会让当事人离开咨询系统了。反之，若能让当事人与咨询师开始有合作的关系，当事人就更有机会好转。

SFBT 非常强调咨询师要能熟悉评估一个人生命的基本需求，如 Maslow(1970)所说的生理需求、安全需求、爱的需求、自尊的需求以及自我实现的需求。而且，SFBT 特别强调，每一个人想要达成什么样的需求之知觉是不尽相同的(引自 De Jong & Berg，2007)。当咨询师能更熟悉及了解这些基本需求，就能更了解、接纳与共情于处在危机中当事人任何的反应及内在感受(De Jong & Berg，2007)。

因此，在行政程序上搜集与评估问题资料是必要的，有时也能帮助咨询师了解当事人的情况，其包括：事情何时发生及其经过为何？当事人尝试自伤否？当事人想象如何结束生命的方法？可能执行的程度为何？但是，在搜集这些资料的同时，SFBT 咨询师的主要意图是放在看到当事人的资源与力量，以帮助他们运用适合自己的方式去达成这些基本需求(尤其是安全与

生理需求)。举例来说,咨询师会询问当事人:"有多常想起自杀的想法?"然后着重在"何时不会想起?"的向度;又可问:"以前曾经自杀过吗?"但更深入探讨:"什么样的生活不会有自杀的念头?"SFBT 咨询师会询问:"自杀对你的意义是什么?""是否有清楚的自杀计划?"但之后会找到当事人所在乎的人、事、物,运用"关系问句"来引发当事人改变的动力。有时,咨询师也可运用"评量问句"来了解当事人拯救自己的决心之高低或其他友人的判断为何,再找到阻止当事人自杀的各种力量(De Jong & Berg,2007 ;Macdonald,2007)。类似的问句如:

你想要伤害自己的时间有多久了? 你常常会想到这个念头吗? 哪个时期没有这个念头? 何以那个时期可以没有这些想法?

最近你有多常感觉到你已到了你的限度终点、觉得无法再处理更多了? 何时没有这样的想法或少一点? 何以那时期可以没有这些想法或少一点?

你有想过要怎样伤害自己吗? 当你有这些想法时,你何以能控制住自己?

10 分表示我相信我会长寿且快乐,并寿终正寝,1 分表示我相信我会死于自杀,你目前的分数会是几分? 曾经最低的分数是几分? 如果你能睡好觉、没有恶梦,这会让分数上升多少?

对于想结束自己的生命,你下定决心了吗? 以 1 到 10 分,1 分是决心结束自己的生命,10 分是很想抢救自己的生命,你觉得是几分? 何以没有到 1 分? 需要什么才能上升 1 分? 当你处于 10 分时,你猜想你会是什么样子,又会做些什么事情?

你有跟谁讨论过你想伤害自己的这个想法吗? 假如有,你是跟谁讨论的? 他们的反应是什么? 你希望他们有什么反应? 如果你听到些什么,就有可能选择不再伤害自己?

活动 BOX 3-7：危机案例的生存评估

进行方式：

1. 五人组成一组，针对下列案例，探讨可以如何以 SFBT 之理念与技巧进行危机与生存评估。

2. 之后，请一位组员扮演这位当事人，其他伙伴则担任咨询师。每位咨询师轮流与此当事人对话，每位咨询师分别与当事人进行往返五个对话，不要中断。当事人则依每位咨询师的回应，自然地接话。

3. 结束活动后，所有组员进行分享与讨论。

案例自述：

老师，我家庭不温暖，我爸爸在我小时候就外遇了。我很喜欢我男友，他知道我的不开心，他懂我、关心我，他说他会保护我、照顾我，结果还不是劈腿。那天被我亲眼见到了。我问他为什么骗我，他就说不然分手啊。老师，为什么男人都是这样的，讲一套做一套？我爸这样，他也这样。现在我大学毕业工作多年了，想考研究所了，不然升迁不上去，但是我什么书都没有念，到时候一定考不好。我活着到底为了什么？本来还有成绩、一些成就的，可以让我爸妈去外面炫耀，现在弄成这样，连我最后的存在价值都没有了。我好烦喔！我旁边的同事看我闷闷不乐，有问我怎么了。我有大概跟她说一下，她有安慰我，还约我到她家聊聊。但是，你知道吗？我每天到公司去上班，看着我们公司那栋最高的大楼，都在想说，是不是从上面跳下来一切就解决了。上星期去那栋大楼六楼开会，我从窗户看到外面就想说，是不是该跳下去？网络上面都

说只要七楼以上就可以必死无疑。我到六楼开会的时候，就常想

说可以上去七楼……

　　换言之，结合 SFBT 的代表问句来进行所谓的危机评估（如前置因素、系列行为与后果、致命程度等），除了初步了解当事人的状况，更重要的是看重提升当事人的安全性以及存活资源的发掘。甚至，SFT（Solution-Focused Therapy）大师 Harry（2011）认为，SFBT 对于处于危机的当事人，应只侧重于"存活评估"（survival assessment），了解当事人活下来的可能性。往往当咨询师在问题评估上有所探讨与停留时，反而使当事人复习了一些负面的思考，而更增加其危险性；反之，当一个人能看到希望、目标、资源与力量之所在时，危机往往就会下降。当然，Harry（2011）强调：判读当事人的状态，仍需要许多经验的累积与支持。

　　常见 SFBT 咨询师在搜集当事人现今危机与问题的性质与程度时，会同时评估与着重当事人是否能够运用自身资源来应对困境。其次，咨询师也会了解与评估，当事人是否还需要哪些资源与行动（如采取住院等医疗策略的介入等）（De Jong & Berg，2007）；或者，在目前的情况与需求下，当事人还需要什么样的个人与系统改变，才能对当事人最有帮助。进而，咨询师会思考如何协助当事人能够取得与运用目前已有的资源来达成这些改变（Fiske，2008）。咨询师除了使用前述各种原则与技巧的介入（特别是应对问句）以寻觅让当事人有效突破困境，或先维持不更糟的具体小行动外，也可多引导当事人思考与预测："当情况可以有小小改善时，自己与他人会注意到的第一个小小讯号为何？"而此问句除了带来改变的暗示性外，也容易激发当事人找到启动改变的第一步。

活动 BOX 3—8：墓穴旁的故事

进行方式：

1. 三人一组，一位扮演有低度自杀意念的当事人，一位担任访谈的咨询师，一位担任观察员。咨询师依照下列问句引导当事人回答，观察员则记录当事人的反应。

2. 结束后，三人讨论："墓穴旁的故事"（Macdonald，2007）的引导句，对于提升当事人之生存意念有何效果（例如找到当事人在乎的人），以及应用此活动时应有哪些注意事项（例如，于当事人的死亡意念不是太高时，方进行此活动）。

咨询师引导句：

＊　在你考虑了所有的可能性之后，你决定做出这最后不得已的选择。你的身体在墓穴中，而你的灵魂在三尺上方徘徊，你看着下面聚集的人群，你会发现谁在那里？谁是最伤心的？他伤心什么？

＊　当客人走过墓穴/葬场旁，关于你应如何不同地处理事情，谁会对谁说些什么话？

＊　在你做了这不得已的选择之前，他们可能会想给你什么样的建议？哪些方法你听到时或许觉得可以先试试看？

＊　谁会先拨一把土？当土触及你的眼睑时，他们可能会想到些什么？他们可能会想要跟你说什么话？哪些话让你触动，或者对你有意义？

当然，如果当事人的情绪是极强烈或极冷静的，或者强烈地表示结束自己生命的高度意愿时,或者于评量问句种种分数看来都相当接近于结束自己生命的向度时,咨询师也需要记得询问当事人(Fiske,2008):

> 你有多愿意,希望自己能够找到另一种选择?
>
> 你觉得"你能平安度过这周末"的想法,有多实际?
>
> 你有多大的信心,相信自己可以度过这个周末?

　　常见治疗中会邀请当事人签署不自杀契约,SFBT 亦强调如何使当事人承诺活下去或愿意继续接受治疗介入。所以,SFBT 同意签署书面的合约是能帮助当事人执行建议的一份力量。但其中撰写的文字,特别需要是正向、具体、可行,例如包括:在当事人心中涌上负向的念头时,他会试着去做的一些有效自我协助行动。

　　若当事人的危机程度较高且晤谈无法使之下降时,安全网的设置等安全性建置行动,就成为重要的优先选择(Fiske,2008),例如:

> 你想是由我来打电话给警察或消防队,还是你愿意由你的家人陪同你到医院急诊室去?
>
> 你比较希望是由我来通知你的父母你目前的状况,还是由你自己现在打电话给他们?
>
> 你觉得需要发生什么事情,你选择结束自己生命的行为比较不容易被激发?
>
> 当你注意到自己开始在发抖时,你觉得接下来找谁谈是会让你平静下来的?
>
> 今晚你住在哪里,会是安全的选择?

　　综言之，SFBT 并不会以病理学的诊断来对当事人的情况进行评估与衡鉴，或以病理学的诊断为咨询晤谈的主轴重心。但是 SFBT 仍会做当事人危机之安全性、生存评估以及预防机制，其中，能符合当事人知觉的安全性建置以及建设性的存活方式，正是 SFBT 的重要评估指标。SFBT 于进行危机评估时，乃是秉持前述营建正向对话关系而非当事人有错的姿态，以及创造解决式谈话空间的意图与氛围下所进行的，并且仍是在合乎咨询伦理、法律规范以及心理健康的前提下，寻求安全的讯号，给予当事人立即所需的协助。于进行危机评估时，SFBT 同时强调当事人已经拥有的应对与克服困境之力量，同时以"当事人中心"的哲学，找到当事人所欲的目标，以当事人想要的方法、步骤与速度前进，以下降当事人的危机程度，并找到再次稳定当事人生活的行动与力量。当然，咨询师要特别注意的是，先以"延缓问题恶化"、"先使问题不要更为失控"或者"稳定当事人"为原则，需要运用的是现实马上可用的资源，建立起的是立即、短程、近期的可行计划与行动，才能更为掌握危机干预的效益（De Jong & Berg，2012）。

　　（九）后续晤谈

　　1. 引发、珍惜、探究与复制进展

　　SFBT 认为当事人能有改变，是相当不容易的一种挑战。所以，当处于危机中的当事人没有进步或进步得非常缓慢时，咨询师会表示：改变本就是不容易的，这样的过程是很正常的，因为是一个困难的工作，就需要持续不断地努力才行。反之，如果当事人的进步是迅速的，基于上述前提，咨询师会给予大大肯定，而使当事人的改变带来个人的自尊感。此外，若当事人认为改变应由咨询师造就或想要把自己的责任转嫁给咨询师时，咨询师会提醒当事人：这样困难的工作，是需要当事人的参与才能完成的。如此一来，在改变自己的困难挑战达成之后，才能真正成为当事人本人的成就（De Jong & Berg，2007）。

在第一次晤谈时,当事人常会先打量咨询师及其提供的服务质量,也会评估是否要开始信任咨询师,并且会思考是否要认真和咨询师一同工作。除非明确地知道当事人已经无法再回来晤谈,否则 SFBT 咨询师会以"当事人愿意再来晤谈的立场"给予反馈。在第一次晤谈结束前,咨询师会直接告诉当事人:咨询师想要再见到当事人,而且,于下次再见时,会希望听到有哪些情况变好了。此方式将能促进当事人对咨询师的信任与信心,同时也具有助长当事人例外正向改变的效益。接着,咨询师还会询问当事人:"什么时候再次接受晤谈对你是最有帮助的?"这样的问句所传递的讯息是:相信当事人是有能力做出对自己有利的决定的,以及你认为再次晤谈对他们会是有助益的。相对的,SFBT 咨询师不会去询问当事人是否再回来晤谈或再次晤谈有无意义,因为这样会让当事人以为咨询师觉得自己没有效用,或者咨询师认为当事人没有能力改变现况。当然,若当事人对于再次来谈有所犹豫时,咨询师便需进一步了解当事人所担心的部分,直至当事人对咨询师或是自己的能力变得更有信心时,咨询师才会再与当事人确认下次会面的时间(Berg & Steiner, 2003;De Jong & Berg, 2001)。

SFBT 的后续咨询与第一次晤谈的架构并没有太大的不同,对待处于危机中的当事人与对待一般的当事人也没有太大的不同,但是会依当事人来谈当时的情况而略有不同的重点。从第二次晤谈开始,咨询师会于每次晤谈的一开始先询问当事人:"自从上次会谈后,何处已变好了?"这个问句反映出我们相信当事人于离开咨询室后,是能胜任接续执行所需采取的小小行动的。尤其,这个问句亦反映出解决之道乃建构于当事人对例外的知觉,同时暗指:即使问题依旧存在,但仍会有小小例外的发生(Berg & Steiner, 2003;De Jong & Berg, 2001)。

通常,当事人对"何处已变好了?"的问句,会有三种基本反应类型。

第一种反映类型的当事人,能清楚地说出自上次晤谈后有发生一些较好的经验。有些当事人可能需要借由咨询师的引导、鼓励或是探索，才会联想得到。对于情绪过于高涨或低落的当事人，咨询师特别要用"细微"变化的用字（如"一点点的平静"、"些微的转变"）才比较能引发当事人联想到有发生的小小进展。必要时，咨询师甚至可就这星期的每一日，细微地探讨当事人的情况（如用评量问句了解心情平稳度），以找到变化差异之处，并了解何以能有比较好些的时刻发生。特别是当事人处于危机时，探讨进展的细节与效益会强化"改变是可以被预期的"的信念，除了易引发处于低潮的当事人一些希望感外，也容易让反复挣扎的当事人更愿意开放于各种可能性的探讨（Fiske，2008）：

在整个星期中，每一天的每一分钟里，情况都是一样糟吗？

告诉我有没有一些时候，是没有那么糟的时刻？

当事情没有像以往那么糟的时候，是发生了什么事情呢？

当事情没有以往那么糟的时候，你又有何不同？

若 1 到 10 分，10 分是心情很好，1 分是心情不好，你这一周大致几分左右？

有哪一日的心情，是比 2 分更多一点的？

什么时候想起这件事情时，哭泣的时间是短一些的？

什么时候想起这件事情时，觉得比较忍受这痛苦的感觉是多一点的？

一旦当事人能找出进展，不管这个进展经验多么模糊不清，咨询师皆要大大运用前面章节中介绍的 EARS 技巧，深究及揭露这些进展的例外细节，包括：

＊请当事人描述这些进展的例外经验发生时与问题存在的时候有些什么不一样。

＊ 这些进展是如何能够发生以及再发生的，如：当事人决定去做的判断与心意、执行的过程、行动的效果等。

＊ 从重要他人的角度来思考进展的过程与影响，以及当事人与重要他人因为有了这些进展后，在彼此关系上的变化。

如果当事人有不易回答进展的反应，或许咨询师也可以"负分"的方式来加以询问，有时当事人就比较容易回答，例如："发生危机的情况是－10分，来晤谈后变成－6分，所以是进步4分之多了喔。"负分评量的方式，特别适合要求较高的当事人与机构系统来发现与评量当事人的进展。

"从抑郁中复原"的评量问卷，也是一个方便于找寻例外与进展的工具。请当事人以1到10分的程度来进行各向度的评量，10分代表"总是发生"，1分相对地表示"从没有发生"，而评量的向度则需为正向而细小、能反映改善状态的（Fiske，2008），例如：

＊ 能够看电视。

＊ 能够看杂志。

＊ 能专注一段时间。

＊ 能专注很长一段的时间。

＊ 能够睡觉。

＊ 能够睡得很沉。

＊ 能够睡得饱。

＊ 能够起床。

＊ 能规律用餐。

＊ 能健康饮食。

＊ 能去运动。

＊ 能去上班／上学。

＊ 拥有需要的能量。

* 能幽默应对。

* 能正向思考。

* 能够微笑。

* 能够享受事物。

* 能感受到爱。

* 能倾听别人说话。

* 能寻求别人协助。

* 能关怀他人。

* 能负起责任。

* 能接受赞美。

* 能感受到自我价值。

* 能期待某事。

* 能期许未来。

* 其他

2. 先求维持,再求突破

对于"何处已变好了?"的问句,第二种反应类型的当事人可能会说"我不太确定"或是"我想事情都一样,没有多大改变"。咨询师不必为这种回答而失望,因为其中还是有正面涵义——"没什么不同",代表事情并没有朝负向变化,当事人所维持的水平还是与上次一样。若当事人老是绕着自己的失败打转,不愿意去探索哪些部分有改变时,很重要的是,咨询师需要尊重地倾听他们的理由,接受并一般化当事人的失望。当事人若感觉到自己的声音被听到了,咨询师便能接着探问何以情况不更糟,并尝试获得更多细节。此时,就有可能发现当事人其实已经做到一些小小的改变,是连他自己都不自知的。例如,询问一个每周都得喝 12 罐啤酒的有抑郁情绪的当事人,是怎么知道不要再喝第13罐的；了解一位因先生外遇而心烦、打孩子的年轻妈妈，是如何减少动手的次数的。这些阻止自己不做错事的时刻，便成为当事人可以觉知的例外进展经验。

特别是，"没有更糟"对处于危机中的当事人来说，是很有意义的，表示当事人与周围系统的支持具有撑住当事人、让情况不变得更糟的一些资源与力量，以及当事人仍然拥有一些能力来控制自己的生活。这些都会让当事人更加意识到是什么内外在的力量让危机情况可以控制下来的。当然，对危机中的当事人来说，"先求稳定、维持在不更糟"的状态，往往也是很有意义的必要之举。亦即，对于非自愿来谈或处于危机中的当事人，能有小小的进展便是非常不容易之事，所以咨询师面对当事人的改变与否，切莫期待过高或推进过急，当事人很可能在前进一小步后会需要一段时间的维持，才能更进一步地提升（许维素，2011a，2011b）。于是，咨询师在增强当事人进展的成功经验时，除了要大大赞美之外，更要进一步了解：若要这进展再次发生、多发生或继续维持，需要什么重要的要素才能推进之？对于危机的当事人来说，先求维持，已是不易。所以咨询师切记如何稳定与维持是一定要优先与当事人讨论的重点，如此才能让当事人重拾控制感与自信心，而且，当事人要先能掌握如何再复制、维持进展时，也才能再求提升与扩大，以免因为操之过急而拔苗助长，反而导致当事人的再次挫败。

因此，Macdonald（2007）特别强调当危机中的当事人有所进展时，为了要协助当事人懂得如何"维持、稳定与强化"这些小小的改变，常见"振奋性引导"、"可以有何不同"、"重要他人的见证"及"具体进步指标"等方向，是后续介入可用的回应方式：

哇，维持现状真的很不容易呢！你是如何办到的？

你对自己的表现打几分？若要保持这样的分数，你觉得应该做些什么？

你如何让自己维持在这个正确的轨道上？若继续维持着，会有什么不同（或有什么意义）？

你需要什么来帮助你维持这份改变？什么人、事、物会有帮助？

你有多少信心能够度过这一天/这一周，而不会有伤害自己的行为？是什么可以让你有这样的信心？需要发生什么，你才能继续维持这份信心？

你特别想跟谁分享你的改变？当你所重视的人知道你这么努力走过，他们会特别珍惜与感谢你什么？他们对你继续维持的信心是几分？发生什么事情就会让他们的信心提升？

尤其，当事人情况虽然不会更糟但又无法更好时，在一段时间内"如何与问题共处及自我照顾"即成为一个可以尝试的工作方向：

既然你已经尝试了所有方法，并觉得你无法改变你丈夫/妻子的行为，那么你会做些什么事，让自己是好些的呢？

在你等着事情能发生改变的这个阶段，你可以如何更好地照顾自己，来预备下一阶段的变化？

如果未来两个星期你能继续维持在 4 分，会对你的生活有什么影响？

当然，在维持不更糟的情况下，于合适的时机去反思如何继续突破现况仍常会是当事人的愿望，所以咨询师可接着探问：

需要发生什么事，才能引发小小不同的发生？

我还可以做什么事，才能更有效地帮助你？

如果我问你的好友，他会和你有什么不一样的看法？他是否会认为你的情况其实是有一些改善的？

假如你能让分数提高一点,譬如从 2 到 3 分,你会有什么改变? 你最好的朋友会有什么不同的看法?

如果你从 4 分提升到 5 分,谁会先注意到? 你又会有什么反应?

或者,咨询师也可与当事人适时探讨,如何为未来还有可能发生的挑战做哪些准备;或者,从这些经验中有何学习,以使这些进展更为内化成为当事人自身或生活的一部分:

下次再有这样的冲动时,你会如何运用最近的学习来帮助自己?

根据之前的经验,下次男友的态度若从辱骂变成动手打你时,你又会如何处理?

这小小的改变让你在做什么事情时变得比较容易?

在你过量服药之前,有什么是你现在想到,而以前从未想到的事情?

在这事件中,对你来说有些什么好的学习/结果出现吗?

假如在六个月之后,当你再回首,这已变成是个有意义的经验时,那么你将看到现在的自己会做些什么?

3. 当情况变糟时的可贵应对

而第三种类型的回应在 SFBT 中是较少见的,即当事人会说他们变得更糟了。咨询师必须问明详情,了解让他们变差的情况与因素。事实上,灾难、意外、疾病,以及其他不可预测的事件及其变化,都可能随时发生在任何人的生活里。咨询师需以尊重的态度倾听与接纳当事人描述一些突如其来的其他事件如何影响他们的生活,并多加援用"应对问句",将会非常重要而有用。因为"应对问句"可启发当事人思考与欣赏自己是如何面对与承受目前恶化中的情况的。同时,咨询师还需要用开放的心去关注当事人在"处理"这些情境时,是否有与过去不同之处。例如采取的方式是否更积极,或者运用了一些方式减缓困难情况的恶化速度。如此,在所谓面对更糟的情况下,当事人还可以看到自己面对事情的态度与策略已然有所改变了,而可维持着当事人的控制感与希望感:

　　这星期有这么多事情出了状况,你是如何渡过难关的？许多人在面临像你一样的困境时,常无法处理,你是用什么力量来帮助自己的？

　　在这恶化的情况中,你怎么还能如此冷静地处理？最能让你保持冷静的力量是什么？

　　在这次的经验中,你发现最有用的方式是什么呢？你最好的朋友对此会有什么看法？

　　与上次恶化的情况比较起来,你觉得这次恶化的情况跟上次有何不同？尤其你在处理事情的方式上有什么不同？何以能有此差别？

　　咨询师千万别急着期待让当事人的情况全然立即改善,反而需要先探讨如何让当事人回到上一周的平稳,或者先让恶化止跌,如此比较能找到可行的一小步。如咨询师可说:

　　事情总是起起伏伏,有时候会好一点,有时会变糟,然后又会再好起来。所以你认为需要什么,才能帮助你再恢复到上周评量分数的状态？

　　情况似乎是在恶化中,你觉得要如何让情况不再继续恶化,或让恶化的速度减缓？

　　如果处于危机中的当事人对情况变糟表现出较强的负向情绪反应,咨询师除了可以用评量问句来了解他情绪的位置,并询问在目前的情况下,什么力量会让他的情绪减缓一些之外,还可以转向于探讨当事人解决事情的决心、坚持等向度之评量,以促发当事人看到自己不放弃的毅力。当然,若当事人出现了想放弃的反应,则先别与当事人讨论要如何改善情况,而是在表示理解的同时,思考如何试着引导当事人能够恢复愿意继续努力的决心,会是优先之举(许维素,2011a,2011b;Berg & Steiner,2003;De Jong & Berg,2001)。

当然,在面对第二或是第三种反应类型的当事人,咨询师也可以重新检视一次:当事人的目标究竟为何? 咨询师是否越俎代庖地替当事人决定了目标? 有时,发现了当事人真正想要的目标时,晤谈的进展就会大大跃进。不过,若当事人的情况恶化而随时会有生命危机时,立刻采取行动或安全性的建置就变成必要的行动。

4. 结案的考量

当然,强调目标、进展与差异的导向,使得当事人对 SFBT 晤谈的期待与认知会比较短期、以改变为焦点的,如此一来,结案便比较像是一个"毕业典礼",而非是一种拒绝或抛弃。若当事人觉得目标已经达成且自己有信心维持改变,特别是因拥有维持稳定与继续进展的自信,而反映出来的自我协助知觉时,结案便自然发生。咨询师也可预备结案的来临,虽然 SFBT 从晤谈一开始就会不避讳地提出结案的方向。一些会提升结案预备的问句包括(Fiske,2008):

你觉得什么讯号产生时,你来晤谈的密集度就可以减低一些?

如果发生什么事情或产生什么讯号,会让你知道你对自己的信心已经增加了?

若 1 分表示情况很糟,10 分表示你大多数的时候是能处理与面对这些问题的,你觉得现在的你在几分?

毕竟生活不会总是完美的,所以,1 分表示你很需要晤谈,10 分是你觉得这阶段的治疗已经足够了,那么你目前的位置在几分左右?

10 分表示你有信心可以自行处理后续问题,1 分表示你觉得不行,你目前在几分的位置?

10 分表示你有信心自己可以使分数继续往上,1 分表示没有信心,你对现在的自己打几分?

今日的晤谈若谈了些什么,会让你觉得是往“足够”的方向前进? 你在这周内若做些什么,也会帮助你朝此方向迈进?

(十)复发的学习与介入

SFBT 会持续关注以及与当事人讨论于晤谈后所产生的小小进展,并用 EARS 探究之。不过,历经危机事件的当事人,即使经过咨询介入之后,还是有再复发(relapse)的可能。当事人的复发往往特别令咨询师感到压力,某些派别会认为当事人的再次复发是咨询上的失败,或者认为当事人还有一些核心因素尚未处理完毕。然而,SFBT 采取很不同的观点来看待复发。

SFBT 相信,如果没有过成功,就不会知道失败,成功与失败是一体的两面。大部分的人倾向于聚焦在失败的这一面,而忘记了成功的另一面。没有成功过,就没有所谓的复发。面对复发的当事人,咨询师要记得,复发表示曾经有一个成功存在,虽然此成功暂时停止了。其次,SFBT 认为,复发是当事人学习新经验的一个正常的过程。如果咨询师能视复发为一行为学习与稳定的练习过程,咨询师往往就会自然地接受当事人复发的事实,而更有力量地来面对当事人,并能协助其从复发中获得更多的启示。咨询师要相信,即使有些当事人需要受到长期的协助,但是很多当事人仍然拥有、保留他们的能力,甚或还是能继续增加他们的能力(Berg & Reuss, 1998)。

是以,面对处于危机中的当事人又再度复发时,SFBT 咨询师并不探讨所谓的失败原因,反而是看重当事人在复发后想要变得更好的意图,而聚焦于探问当事人以下三个方向的问题(Berg & Reuss,1998;De Jong & Berg,2007;Steiner,2005):

第一,使当事人从前次复发的经验,来帮助自己此次的复发处理。如询问当事人如下方向的问题:"你曾经发生过类似的情况吗? 上一次你是怎么走出来的? 上次是什么对你最有帮助? 你是怎么知道这是有帮助的? 你是怎么找到此人(事物)来帮忙你的? 还有呢? 还需要什么而会让此人(事物)愿意再帮你一次? 如果你再次获得帮助,你会有何不同?"

第二,如何应对此次复发。如询问当事人:"从最近这次复发到现在来见我的这段时间,你是如何熬过来的? 你是如何让自己走在恢复中的? 你是怎么做到的?"咨询师好奇探究当事人是如何努力再次克服与处理最近的这一次复发的目的,并非期待当事人把全部的问题立刻处理掉,而是从减低问题的程度开始。

第三,增加当事人继续改变的决心。如询问当事人:"当上次的成功能维持时,你的生活会有什么不同? 跟复发时的生活会有何不同?"

甚至,Berg 和 Briggs(2001)还进一步地发展出处理复发的五步模式。

1. 正向的态度(positive attitude):再度复发的当事人,常会觉得丢脸和感到难为情。因此,咨询师必须对焦于当事人复发前的例外事件——从前次复发到此次复发的这段期间,检视当事人有多长时间、如何、何处、何时、多久,以及谁能协助他停留在稳定状态等细节。借由探问上次的成功是如何产生以及如何再制造一次,以帮助当事人恢复至这次复发前的成功平稳状态。

2. 控制(control):与其将焦点放于复发的引发点,固定地以"为什么"问句来暗示当事人早已知道的失败,不如创造性地将焦点放于当事人是"如何做到终止了引发点"的。可多加使用的问句如:

　　是什么告诉你说，该是停止（该行为）的时候了？

　　当你决定这是该停止的时候时，你让自己做了什么？

　　你注意到自己内心出现了什么样的讯息，能让你知道——够了，不要再继续伤害自己？

　　你会从妻子或其他人那里得到什么样的讯息，告诉你该是停止的时候了？你做了哪些对你是有效的事情？

　　你是如何知道要再来求助的？

　　你是如何知道自己愿意再克服一次？

　　这些都可以帮助当事人有意识地注意到自己已经拥有、已经在做的自我内在控制，而不是受屈于某些外来强加在他们身上的钳制。

　　3. 选择（options）：一旦当事人停止做出不当的行为，他们的功能就能部分回复至复发前的层级。细化此阶段的行为，往往可以成为有用资源与知识的来源。当事人这些既有的技巧是需要其一再、经常且长期地使用，以能重建他的生活：

　　这一次你是怎么向太太道歉的？

　　你是怎么决定你必须回去工作，并且是怎么说服老板让你回去工作对他是有益处的？

　　4. 不同（differences）：并不是每次复发与退步的情况都是相同的，注意并确认两次复发中不同的细节，将会对当事人有帮助。当邀请当事人去比较与对照这次与上次的复发时，往往可以确认出一些不同或情况比较轻微之处，如：确信这次在喝醉时没有开车、没有打斗或没有虐待小孩等。这些小小的细节，表示当事人即使在所谓的失控中，仍有能控制自己之处，以及具有能使情况小小改善的方法。欲探问这些差异，评量问句与关系问句会是好工具。

5. 学习(lessons)：咨询师可与当事人讨论其已从他的复发问题中学到了什么，以及这些新的学习能如何联结到目前的生活。再次详细地询问当事人有关未来的计划，诸如：

是什么告诉你，你将不再酗酒？

不再割腕是个很棒的想法，而且你也增加了对自己的认识。那么，你将会做哪些不同的事，来遵守你的承诺？

假如我问你父母对于这次你对自己的承诺有多少信心？在1到10分的评分中，他们会认为现在是在几分的位置？

咨询师可以用上述这些问句，取代停留于一个大而模糊的承诺，如"我将不再做……"，好帮助当事人从此次复发中有所学习，并能清晰地知道需要发生什么，才能继续控制某行为与帮助自己维持平稳。

综言之，复发是令人难受的情况，但SFBT的咨询师不强调当事人应该(must)做些什么，而是着重于当事人能够(can)做些什么，并且积极地让复发发挥前车之鉴的正向效益。除了了解复发是如何发生的，咨询师更会以不批判而接纳的态度来看待之，以帮助当事人从挫折中学习，再带领当事人聚焦于学习如何帮助自己恢复平衡与维持平稳的态度与方式；即使是有关药物与医疗的使用，也会配合前述原则来处理。若有机会，咨询师也可细问于上次咨询中有参与协助当事人的相关专业人员，了解"哪些部分有帮助到他？""谁在意当事人的复原？""谁对当事人有帮助？"或者，请当事人尽快允许释放这些相关消息，以邀请更多资源进入咨询。

如果当事人仍没有改善的迹象，回头检查当事人的目标及大量使用应对问句会是很有帮助的。即使看起来处理复发像是再一次从头开始,但实际上仍是以过去之有效经验为重要基础。但是,如果当事人一直没有改变、一再复发或没有意愿改变时,SFBT 咨询师仍会秉持着尊重与了解当事人的态度,相信当事人停留在此刻是有其道理、有其需求的,当事人往往是需要时间来突破,也需要时间来为此刻做些什么;或者,当事人需要停留并通过此处,才能使他继续往前走。同时,SFBT 咨询师也会接受:当事人目前或许尚未准备好接受咨询师有助于其未来的正向与乐观观点。凡此种种信念,皆因 SFBT 坚信:当事人之所以会复原,是因为解决之道属于当事人本人,而非属于咨询师。而且,只有当事人可以决定自己想要改变,不管咨询师多么慈悲、关怀及聪明,当事人目前若是不想改变或暂时不想停止破坏性的行为,咨询师也是无计可施的。所以,SFBT 认为:"只有不适合当事人的咨询方法,而没有咨询失败的当事人",当事人乃是有理由不对咨询抱持希望或不觉得咨询对他会有用的。有时,目前的治疗之所以无效,其实是因为当事人的生活情境变得比之前更具艰难而有挑战性,或是咨询方法长期下来已失去效益了。更甚至,当事人乃是需要时间来学习照顾自己,也需要时间来学会运用咨询师这个资源(Berg & Reuss,1998)。

不过,咨询师千万别忘了:改变随时在发生,当事人很有可能在明日就会接受咨询师的协助,并会有改变的可能。所以,持续愿意理解当事人、尊重当事人、邀请当事人、等待当事人,或者先动员当事人的生活系统与社区资源,是咨询师暂时能够先做的(许维素,2011c;Berg & Reuss,1998)。

当然,在结案时,预防及如何处理复发,也是一个需要先行讨论的主题,包括:处理日后复发的方法与信心,以及支持者的相关预备等(Pichot & Dolan,2004)。

三、 焦点解决危机干预的其他重要原则

除了前述 SFBT 的基本精神及实用的原则与技巧外,因着处于危机中

当事人的特殊情况,咨询师还需要特别把握以下几个注意事项及原则。

（一）以同步当事人想要的方式与之合作工作

与处于危机中的当事人,特别是非自愿前来者,快速建立起合作关系是非常重要的。而快速与当事人建立合作关系的方式,即是以当事人想要的方向与方式来与之互动合作（Fiske,2008）。SFBT 咨询师会尽可能多了解当事人的思维历程、世界观以及生命定位,同时会在不企图改变这个架构与体系的意念下,于当事人的心灵架构或思考体系中工作。因为 SFBT 认为当事人有权选择他们的价值与信仰系统（如信念、宗教与意识形态）,咨询师应尊重之,且咨询师有义务站在当事人这一边,随时与他合作。所以,SFBT 的咨询师会在这样的前提下,进行各项评估以及协助当事人确认其想要的目标等工作（Berg & Dolan,2001）。亦即,未知而不预设的放空姿态（mind-fulness）、好奇开放的态度,是 SFBT 咨询师特别需要练习的功课,尤其对于处于危机的当事人,更是如此（Fiske,2008）。

由于处于危机中的当事人不见得有高的能量与稳定性,而 SFBT 的咨询师又会企图从问题式谈话导入解决式谈话,因而咨询师要相当谨慎与小心自己将要提出的回应、问句及其用字（包括并入使用当事人的用语）,思索这些话语是否容易让当事人理解与接受,是否让当事人觉得咨询师与他同在,是否让当事人觉得咨询师了解他的困难与痛楚,特别是,有无负向评价与标签的作用,以及有无在当事人可接受的世界价值观之中（Fiske,2008）。

危机中失落与悲伤的复杂性与影响力,很容易使咨询师急于引导当事人应该做些什么或不应该做些什么。虽然给予劝告"看似有用",因为遭逢失落者往往会先顺从咨询师的劝告,但这样的劝告虽然适用于延缓危机行动,但可能会忽略了决定性的关键要素——当事人本身。若当事人相信改变的力量来自咨询师时,咨询工作将会变得越来越复杂与漫长。相反地,若当事人了解改变的力量来自其本身时,咨询工作将趋于简洁。帮助当事人改变的捷径,即是让当事人参与这一个"能尊重个人经验与想法,并能帮助个人想出有效行动"的晤谈对话中。这往往能让当事人更愿意投入与执行自己所创造出来的解决之道,对于处于危机中的当事人特别更应是如此(Simon,2010)。

面对处于危机中的当事人,SFBT 咨询师会扣着危机与现况这个主题来进行晤谈,"顾及与提升当事人的安全"是最为重要的优先方向。因此,当事人的危机评估与存活评估,会在与当事人建立关系的过程中同时进行。再者,SFBT 希望能接纳、稳定与转化当事人的情绪,进而在当事人的目标下,开发与运用当事人同意且立即可用的资源与一小步,来协助当事人突破现况(许维素,2011c)。不过,咨询师要小心的是:在危机干预一开始的介入,咨询师内心的目标不要去寻求"治愈"或"全然解决"危机,而应放在"一起合作"以及"寻求小小的改变"上;同时强调"和"(both... and...)的原则,如在考量症状与问题的同时,尽快让当事人允许资源的进入以及改变的可能性(Macdonald,2007)。

在危机事件的处理中,有些当事人非常愿意改变现况或自己(如希望能消弭及避免自己自杀的念头与欲望),但是不少处于危机中的当事人,会处于诉说痛苦或拒绝改变的状态。是以,在晤谈一开始,咨询师必须小心地注意当事人何以在此时进入晤谈室,以及是在什么样的环境脉络下进入此咨询系统的。咨询师若能了解当事人进入此专业服务系统的状态与方式,将会获得许多重要的讯息,进而帮助咨询师决定如何与当事人合作,并且判断什么该做、什么不该做。

举例来说,当事人如果是处于诉说痛苦或拒绝改变的状态,则在第一次会谈时便不见得能形成目标,而咨询师于晤谈过程中也需要更为支持与温和。若当事人是被强制来谈时,可能会觉得对于目标或是达到目标的方法并没有选择权,且易觉得是被控制、不公平或丧失了尊严的,甚至还会视这些受命进行的咨询为没有理由的惩罚媒介；或仅为满足某些人举发罪证的工具，或认定转介单位会要求咨询师发挥一个社会控制的功能，而自然地会有想要拒绝接受协助或产生推翻他人控制的意图等行径。当事人若有这样的反应时，SFBT 的咨询师都会以共情与一般化的态度加以理解接纳之（Berg & De Shazer，2003a；Berg & Reuss，1998；De Jong & Berg，2007）。尤其，不少危机中的青少年为非自愿前来的当事人，咨询师必须确定当事人希望从咨询师这边获得什么，以能开始建立合作关系。有些青少年心不甘情不愿地出现在晤谈室，也说不清楚来谈的目的，因此咨询师除了会将他们不情愿的心情"一般化"之外，也可试着提出"结束晤谈"的标准，并向他们保证，行为符合标准时晤谈就会结束，以能提高他们一开始合作的意愿与动机（Berg & Steiner，2003）。当然，若当事人的目标是希望咨询师协助其死亡计划或说服别人，咨询师是不能与之合作的。咨询师在此时，仍会选择可以与当事人合作的目标，如舒缓痛苦、与家人沟通、处理现实种种困难等。因为能与当事人一起发展出非自我毁灭性的目标，本身便是非常具有疗愈性的（Fiske，2008）。

　　要能做到前述种种，在晤谈过程中，咨询师内心要持续地假定：当事人的任何思考和行动都是有原因的、一定是有一个重要的好理由。所以咨询师会积极了解与接纳当事人的观点，并中止自己的评价与诊断。咨询师亦需要注意自己口语及非口语所传递出来的讯息，是否阻碍或催化了关系的建立。尤其，咨询师需要特别尊重当事人的观点与立场，并专注于：当事人是如何看待与定义问题，认为是什么以及是谁需要改变；想要什么样的咨询工作过程及内容；以及目前所想要的目标；在此同时，咨询师需要倾听、反映并运用当事人所使用的语言，而不是试着去改述当事人的语言成为咨询师的说话方式（Berg & De Shazer，2003b；Berg & Reuss，1998；De Jong & Berg，2007）。此外，咨询师也会秉持着"有用的就多做一点，无用的就不要再做"的基本精神,来询问当事人:来晤谈前有无接受其他咨询的经验,之前的经验有什么帮助或何处没有帮助等,来提醒咨询师可以增加"需要尝试什么、不需要再重复去做什么"的判断力(Berg & Reuss,1998)。

是以,咨询师完全未知的、好奇的、接纳的态度,是一个简单、不容易做到,却又非常有力道的影响力量。而咨询师能真诚地呈现给当事人,咨询师只有一个简单的意图,就是当事人的存在与正向情绪,是咨询师相当在乎与关注的(Fiske,2008)。

(二)让当事人成为援用药物的主控者

有时,当事人在晤谈后仍然觉得陷于绝境,深觉没有任何内外在资源可以帮助自己(虽然在 SFBT 的经验中,这样的例子并不多),或者通过晤谈,当事人深知自己需要更为密集的关怀与监控时,此时,咨询师找寻监督当事人的资源及援用其他社区机构的必要性,将比较能为当事人所接受。但是,考虑其社区医疗资源的配搭虽然重要,但是在配搭之前,仍应尝试进入解决式谈话,至少可先探讨当事人可以如何运用医疗资源。最重要的是,咨询师需要在一个尊重与了解当事人的态度下,帮助当事人有预备地、主动地来援用这些医疗资源(De Jong & Berg,2007)。

最常运用的医疗配搭,就是药物的使用。药物虽非 SFBT 最为优先的选择,但是于必要时,SFBT 也同意药物确实能改善当事人的情况。在SFBT的架构下,咨询师会先以更大的图像来审视当事人的运作功能,然后再考虑药物在整个大图像中的位置。亦即,药物只是整个解决之道的一个配件,而非解决之道本身。SFBT 采取"药物可以为当事人做些什么"的立场,而不是"当事人被药物所控制与影响"的看法,而且,不认为药物是一种治疗某种病的药物,而只是"为了达成某些目标的一个手段"而已。因此,药物如同运动、营养与人际支持一样,只是一种可加以运用的资源。当然,这也代表着咨询师必须与当事人一同讨论监测、调整药物的剂量与使用时机,也必须同时注意当事人及其家人的相关有效行为或危险行为,如此才能有效益。此外,由于药物对于不同的当事人有着不同的效益,有人很看重,有人很排斥,也有人很害怕吃了药以后,会变得与众不同的奇怪与不正常;所以,咨询师需要以极尊重的态度,来询问药物对当事人的影响,尤其是对吃药有过什么样的特别经验,以及他们对吃药的态度(Berg & Steiner, 2003;Fiske, 2008)。因前述理念,咨询师会如此询问当事人:

有任何人(医师、老师、家人、邻居)向你建议,药物可能会对你刚说想达成的目标有用吗?

你曾经服用过哪些有效或是没有效的药呢?

你曾经服用过哪些药物,对于你要达成你的目标是有帮助的?

这种药可能对你会有效,你对这方面有任何的了解吗?

你有想到如何让药物帮助你吗?

药物可能会让你睡得比较好、比较有能量等优点,在这部分你有什么看法?

如果服药对你是有用的,当你看到自己有什么改变时,你就会知道这药确实是有用的?

如果你可以变得比较好,你希望能变成什么样子?

当你变成什么样子,你就知道你不用再吃药了?

你如何跟药物成为一个合作团队?

你如何跟你的医师合作,让这药物发挥了功能?

你能有这样的改变,你觉得有多少比例是药物的帮忙?有多少比例是你自己的功劳?

药物是可以让你睡得好一些,但并不能使你愿意打扮自己以及上班,你是怎么帮助自己的?

换言之，SFBT晤谈不一定与诊断名称有关（往往是机构而非当事人需要诊断名称），而且，SFBT希望在当事人被诊断及使用药物的讨论中，先看到当事人这个"人"，以及以"当事人认为什么及如何有帮助"为晤谈焦点。甚至，SFBT还会考量可以先与当事人进行晤谈有成效否，再评估是否需要用药。当然，于必要时，服用药物将会成为一个主题，包括：用药如何影响当事人的自主行动力、药物质量、药物副作用、诊断问题、了解用药及其副作用、服药意愿与动机等。当事人若感受到他们对药物的看法与知识是被尊重的，才较能愿意合作于关于药物的相关讨论上（Macdonald，2007）。此外，于医院工作多年的Macdonald（2007）认为，"未知"的观点并不意味着你不能基于你的知识提出一些实验性的提议，咨询师对于药物咨询的确切讯息，将有助于药物协商的过程；必要时，咨询师会如此对当事人说：

我们尊重你对药物咨询的看法，但我们相信在这个时候，药物咨询是必需的。

假如你不接受药物咨询，我们很难与你一起工作。

有时，当咨询师指出药物能够帮助当事人更为宁静平和、清楚地思考，且并不会影响当事人的认知功能时，对于当事人接受药物的相关讨论会是有用的。例如，咨询师可以通过询问当事人一些生活细节与事实，如"你母亲叫什么名字？""你上什么学校？"等，让当事人发现自己即使服用药物也仅是减缓忧虑，并不会改变自身的知识、信念或智能状态，而使其安心。当然，咨询师一定得先知道地方法律上有无强制性用药的相关规定。

（三）联合系统资源与统整社区方案的弹性介入

SFBT的谈话对于快速建立关系非常有帮助，尤其能帮助当事人了解哪些系统、机构、资源能够协助他们达到自己的目标。辅导处于危机中的当事人时,带入各种现成的系统资源以及各种方式的联合介入,是常见而必要的行动。如个别咨询、家庭咨询、团体咨询、住院咨询等,都是很好的介入资源与方式。但是,咨询师需注意的是,当这些介入方式同时运作时,是会相互影响的,所以最大的考量原则是如何"弹性"地运用之。"弹性"的意义,是以当事人之资源与优势为最大的考量与焦点,而且应是一个敏于资源(resource-sensitive)、以当事人为专家角色的方案设计,而非是以其他专业的专家来决策当事人生命的一个过程。因此,当事人在此过程中是主动参与其介入方案的决策历程的,毕竟,当事人仍会判定需要花费多少钱、时间与精力来促进自身的改变。亦即,各种咨询方式介入的方案设计需要咨询师创意地援用各种资源,同时需以当事人的立场为主,考量当事人与系统现实的机制与可用的资源,而不让当事人只是被动地配合医疗或是认为医疗是唯一的解决之法,如此才能发挥所有介入方案组合的最大效益(Berg & Reuss,1998)。

再者,咨询师在考量当事人与系统现实的机制与可用的资源时,需重视多元方案的使用、多元团队的合作,尤其在处理如自杀危机的当事人时,特别需要一个团队工作的相互支持,因为团队的合作能给予实时且多方的协助。当然,团队中各成员之观点与作风的差异,也会是咨询师所需面对的一项挑战。此时,相互的理解与肯定、找寻共同的目标、有效协助当事人,常会是彼此合作很重要的基础所在(Fiske,2008)。

此外,像是当事人的家人、同事、学校、同学、宗教团体、宠物的参与及支持(特别是他看重者),不仅会带来当事人生活中真实存在的治疗性力量,也常可提供当事人许多重要信息或额外资源,并能见证与稳固当事人的努力与改善,所以也是当事人重要的资源系统。当然,咨询师需要判读与催化这些系统支援及其运用上的"排序",以及各系统之间的"互动和谐"等,以对当事人可以有最大化的帮助(Fiske,2008)。

于是,在转介其他医疗或社区单位,或是提醒当事人使用相关资源时,咨询师可以用"你知道生活或社区里的一些资源吗?"作为开场,以帮助当事人认识与回顾之。转介时,咨询师会询问当事人以下问题,并将这些资料转给转介单位(Berg & Reuss,1998):

你需要做什么,才能让医疗单位懂得帮助你?

你的医生会说,过去你如何有效地帮助医疗单位来协助你处理你的问题?

你愿意多做些什么,来帮助自己可以从医疗中获得更多的帮助?

你觉得医疗可以帮你多少百分比例的忙? 而你自己又可以帮助自己多少百分比例的忙?

你以前有住院过吗? 住院时有什么可以帮助你? 你又需要如何做,才能使得这些帮助再发生一次?

从以前的经验中,你如何使医疗金钱与财力的付出更为值得? 如何将此想法化为行动? 你如何知道你的经验是值得的?

你的咨询目标为何? 你希望有什么不同? 这个不同如何让你知道你正朝向正确的方向? 朋友与家人如何知道你是在进步中?

你如何使你曾拥有的成功效应提升至最高? 要如何做到?

你会向谁求助? 别人现在需要做些什么,才会对你有帮助?

相同的,对于决定当事人是否要接受密集照护,仍然取决于这是否对当事人来说是最好的选择,并让当事人保有前述主动运用资源的主控位置。咨询师可与当事人及其家人讨论以下问题:

密集照护的目的是……? 你如何知道这对他是最好的决定?

你从何判断继续接受密集照护的方向是正确的？你的家人和朋友会如何知道这件事？

你先前的经验可以如何帮助你善用这次密集照护？

你这次又要做出哪些不同，好让这次照护的效果发挥到最大？

假如当事人的目标仅是想要快速出院，可告知当事人出院的必要阶段，并清楚说明能够让当事人出院的必要进展与行为。当当事人对于咨询师能清楚地让他们知道哪些行为才是进展时，多会表示感谢。

此外，咨询师还可以与当事人有一个书面的契约，尤其是在与青少年工作时。这样的契约有时会提高完成作业的比率，但是契约撰写的方式，需是以当事人自己的语汇来描绘，而非以专业的术语；而且，撰写内容的方式需明确指出当事人需要出现什么行为（而非不要做什么的行为）以合于良好设定目标的内容为佳，如"当觉察到自杀冲动来袭时，要深呼吸、立刻告知身边的人、打电话给警察求救"（Berg & Reuss，1998）。

简言之，SFBT认为应让当事人在获得其所欲的健康与良好的生活之过程中，扮演一个主动的角色，并且协助当事人建立独立自主与成功感，而非让医疗的专家们来主控地修补当事人的生活（Berg & Reuss，1998）。无论在何时，SFBT都一以贯之地执行赋能当事人的咨询意图。当然，SFBT咨询师常会对于系统资源的运用相当感兴趣，因为面对有想要自杀痛苦的当事人，是不应该孤单面对一切的。所以，网络资源连结以及团队合作是必要的，如此才能提供这些当事人稳固与充分的安全网，也能使咨询师的工作团队能相互分享支持与责任（Fiske，2008）。

（四）咨询师自我督导的方向

进行危机干预时，难免会有困境出现。咨询师除了寻求团队合作以及督导者的支持外，也可有一番自我督导的过程。为使咨询师能更加把握SF-

BT 的精神以及对当事人能有所帮助,咨询师可用以下的方向及问题来自我督导(Fiske,2003,2008;Steiner,2005)。

第一,当事人的安全与资源:

1. 当事人的自杀计划有多清楚? 当事人的处境有多危险?

2. 我可以如何增加当事人的安全性?

3. 如何舒缓当事人想自杀的欲望,即使只有一点点? 我如何催化? 如何直接处理?

4. 谁可能可以成为帮助此当事人安全的协助团队之一? 还有谁可以加入?

5. 当事人会愿意选择谁来帮助他?

6. 我可以如何和其他人连结合作成为一个支援网络,来维持这位当事人的安全性?

7. 关于当事人的安全,我的专业可以如何帮助别人聚焦于他们所能做的? 我如何提供有助益性的支持? 又如何设定合宜与适度的界线与限制?

8. 还有什么资源,是可以用来帮助当事人维持安全的? 在当事人的系统内,何处可能存有潜在性的资源?

9. 我可以立刻打电话给什么人,是可能会有助于我们的?

第二,当事人所欲的目标:

1. 当事人会认为什么是有帮助的? 他的定义会是什么?

2. 对当事人来说什么是重要的? 什么是他想要的? 我是否有将晤谈聚焦于此?

3. 当事人会说,什么是对他有帮助的? 以当事人的语言来说,什么样的想法、做法、情绪与技能会是有帮助的?

4. 我是否太像父母或专家而认为自己懂得很多,甚至自动设定当事人应该想要的目标?

5. 我是否只用病理学的思考在过滤当事人所描述的内容？

6. 我是否相信当事人拥有他的资源与生命的主控权？我相信的程度有多高？

7. 当事人活着的理由是什么？我是否有花足够的时间来询问当事人可以活着的理由，而不只是询问当事人何以想死的原因？

8. 当事人认为除了等死或结束生命以外，还有没有任何可以帮助他的资源？

9. 何以等死及结束生命对他会是有帮助或有什么意义？有没有其他的方法可以达到此意义与效益？

10. 我如何帮助当事人获得一点点他想要的目标，而非通过自杀的方式？

11. 我如何帮助当事人以符合现实的、有用的、运用现有资源的方式，来达成一点点的目标？

第三，当事人所拥有的资源以及需要的资源：

1. 当事人还拥有的其他资源、例外、优势是什么？

2. 当事人会说，他是如何能让自己走到今天这一步的？他凭借的力量是什么？他的方法是什么？

3. 当事人目前对于压力的忍受度、情绪管理能力、社交技巧、主动求援、自我照顾的能力如何？当事人可以如何继续去做已经做到的？如何再增加一点点？

4. 什么可以让当事人的痛苦舒缓一些、减少一些？即使只是一点点？我如何催化此发生？我可以直接做什么？

5. 当事人以前曾自杀过吗？自杀的次数有多少？自杀是一个循环的模式吗？有没有什么人、事、物可以打断这个模式的循环？过去有被打断的经验吗？以前发生了什么，而打破这个循环模式？

6. 仔细观看这个模式，有没有什么小小的具体改变可以造成不同之处？如果发生了什么(如：与谁联络？一个新的技能？一份契约？一位督导？)，就能打破一点点循环或创造一点点小小的改变？

第四，当事人的重要他人及其资源：

1. 谁在当事人的生活中是重要的？当事人会向谁求助？

2. 他们如何可以对当事人的复原产生助益？我如何催化他们的参与？我应该先找谁？

3. 其他人会认为什么可能对当事人是有帮助的？他们又会说当事人如何能让自己走到今天这一步？他凭借的力量是什么？他的方法是什么？

第五，咨询师本身的需求：

1. 谨慎地想，我有什么地方是实际或可能可以对当事人有帮助的？

2. 如果我没有办法帮助当事人，有什么样的支持支援是可以获得的？

3. 我如何帮助当事人就这些可行的、与他人的其他连结，变为真实存在的、有效用的、比较容易取得的、比较容易使用的资源？

4. 我过去的例外成功经验为何？有何特定的有效方法？

5. 我如何从别人处获得支持或减压？

6. 我如何把焦点放在咨询师所能做到的？我能做的是什么？什么是合理的目标？

7. 我如何为咨询师的工作以及能做的范围设限？如果我做不到，什么样的支援是需要的？如何获取此支援？

8. 我如何示范自我照顾？

9. 我如何让我自己持续怀抱希望？

活动 BOX3－9：自我督导方向的练习

进行方式：

1. 六位咨询师一组。请一位咨询师提出目前在辅导的一位处于危机或困难度高的当事人的挑战，其他咨询师则担任访谈员。

2. 根据前述 SFBT 咨询师自我督导架构的五大成分，五位访谈员各分别负责一个成分，并轮流访问咨询师，咨询师则一一回答。

3. 每一位访谈员除了参考所负责的自我督导之成分的内容外，还可以自行增加符合该成分原则下的其他问句。访谈员应尽量引用受访咨询师的用字，并入提问的问句之中。

4. 完成所有访谈工作之后，每一位访谈员以 SFBT 的精神对受访咨询师进行反馈。

5. 受访咨询师分享心得感想，以及讨论如何辅导该当事人的后续计划。

要去协助因多重问题而引发自杀意图的当事人，常让咨询师觉得无力与沉重。此时咨询师要切记在心："去做你能做的"（do what you can do），而非要"做每一件事"或要"每一件事都做得很完美"，如此才能使咨询师及其团队继续向前。而这种实际的态度与原则，对于当事人来说也是一个很重要的示范。当咨询师觉得有被淹没感时，可以特别询问自己："现在马上做一件什么事情，会是对当事人可能有帮助的？"若没有答案，就去询问当事人，或做些不同的事情（Fiske，2008）。如果当事人在咨询师各方的努力下仍无法平复时，咨询师记得重新检视：当事人的目标何在？晤谈的方向是否有向当事人所重视的、想要的方向前进？同时，咨询师也可集中火力大量探讨当事人的"应对力量"，以使其心理能量滋养与成长。如果晤谈仍然没有进展时，咨询师就需要寻求其他相关的专业督导及资源单位的协助，甚至是进行转介工作（De Jong & Berg，2007）。

当然，咨询师都希望自己的工作是有效能的，所以咨询师也需要学会自我督导与检核工作上的效能。虽然咨询师可以从各系统与角色的角度，来提供对于咨询师效能的反馈，但 SFBT 最看重的是当事人本人对于咨询师效能的观点，所以咨询师会时常询问当事人其对特定行动效果的探讨、对改变与进展的评量、对晤谈整体效益的评估等。咨询师也会持续在晤谈中收集与运用这些讯息，来不断修改晤谈的进行方向。或者，咨询师可直接询问当事人：

在 1 到 10 分的量尺上，1 分表示"我可能在二十四小时内结束自己的生命"，10 分表示"我绝对会选择在二十四小时内继续活下去"，你刚进来晤谈的时候是几分？现在又是几分？何以可以有不同？晤谈如何可以使分数更高？

10 分表示非常有帮助，1 分表示非常没有帮助，你觉得这次的晤谈对你的帮助是几分？是什么告诉你有所帮助的？还有呢？我们的晤谈还可以如何对你更有帮助？这次晤谈中，对你最有帮助的部分是什么？哪一个部分是最没有帮助的？你觉得你在晤谈中如何帮助了自己？这次晤谈有什么地方让你感到很惊讶？你觉得我们下次晤谈要继续维持的是什么部分？什么地方又需要改变？

此外，一些给当事人填写的量表问卷，也是了解咨询效能很好的工具，只是这些工具的内容要能包括正向效果及其方法向度的评量，以能真正提醒 SFBT 咨询师如何运用这些评量内容(Fiske，2008)。

活动 BOX 3－10：危机案例综合演练

进行方式：

1. 五人组成一组。针对下列案例，先探讨可以如何以基本咨询、SFBT 技巧以及复发的原则来予以回应。

2. 之后，请一位组员扮演这位当事人，其他组员则担任咨询师。每位咨询师轮流与此当事人对话，每人与当事人往返五个对话，不要中断，尽量依据当事人的谈话内容接续地回应之。当事人则依每位咨询师的各个回应，自然地接话。

3. 结束后，所有组员根据实作与理论，讨论这些对话过程、效果以及可改进的方向。

4. 讨论后，根据心得，所有组员重复同样的角色，并再进行第 2 点的步骤。之后再进行分享与讨论，并同时探讨组员的进步所在。

案例：

老师救救我。我以为我已经好了，不会再见到他，可是他今天又故意在走廊上到我面前挡住我的路。我整个腿软。我新班级的同学叫他借过，他才走掉。我叫我同学陪我来，我同学不知道之前他一直说喜欢我，曾经摸我身体、还跟踪骚扰我，当然也不知道双方父母到学校协调、他被记暗过以及学校让我转班的种种事情。我什么都没有讲，因为我怕这男生知道我讲了他的坏话，他会对我更不利。我好想回去上课，可是我不敢。老师他会不会在外面堵我？怎么办，他为什么还要过了几个月后，又回来这样骚扰我？他难道不知道自己做错了吗！他这样做到底有什么乐趣？而且老师你知道吗，前几天我以前班上的同学打电话给我，说那男生到处说我主动追求他，被他拒绝觉得丢脸，怕被别人发现才转班。现在大家都觉得我很差。老师，怎么会这样？为什么他要这样说我？我这几天一想到这梦都没有办法睡觉，我又开始像之前事情刚发生时那样乱吃东西，也开始用手打墙壁了。我不知道以前的同学会怎么看我，我好怕又遇到他。我想到就很烦很烦，觉得自己消失好了。老师，你之前帮我很多，我也答应我爸妈要好好念书，他们也相信我已经变好了，一直很用心陪我这么久，现在我这样，他们一定会很失望……

四、结语

危机处理与基本咨询历程，都有很多共同运作原则（如：通报事宜），是不分派别取向的，也是咨询师需要先掌握于心的。

对 SFBT 来说，在危机处理时，会特别强调的是：要从当事人个人内在语言的叙述中，尝试增加当事人对个人与外在互动的觉知，以及内外在资源的观察。是以，SFBT 会积极找寻当事人的优势与力量，辨识差异与小改变的存在，通过改变当事人语言的描述，提供一个未来导向、改变导向以及资源开发导向的思考架构；同时，也给予当事人一个对问题、压力及其衍生的负面情绪进行回顾与反思的空间。而此反思的架构与当事人原有的主观架构不同，也与其他问题导向的咨询学派不同，但是却是能带出当事人之正向思考与行动的思维架构。有时，对于当事人带来的问题与情绪，SFBT 晤谈的方向除了引导当事人如何应对之外，也会朝如何减低危机所带来的压力与情绪的强度，以及预防该压力与负向情绪爆发等方向来努力。此外，SFBT也会强调，在当事人主诉的危机压力与负面情绪的故事之外，应该还有其他的资源与角度,能去改写当事人在其故事中所扮演的受害角色,觅得生命其他可能的光明面向。是以,SFBT 将帮助当事人对相同的危机事件创造出新的意义,或者能修改其原有潜藏的意义,进而转化当事人对环境、对自己的看法。亦即,SFBT 的介入将可促使当事人修改对危机的描述与知觉,调整对情绪的诠释架构,而能重新建构其主观世界,帮助当事人因为拥有对于危机的新诠释,而能改采不同的协商措施,累进生命的智慧与坚韧强度(O'Connell,2001)。

在技巧应用的层面上,对 SFBT 来说,处理处于危机的当事人并没有那么地不同,仍与原有的 SFBT 流程重点相仿,包括目标的设定、资源的探究、反馈架构以及后续晤谈的进行。不过,最大的不同,在于咨询师会更加优先于探讨每一时刻的应对力量,并且在增加当事人的力量后,再转向未来目标的建构,同时在反馈时加以强调之(De Jong & Berg,2007)。往往,当事人在历经"解决式谈话"后,会考虑选择新的方式来应对问题,而其方式也常会大出咨询师的意料。所以,SFBT 咨询师必须具备谦逊的态度,对于未知有所坦承,同时,弹性而细腻化地运用各种介入技巧、尊重当事人的主观知觉、视当事人为平等地位,以及运用"同步"的原则。在危机干预中,咨询师对当事人所能影响的层面或许只有一点点,但仍值得咨询师尽力而为,而于危机情境中,因为当事人的状态使技巧的介入更精准,所以 SFBT 应用于危机干预的深奥巧妙所在,仍需要咨询师假以时日,内化熟练地加以应用(Berg & Dolan,2001)。

危机干预中,最为重要的,当事人"希望感的增加",乃是一个成功治疗的共同重要指标。与处于危机中的当事人晤淡,其实正是一个寻求希望的晤谈(Fiske,2008)。当事人具希望感的认知主要有两个要素,一个是"如何到达一个更佳处境"的路径思考,一个是"相信自身能够在此路径中采取具体行动与步骤"的运作思考。SFBT 咨询师,是对当事人怀抱希望与信任的,而前述 SFBT 种种的哲学与技术,旨在证明 SFBT 是一个可以激发当事人在发展解决之道的同时,除了增进对改变的期待之外,也增加了对正向结果的希望感(Reiter,2010)。而且,SFBT 还会促使当事人在"采取行动使情况更佳"以及"注入希望感"两者之间,不断创造出建设化的正向循环。千万别忘了,在当事人有希望感地愿意投入于建构解决之道时,他就正在逐步走过危机!

参考文献

许维素. 焦点解决短期咨询的应用. 台北:天马出版社,2003

许维素. 焦点解决短期咨询高助益性重要事件及其咨询技术之初探研究. 教育心理学报(TSSCI),41,咨询实务与训练专刊,2009:271—294

许维素. SFBT 进阶进练工作坊手册. 杭州,2011a

许维素. 焦点解决短期咨询工作坊训练手册.上海:上海林紫心理学苑,2011b

许维素. SFBT 在危机干预中的应用. 临海,2011c

Berg, I. K., & Briggs, J. R. (2001). *Treating the person with the gambling problem*. From Solution-focused brief therapy-overview. The on-line course in the winter semester of University of Wisconsin-Milwaukee (guawm_7770—1100_2003m11)

Berg, I. K., & De Shazer, S. (2003a). *Solution-focused brief therapy-overview*. The on-line course in the winter semester of University of Wisconsin-Milwaukee (guawm_7770—1100_2003m11)

Berg, I. K., & De Shazer, S. (2003b). *Supervision and consultation in solution-focused brief therapy*. The on-line course in the winter semester of University of Wisconsin-Milwaukee (guawm_7770—1111_2003m01)

Berg, I. K., & De Shazer, S. (2004). *Supervision and consultation in solution-focused brief therapy*. The on-line course in the winter semester of University of Wisconsin-Milwaukee (guawm_7770—1111_2004m09)

Berg, I. K., & Dolan, Y. (2001). *Tales of solution: A collection of hope-inspiring stories*. N. Y.: W. W. Norton & Company

Berg, I. K., & Miller, S. D. (1992). *Working with the problem drinker: A solution-focused approach*. N. Y.: W. W. Norton & Company

Berg, I. K., & Reuss, N. R. (1998). *Solutions step by step: A substance abuse treatment manual*. N. Y.: W. W. Norton & Company

Berg, I. K., & Steiner, T. (2003). *Children's Solution Work*. New York: W. W. Norton & Company

De Jong, P. D., & Berg, I. K. (2001). *Interview for solutions*. Pacific Grove: Brooks /Cole

De Jong, P. D., & Berg, I. K. (2007). *Interview for solutions* (3rd ed.). Pacific Grove: Brooks /Cole

De Jong, P. D., & Berg, I. K. (2012). *Interview for solutions* (4th ed.). Pacific Grove: Brooks /Cole

De Shazer, S., & Miller, G. (2000). Emotions in solution-focused therapy: A re-examination. *Family Process*, 39(1), 5—23

Fiske, H. (2003). *Considering reasons for living: Solution-focused conversations with Suicidal People*. SFBT A   Conference

Fiske, H. (2008). *Hope in action: Solution-focused conversations about suicide*. N. Y: Routledge

Furman, B (2008). *The workshop of solution-focused brief therapy for Difficult Clients*. Taipei, Taiwan

Gilliland, Burl E., & James, R. K. (2001). *Crisis intervention strategies*. Pacific Grove：Brooks /Col.

Hansen，C. K. (2005). *The workshop of using solution-focused brief therapy in Crisis Intervention*. The Training of Teacher Chang, in Taipei，Taiwan

Harry，F（2011）. *The workshop of solution-focused brief therapy*. Beijing，China

Johnson，C.，& Webster，D.（2002）. *Recrafting a life：Solutions for chronic pain and illness*. N. Y.：Brunner-Routledge

Lewis，J. A.，Lewis，M. D.，Daniels，J. A.，& D'Andrea，M. J.（2002）. *Community counseling ：Empowerment strategies for a diverse society*. London：Brooks /Cole.

Lipchik，E.（2002）. *Beyond technique in solution-focused therapy：Working with emotions and the therapeutic relationship*. London：Guilford.

Macdonald，A. J.（2007）. *Solution-focused therapy：Theory, research & practice*. London：Sage

Macdonald，A. J.（2011）. *Solution-focused training manual*. Landon

McNeilly，R. B.（2000）. *Healing the whole person：Solution-focused approach to using empowering language，emotions，and actions in therapy*. N. Y.：John Wiley & Sons

O'Connell，B.（2001）. *Solution-focused stress counseling*. N. Y.：Continuum

O'Hanlon，B.，& Bertolino，B.（1998）. *Even from a broken web：Brief，respectful solution-oriented therapy for sexual abuse and trauma*. N. Y.：John Wiley & Sons

Pichot，T.，& Dolan，Y.（2004）. *Solution-focused brief therapy：Its effective use in agency settings*. New York：The Haworth Clinical Practice Press

Reiter，M. D.（2010）. Hope and expectancy in Solution-focused brief therapy. *Journal of Family Psychotherapy*，21,132 - 148

Sharry，J. (2001). *Solution-focused groupwork*. London：Sage

Simon，J. (2010). *Solution-focused practice in end-of-life and grief counseling*. New York：Springer

Steiner，T. (2005). *Using solution-focused brief therapy with children and adolescents*. Singapore：Academy of Solution Focused Training Institution

Trepper，T. S. , Dolan，Y. , McCollum，E. E. , & Nelson，T. (2006). Steve de Shazer and the future of solution-focused therapy. *Journal of Marital and Family Therapy*，32(2)，133—140

Walter，J. L. , & Peller，J. E. (1992). *Becoming solution-focused in brief therapy*. N. Y. ：Brunner /Mazel

第四篇

焦点解决督导构成要素的探讨与应用

　　无论是咨询的训练，或是咨询师的专业发展，持续的督导（supervision）都扮演了非常重要的角色（Holloway，1995）。"督导"意指一位较有经验的专业助人工作者，运用教导、咨询（counseling）、顾问（consultation）、训练和评鉴等方法，借由个别或团体的方式，协助一位或多位新进人员或经验较少者。督导于本质上具有关系性、评量性、时间性、提升专业能力、监控专业质量与担任守门员角色等特性，故督导可以发挥指导、督促、评量、顾问与管理等功能（徐西森、黄素云，2007；Bernard & Goodyear，2004）。尤其，对于咨询师持续的自我觉察、自我照顾、开放新学习经验、自我发展及专业发展而言，督导乃是无可取代的一部分（朱素芬，2009），而且，对于受督者专业能力的培养、专业自信的累积乃至专业认同的建立，均具有举足轻重的影响力（朱素芬，2009；蔡秀玲、陈秉华，2007）。当然，督导的终极目的，在于确保所服务对象及整个社会大众的权益，对于受督者及其所代表的专业，亦有保障之作用（王文秀，1998）。

　　督导即是一个通过督导者（supervisor）提供指导、反馈与经验分享的方式，来协助受督者（supervisee）将理论转化进入实务的专业历程（Studer，

2005），故可言督导是支持受督者面对困难与分担责任的最佳方式。咨询师非常需要优质的督导，以持续协助其实务工作的进展与咨询专业的成长（Schapira，2000）。然而，咨询督导却一直面临一项重大的挑战——如何在"训练咨询师"以及"鼓励咨询师发展"的双重任务间有所平衡。亦即，要如何运用督导的机制，在促进咨询师专业水平的发展、帮助其胜任咨询工作的同时，又能扩展咨询师的观点与视野，激发他们以自己的风格与标准，发展内在的自我引导、自治性、创造力及赋能感（Presbury，Echterling & McKee，1999）。

Wetchler（1990）认为，过去传统的督导模式，重视修正咨询师在咨询工作中的失败、疏失、缺点，可视为所谓"问题导向"的督导模式。这样的模式虽然能指出咨询师可改进与突破之处，但同时也很容易让咨询师因为过度担忧或紧张自己有无临床上的失误，造成低自尊与负向自我概念，而影响咨询师的咨询效能，并因此再度造成咨询师于临床实务上的挫败与混乱感，也使得原本低自尊与无效能的临床工作模式，更加恶性循环。Koob（1999）强调无效能的咨询督导，会造成咨询师的专业枯竭与生涯转换，他也同意传统的"问题导向"督导模式难以提升咨询师的"自我效能"（self-efficacy）。因此，在咨询专业上，新的督导模式是明显地被需要的。

在督导相关理论中，有强调整合取向的督导模式，也有强调各心理咨询取向的督导模式（psychotherapy-based supervision）。每个以咨询取向为基础的督导模式，皆以该咨询派别的理论与介入技巧为根本，各有特色（Pearson，2006）。每个咨询取向的督导模式各有所长，所看重的督导重点也有差别。在目前的督导取向中，因应时代所需，Corcoran（2001）认为，"后现代督导模式"应同步于后现代咨询取向的发展。Peake、Nussbaum 和 Tindell（2002）亦强调，"短期督导模式"亦应配合短期咨询取向的流行而加以推广之。是以，短期和后现代取向的督导模式正在蓬勃发展，并亟需树立其重要性与必要性(Corcoran，2001；Peake 等，2002)。而服膺后现代与短期取向的焦点解决督导模式(Solution-focused supervision model，SFS)，无论是在哲学上或心理治疗模式上，都相当不同于传统的督导模式(Kim，2006；Rude 等，1997)。所以，SFS 是一个可因应时代发展所需的重要咨询督导模式之一。

　　于本篇中，将先介绍 SFS 的基本精神与重要效能，接着详细介绍 SFS 历程中发挥效能的重要构成要素及其特色，最后简介 SFS 转化于各种督导型式及场域的应用，以其本篇文章有助于精熟 SFBT 的咨询师更进一步担任 SFS 督导者。此外，这些 SFS 的基本精神与构成要素，也正是咨询师于进行顾问工作或教练(coach)工作等时，可参考的晤谈工作重点与方向。

一、焦点解决督导的基本精神与重要效能

(一)焦点解决督导基本精神

　　平行于 SFBT 的兴盛，SFS 现今已为一种重要的咨询督导趋势(陈均姝，2003)。SFS 的发展源自 SFBT，其基本假设、理念与方法、技术，皆以 SFBT 为基础(Rude，Shilts & Berg，1997；Thomas，1996)。所以 SFS 也深受短期咨询、系统观、社会建构主义的多元观点的影响。由于 SFBT 及 SFS 的相似性，对照两者如表 4—1 所示(Waskett，2005)。

表 4—1　　SFBT 与 SFS 之比较

SFBT	SFS
旨在通过咨询与治疗协助当事人。	旨在通过督导，协助受督者能面对与胜任咨询与治疗工作。
关注于当事人过去的资源和优势，焦点放在"解决之道的故事"而非"问题的故事"。	焦点放在受督者已经有的学习、能力与优势。

续表

SFBT	SFS
协助当事人注意到,当他们面对困难时,是什么帮助他们能面对之,如特质、能力等。	协助受督者注意到,当他们在进行晤谈时,是什么可以帮助他们进行之,如技巧、能力、有创意的点子等。
在过程中与当事人合作。	为了受督者的晤谈工作以及考量当事人之故,在过程中与受督者合作。
注意听到当事人的优势能力与资源。	为了协助受督者的晤谈工作与考量当事人之故,注意听到受督者的优势能力与资源。
邀请当事人仔细描述并发展出他"理想未来"的具体细节。	邀请受督者思考,在他的工作脉络中,什么样的咨询师是他心中够好的,或者,他眼中何谓理想的咨询师。
利用评量问句与循环问句去记录和测量当事人与"理想未来"间的进程。	利用评量问句和循环问句去记录和测量受督者与"理想晤谈"间的进程。
保有对于时间、地点、保密的专业界线与伦理守则。尽力做到最好的咨询与治疗。	保有对于时间、地点等的专业界线与伦理守则,除了对于受督者外,也对于当事人负有责任。尽力做到最好的督导。

SFS 主要基本假设为(Rude 等,1997;Thomas,1996):

1. 着重于辨识受督者的合作行为,并催化督导者与受督者的平权合作关系。故,没有所谓抗拒的受督者。

2. 将受督者视为自己问题的专家。督导者也引导受督者以"当事人为其生命经验之专家"的立场,来协助受督者突破其目前的咨询困境。

3. 相信受督者是有能力及资源为自己设定具体清楚的督导目标。督导历程着重"目标"及"解决导向"而非问题导向的对话,同时,也会以受督者的目标及改变为专业教育的方向。

4. 协助受督者进步的路径与方式，是通过强调受督者的优势而非缺点来达成，故会积极寻找与开发受督者的例外经验。

5. 改变的产生不一定要通过对问题的深究而来；反而，积极探问受督者及当事人的优势、改变与进展，才是最重要的工作。

6. 强调没有绝对的、正确的视框，所以督导过程中，督导者会好奇地开发各种可能性，但督导的方向是以可能性高且可改变的方向为主。

7. 相信改变是无可避免且一直在发生的，任何的小改变都是有意义的，快速的改变也是有可能发生的。故，督导者应积极辨认与扩展受督者及当事人的改变。

活动 BOX 4-1：从 SFBT 咨询师进入 SFS 督导者角色

进行方式：

1. 于督导训练课程中，请参与的成员五人一组，就下列案例，讨论 SFBT 的咨询师会如何对当事人提问。约 10 分钟。

2. 再就同一个案例，同一小组讨论 SFS 的督导者又会如何对该当事人的咨询师提问。约 10 分钟。

3. 小组对照两种提问型态的异同，并进行讨论。约 10 分钟。

4. 小组对照咨询师与督导角色与功能发挥的异同，并进行讨论。约 10 分钟。

5. 配合小组讨论结果，课程领导者再补充说明 SFBT 与 SFS 的异同，以及督导与咨询师之角色功能职责的差异。约 15 至 20 分钟。

案例：

小花："我觉得我高一班上的同学在排挤我，我很痛苦，我不敢让我爸妈发现，只能晚上常常在棉被里面偷偷地哭。白天上学时，看到同学就会很害怕。回家想到这些不快乐的事情时，就想要吃甜食。我现在常会一次吃掉一整个大蛋糕。我很在意我的成绩，但现在我都没有办法专心读书了……"

提问举例：

＊SFBT 咨询师可能会问小花：

"你在这么痛苦害怕的情况下，怎么还能去学校？"

"你若看到自己有什么改变，就知道晤谈对你是有帮助的？"

＊SFS 督导者可能会问小花的咨询师：

"你认为小花在这么痛苦害怕的情况下，她怎么还能去学校？"

"小花会说若她有什么改变，就知道晤谈对她是有帮助的？"

SFBT 创始人之一 Insoo Berg 特别提出 SFS 于督导工作中的重要原则。她对督导的看法为(Cantwell & Holmes，1994)：

1. 咨询师和当事人的关系越平等，受督者会学习得越好。因此，虽然督导者和受督者的关系的确是不平等且具有阶级差异的，但身为一位督导者，需要去思考如何降低彼此之间的阶级差异，让受督者感受到彼此是比较平等的。

2. 由于督导者拥有和受督者不同的权力，督导者要尽可能思考：如何与受督者分享权力，以引导出他们的想法或点子，帮助受督者自我评估，并让受督者决定主题，而不是告诉他们怎么做。所以，督导者要避免炫耀自己有多懂、多厉害。

3. 督导发生在对话语言的脉络中。所以，去注意"督导对话是如何被建构着"是非常重要的一件事。Peter Cantwell 说："身为一位督导者，我们就在受督者'身后一步引导'着他，亦步亦趋、随侍在侧，让他们自己决定方向。"

4. 督导关系是具有位阶性的，督导者因为拥有权力而能引导受督者。但是当督导者身后一步引导时，受督者则更需要负起他自己学习的责任。

5. 督导是一个建构的历程，由连续的问与答对话穿梭其中。这意味着督导和受督者双方同时都有所贡献。在这样的互动中，会创造出一个完全不同的督导者：是非常尊重受督者且真诚的，也相信受督者是有能力的。身为一位督导者，一样会从督导历程中有所学习，所以在督导者与受督者所产生的交互作用中，乃彼此贡献且一起学习。

6. 督导的任务与功能是教导与评估。督导者关注受督者的错误其实是没有什么帮助的；督导者要相信受督者是有能力的，同时是要让受督者觉得自己具可控感、有效能，而且是成功的。

7. 督导者需要站在当事人的立场或观点，同时也需要站在受督者的位置去看待事情。

8. 在督导进行的过程中，尽量运用一般的、易懂的生活用语（如同与当事人说话时也是如此）。尽可能让受督者产出他自己的想法，包含讨论和反馈。一位好的督导者总是给予正向评价，因为当给予正向评价时，同时也建议了受督者"什么是可以多做的"。督导者避免使用"不要……"、"禁止……"这些语句，应取而代之的是"去做……"、"试试看……"、"这很好……"、"这看起来……"、"这个好像……"、"这很有帮助……"，"所以你需要试着做些什么，让这样的状况再发生？"等开放性及尝试性的语言。督导者也可大量运用关系问句及评量问句来了解受督者进行咨询的效果与进展。

在前述的理念之下，De Jong 与 Berg（2012）特别强调 SFS 对受督者的看法为：

1. 受督者想要他们的工作可以对某人的生活产生"改变"。

2. 受督者想要学习一些必备技能，以能达成前述的目的与任务。

3. 受督者想要受到所属机构的接受与肯定。

4. 受督者想要融入机构的任务与目标。

5. 受督者已经拥有某个程度的问题解决取向技能，因此督导的任务即是增强建构解决之道的技能。

6. 当受督者感到被机构及督导者尊重与支持时，将会自然而然地运用相同的尊重态度来与当事人工作。

整体而言，SFS 并不将督导者视为位阶较高的知识来源，反而除去了督导者有全部专业知识的专家角色，视当事人、受督者为自己生活和工作中的专家；也认为督导关系的重点在于如何建立合作关系、执行相关督导任务，以及关注受督者能力、所重视的意图与工作目标（Waskett，2006）。督导者以未知而同步的态度，大量使用 SFBT 具有预设建设性的技巧（如奇迹问句、假设问句、例外问句、评量问句、关系问句、应对问句、赞美、一般化和重新建构等）及焦点解决式对话，以好奇、尊重的姿态，除了协助受督者发展所欲的未来与结果，也大大探究受督者的优势与资源，给予受督者合宜而确实的赞美，及关注受督者的小改变，如此期许督导历程能引发受督者的创新思考并能自助积极地寻求咨询困境的突破（许维素，2003；Marek，Sandifer，Beach，Coward，& Protinsky，1994；Waskett，2006）。这些理念也反映出 SFS 相当重视人们的自主权和主观经验，特别是正向资源和内在力量；同时，SFS 也看重如何在督导过程中创造人们对未来的视野和期待、增强解决问题的想法和负责任的行动，以及强化对自己生命和工作的控制感（Greene，Lee，Mentzer，Pinnell，& Niles，1998；Juhnke，1996；Thomas，1996）。在这样的脉络里，Briggs 与 Miller（2005）大力赞扬 SFS 是一个"成功赋能"的督导模式。

活动 BOX 4－2：培养焦点解决取向的咨询思维

进行方式：

1. 五人一组，每人分享一位当事人变化的历程以及一次进行咨询的过程中，是符合了下列其中一个条件之经验细节（Macdonald，2011）：

* 小改变带动大改变，或一个差异带出新的差异。

* 当事人的解决之道都是很独特的，不是咨询师想得到的。

* 具未来美好愿景而引发当事人的改变力量。

* 当事人改变的速度比咨询师预期的快且好。

* 陷于问题中却能帮助别人解决问题的当事人。

2. 在每个人都分享完后，讨论于分享过程进行听与说的体会。

3. 讨论如何能成为一位精熟 SFBT 咨询师与 SFS 的督导者，以及背后的哲学观。

（二）焦点解决督导的专业效能

近来对 SFS 的研究如雨后春笋般地增加，也能更多地支持焦点解决督导的有效性（Barrera，2003；Corcoran，2001；Jim，Lee & Berg，1997；Juhnke，1996；Kok & Leskela，1996；Koob，1999；Trenhaile，2005；Triantafillou，1997）。例如，Briggs 与 Miller（2005）以及许维素（2007）的研究指出，SFS 能成功地协助受督者确认并达成督导目标；特别是有关受督者"自我效能"的提升，乃是 SFS 之督导效果中最被强调的部分（Seleman & Todd，1995；Waskett，2006）。

若要协助咨询师学习与熟练 SFBT，除施予 SFBT 相关训练之外，SFS

是另一个重要且必要的选择。因为咨询学派取向督导特别能借由督导者的立即示范,使受督者直接经验、观摩与精进该学派的精神与技巧,并产生该学派特有贡献的个案概念化能力。而且,该督导模式与该学派在目标、主题、原则、介入技巧等基本精神与改变过程等层面,都享有共同要素,因而也特别能发挥该学派最为突显的效能(Pearson,2006)。许多研究亦已证实这样的观点:Trenhaile(2005)的研究,发现 SFS 受督者于督导历程见习督导者运用 SFBT 技巧,乃有助于其有效运用 SFBT 的技巧。Briggs 和 Miller(2005)的研究,发现 SFS 的受督者变得更能执行目标建构的工作。Koob(1999)的研究指出,通过 SFS,受督者更能着重于开发当事人解决方法的成功之处。最后 Peterson(2005)的研究,亦发现以 SFS 进行家庭会谈督导,将能有效协助受督者提升运用 SFBT 的效果。

于个别督导部分,De Jong 及 Berg(2012)提出,若于机构中运用 SFS 进行个别督导,将缩短整体督导过程的时间。许维素(2007)则通过实际的督导历程进行焦点解决个别督导成效研究,结果证实焦点解决个别督导成效可分为三大类九小类,各类间有阶段性及交互作用的关系存在。其提出 SFS 的成效包括以下几类。

1. 督导目标的确立与达成:对目前个人现况、困境与需求的重新界定;更为理解、信任与尊重当事人;具体得知可对当事人立即介入的多元方向。

2. 咨询自我效能感的提升:对已发挥的功能增加了意识与肯定;发掘个人例外与资源而更欣赏自己;增加对自己咨询师角色的宽容、自信与效能。

3. 咨询专业的推进:得知未来需要精进的方向;增进对咨询专业与咨询师角色的反思与体认;学习态度的转变并对咨询专业认同的提升。

许维素(2007)也发现,SFS 对处于不同发展阶段的咨询师,具有不同的督导方式与成效。例如:新手咨询师常需要督导者较多地归纳、分享与临床教育。而且,SFS 对于新手咨询师困境的突破,包括于基本角色、基本咨询架构与运作、如何理解当事人，以及增进对自己督导需求的辨识力等，皆有所收获；资深咨询师则常仅需要督导者引导其思考，或示范克服困境的思维路线，就能有所突破。SFS 对于资深咨询师的助益，多是在咨询专业能力的提升、反思与推进，包括于个案概念化、介入的细腻与多元面向、个人风格的整合、"知与行"之间的拉近、咨询专业以及多元议题的探讨等方面。此外，督导者赞美与探究新手咨询师的例外，乃是以咨询师的个人经验为主，且其例外资源的"被看见"，十分具有能使新手咨询师稳住阵脚、减低新手焦虑等重要功能。而资深咨询师的例外开发，则可以其过去的各种工作经验与专业知识为主要来源，且其例外资源的"被看重"，又具有能减低自责、增加自我效能与提高学习动力等重要功能。

在 SFS 用于团体督导方面，许维素与蔡秀玲（2008）进行八次，为期 24 小时、连续一学年的"高中辅导教师焦点解决团体督导效果"研究，其结果发现：

1. 此焦点解决团体督导对于受督者之"咨询工作的助益"向度，包括六个部分：能认同正向哲学而转变介入方向、逐渐熟练 SFBT 的运作、减低咨询师专家角色的色彩、咨询困境的突破与个案概念化的提升、咨询效能感的增加、更加肯定 SFBT 适合与青少年工作。

2. 此焦点解决团体督导，也对受督者之"学校咨询工作"有所助益，包括：正向看待与回应接受咨询者、引导受督者能正向看待接受咨询的学生、减低自身的工作焦虑并提升咨询效益。

3. 焦点解决团体督导在"其他学校辅导工作"的助益有：有助于各处室沟通协调、有助于危机处理，以及有利于心理卫生推广。

4. 焦点解决团体督导在"个人层面"的助益有：自我肯定的增加、在人生及人际态度的正向宽容化、情绪转化能力的提升。

杨雅雯、许维素和蔡秀玲（2009）更进一步研究高中职辅导教师接受焦

点解决团体督导后所产生的赋能(empowerment)内涵,结果发现:

1. 于"个人内在要素"的赋能类别,包括:提升自我效能、增加正向能量感、增加接纳当事人的动机、了解并接受自己的能力限制、用正向眼光看待人性。

2. 于"互动间要素"的赋能类别,包括:了解个人在学校系统的责任与角色定位、更能敏锐觉察资源、提升咨询专业能力、更懂得珍惜与善用督导、咨询成效与满意度增加。

3. 于"行为要素"的赋能类别,则包括:产生有效应对行为、实际运用督导所学知能于咨询上、改变人际相处及家人互动模式、对专业成长进行规划及落实执行。

是以,无论是个人咨询督导、家族治疗督导以及辅导教师督导,以个别督导或团体督导的方式来进行 SFS,都是一个具有效能又实用的督导模式(Seleman & Todd,1995;Waskett,2006)。为掌握 SFS 的督导过程,以下则特别针对 SFS 历程的构成要素进行探讨。

二、焦点解决督导的构成要素

不少实务者和研究者,已经尝试从实务经验与文献中界定出 SFS 的构成要素。Wetchler(1990)最早在"SFS 两阶段模式"中提到:"解决之道"(solution)与"临床教育"(clinical education)是为两大阶段。而后其他学者所陆续提出的模式,几乎皆以 Wetcher(1990)模式为基础予以扩展或修正。每位学者所提出之模式的要素不尽相同,Marek 等人(1994)认为目标设定、期望、评量问句是 SFS 中最重要的要素。Seleman 和 Todd(1995)则提出四个假设来描述 SFS 要素:受督者与督导者的合作、发现并强化受督者的例外;如果没有用,就做点不同的事;确认受督者之督导目标。

较为系统的是 Juhnke(1996)以进行个别咨询的实习咨询师为受督实验对象,研发一个 SFS 模式。此模式的特色及督导重点为:

1. 督导前提供受督者自陈问卷，并营造正向积极的督导气氛，协助受督者思考个人特质、技巧、资源及咨询观点，使受督者更加能够辨识与扩展个人资源、优点及成功的咨询经验。

2. 以目标导向、奇迹问句引导受督者建立具体、合理的督导目标。督导目标则包含"阶段内完成的督导目标"以及"单次督导目标"两种。

3. 协助受督者找寻例外成功经验，以扩展其正向资源与解决方法。例如："什么时候你不会那么担忧当事人？那时与现在的行为会有何不同？"

4. 协助受督者辨识成功有效的介入策略与技巧。如询问："你是如何做到的？""当时你做了什么来帮助你？"以引导受督者对于有效方法做更深入、细节的思考，并发展更多、更有效的解决策略。当受督者难以回应这样的问题时，督导者可以运用假设解决问句、奇迹问句、例外问句来引导，或者与受督者共同观看咨询过程的录像带或逐字稿，来协助其辨识成功有效的介入策略与技巧。

5. 运用评量问句，协助受督者探索与催化专业进展，并鼓励与反馈受督者的进步，增强其专业自我效能。如询问："如果用 1 到 10 分的量尺来评估你上次督导时想改善的咨询技巧，1 分代表没有成功，10 分代表非常成功，你的分数为何？"

而 Triantafillou(1997)整理前人的督导架构，提出着重于开发受督者之能力与资源的一个 SFS 模式，其重点为：

1. 建立积极正向、支持、合作及重视受督者能力资源的督导气氛。督导者可正向直接地赞赏与肯定受督者的能力与优点。例如："我很欣赏你在咨询中所做的……"；亦可以间接的方式赞赏与肯定受督者的能力与优点："不是每个人都可在此状况下做到……""以我身为督导的经验，我认为你所做的……让我印象深刻……"

2. 以 SFBT 做个案概念化，运用澄清目标问句、例外问句或评量问句等

SFBT 技巧,协助受督者针对当事人困扰与目标,寻找可能的解决之道。例如:"当事人想要改变的是什么?""你如何得知你的当事人已在进步中?"(澄清目标问句)"如果询问当事人,当事人会说你在咨询中做了什么对他最有帮助?"(例外问句)"如果想要的最好结果是 10 分,最糟的情况是 1 分,当事人现在的位置在哪里? 当事人会说他如何从 2 分进步到 3 分? 他需要做些什么不同的行动? 你又需要在咨询中做什么,才会让当事人觉得你有协助他采取这些行动?"(评量问句)

3. 关注与记录受督者接收督导者直接或间接赞美时的反应,针对受督者同意与看重之处,提供有效反馈或进行临床教育。督导者亦需提醒受督者尝试做些不同的事,以协助其能更具体辨识出有效的方式。例如:"在此次与下次督导之间,除了刚才我们所讨论出来的方法外,你想你还可以再多做什么,让你的咨询更有效果?"

4. 督导后续追踪:询问受督者,在前次督导后或这次咨询前,有何更好的发展或改变,并进一步探索与了解,以增强其有效之介入与成功经验。

为了更深入探讨、完整统整与实际验证前述构成 SFS 的各要素及其流程,笔者于 2009 年通过咨询师个别督导历程的逐字分析研究,来确认 SFS 的构成要素。结果发现,于 SFS 过程重复出现的构成要素主要有七:正向开场与问题对焦、确认正向督导目标、深究受督者及当事人的例外、发展其他可能性、给予反馈与临床教育、形成第一小步、探讨差异与改变。这些结构要素即是能显著发挥 SFS 之效能的关键因素。

有关 SFS 七个构成要素及其组成因素分别详细说明如下。

(一)要素一:正向开场与问题对焦

1. 正向开场

在一开始进行督导时,督导者可先与受督者设定督导的脉络与氛围。督导者可先询问受督者平日是如何可以将他的咨询做得很好,也可询问受督者对于接受督导的预备度,以及可以如何促使这个督导过程对他更为有效用。

督导者会直接询问受督者:今日希望谈些什么主题会对其最有帮助,或是期待督导者提供什么样的协助,会是受督者所需要的。此一部分的意图,是想开启督导历程的对话,并传递 SFS 是具有方向性的,且此方向是循着受督者所提出的需求为依归,而非是由督导者来决定督导目标。通常,督导者也会询问受督者:

你希望我可以怎么协助你?

如果我们集中于探讨什么主题,会对你特别有帮助? 当今天的督导结束时,如果发生什么事,会让你觉得这次的督导是有帮助的?

在第二次及之后的督导,督导者会先询问受督者:当事人于前次督导后有什么较好或改变之处——包括受督者、当事人及其咨询历程,同时,也会积极探究改善历程的细节,询问受督者与当事人何以能做到,一如探究例外的方式。之后,再回头询问受督者:“在有了这些改变之后,目前于此次督导中,又希望于何处再有突破?”而再开始进入这次督导的目标开始阶段。因为,当受督者看到自己与当事人有所改变时,有时他原先要提出的问题讨论就会再加以修正,或者变得更为聚焦明确。

2. 问题背景描述

在受督者提出咨询上的困境、问题或需求之后,督导者会扼要地了解受督者所提出之问题的一些关键背景,以帮助督导者进入受督者所描述的问题情境脉络。此举同时也会帮助受督者再一次回顾与澄清所需讨论问题的重点所在。其如:

* 受督者与当事人之基本背景资料。

*　当事人来谈目的以及其所认为的问题。

*　受督者与当事人的实际对话内容与顺序(特别在受督者认为是关键问题的主题上)。

*　受督者认为当事人目前的状况,以及受督者认为的困境所在。

*　受督者认为所谓之咨询成功与失败的定义。

*　转介缘由以及转介单位的想法与期待。

*　进一步澄清受督者于描述问题情境时所使用的关键用字之内涵。

举例来说,督导者会询问:

可以多说一些吗? 是什么让你觉得当事人对于自己的感觉不够接纳?

是谁要求当事人来谈;当事人对于转介单位的期待又有何看法?

当你发现当事人说不出他的需求时,你是如何接话的?

当你提出了当事人与女儿之间的互动模式后,当事人接下来的反应是什么?

你刚说当事人抗拒,你是怎么发现的?

你刚说你不够贴近当事人,你指的是什么?

若当事人达到他想要的——找到生活中"新的意义"时,他会做些什么和现在不一样的事?"新的意义"这个名词对他来说代表了什么? 他会怎么知道他正在往这个目标前进?

明显可见,对 SFS 来说,督导者会以中性的开放式问句来询问必要或重要的背景信息,也会提醒受督者提出的说明是督导者需要知道的信息,而非是全部的信息。亦即,督导者能了解大致受督者咨询过程的样貌及受督者在乎的议题与目标,是最为重要的。这亦是 SFS 的特色——不深究问题,而看重目标与解决之道。然而,对于一些咨询师来说,特别是新手咨询师,有时并不能很精准地判断需要提供什么关键信息给督导者,因此督导者需要根据经验以及讯息的前后脉络,主动询问更多当事人与受督者实际互动的细节与脉络(特别是当事人所言的话语),以能于后续引导受督者扩大思考其困境的定义与行动的策略。此外,如果受督者在督导中间阶段有再次修改督导需求与问题时,督导者亦会再绕回来询问前述这些必要相关的背景脉络。

3. 了解问题与受督者的互动,并对焦之

在正向开场与问题对焦这一个 SFS 构成要素中,"了解问题与受督者的互动,并对焦之"是此构成要素中最为重要的一个步骤。这个步骤是希望能了解受督者之问题及其互动,并从该互动中将督导问题切实地对焦于受督者真正的需求。例如,督导者会询问:

通常大部分的人在第一次接案时跟你一样,都会感到焦虑,你能够告诉我。在晤谈时,你如何处理你的焦虑?

你发现了对自己疏失的自责,是如何影响你后续的工作的吗?

当你看到当事人不讲话了,你是如何看待自己与当事人的?

你觉得这个当事人有三个问题,你认为哪一个问题先解决,会比较重要;或者,哪一个问题先解决后,你会比较能帮助他解决其他问题? 当事人的看法会跟你一样吗?

通常,督导者在了解了一些基本背景资料后,会以"欣赏而好奇"的未知态度,询问受督者平日表现还不错或在某些问题上能清楚觉察之处,是怎么做到的。接着,便会以"何以有困难?""何以是个问题?"来确认与对焦受督者认为的具体困境所在,以及其背后界定困境的逻辑推论与诠释架构。当受督者澄清了自己对于问题的界定标准——例如其对"当事人应如何改变?"之设定,或者对"咨询成功与失败定义"之坚持等——之后,有时就会修正先前提出的督导问题,或是对其问题更为缩小化、具体化,而更能聚焦出此次督导的明确目标。

具体例句如:

你很关心这个当事人,而探讨自伤议题对你来说何以会是一个困难?

这当事人目前暂时不想探讨他的丧亲之痛,这对你何以是个问题?

这当事人已经有进步了,但你觉得他应该更快有改变,你想是什么让他无法更快有进展?

在你可以跟当事人有这么多深入的对话后,对于深入他在意的情感议题,何以会对你是个困难?

你认为当事人在车祸后的反应,应该是什么样子才是正常的? 何以你会特别担心当事人目前的状态?

你认为这位当事人需要改变到什么程度,你才会觉得他可以结案? 他的看法呢? 何以他不同意你的看法?

何以你处理其他当事人时没有此问题?

何以你在协助此当事人的其他主题时没有这个问题?

在督导者提出"何以是个困难?"问句的前后,受督者有时就会提到另一个问题或是不同性质的信息,此时,督导者的处理方式为:

＊ 需再确认受督者回应的这些信息之意义性,并以认可的姿态,确认这些信息与先前提出之问题的关联性:"我不太懂你现在补充的这些当事人的行为,跟你刚说的主题有些什么关系。怎么会联想到这些的?"

＊ 当受督者一时无法整理时,有时督导者会回应受督者提出之信息所反映的共同性与特定议题,再询问这是否为受督者想要讨论的主题:"听起

来你特别在意的都是：当事人一直软性地不跟随或反驳你的引导。"

　　* 直接邀请受督者确认要先谈哪一个问题："听到目前为止，你与这当事人谈话，有前面提到的'切入'问题，以及现在'如何听懂他的表达'的两个问题，你觉得先谈哪一个主题，会对你最有帮助？"

　　有时，督导者可能也会先连结其他 SFS 的构成要素后，再回头询问受督者何以认为这是个问题或何以有困难，例如：先引导受督者去看到自己与当事人的例外、优势与进步，或者探讨其他可能性，或者给予一些反馈与临床教育。往往此时，受督者对问题的诠释及问题的严重性常会再有所修正，并且会再聚焦于一个更为明确的议题上。督导者可用之引导方向有如：

　　我看到你用了这些方法让当事人有所进步，你是怎么做到的？但我困惑的是，这些方法用在当事人新提出的这个就职的议题上，何以不适用？

　　在你知道面对失落的过程可以用一般化技巧来进行后，你觉得接下来的介入你特别需要讨论的是哪一个部分？

　　当然，在此进行对焦出督导需求与问题的过程中，督导者乃持续倾听与摘述受督者所说的重点，并且会以大量的一般化、赞美与重新建构回应之，例如：

　　通常新手咨询师都会担心自己是不是做得不够好。但是，我也看见了你愿意面对这个挑战，并且希望自己有所进步。

　　虽然你目前暂时还不知如何介入，但从你担心当事人的情绪是否稳定，我看到你是关心当事人的。

　　虽然一般在面对分手的当事人，于一段时间内都会历经情绪的波动，但你对当事人的担心，也反映了你特别重视要确认当事人安危的敏感度所在。

亦即,于此阶段常见的正向反馈向度包括:

* 受督者提出的议题,是常见的咨询困境。

* 受督者的担忧有其道理存在。

* 肯定受督者对当事人的用心与想突破。

* 受督者能看得到咨询困境存在之敏锐度。

* 受督者虽非完美,但很真实地面对自己。

* 受督者对于当事人的观察,或正可成为后续介入的方向。

这些正向回应,往往能使受督者放下焦虑等负向情绪,同时,也能让受督者更能开放与面对问题,而更能澄清受督者真正在乎及想突破的重点所在。

正向开场与对焦问题此一要素,多于督导的前期进行,也当然会与其他构成要素循环往返,并特别是与第二个构成要素"受督者正向督导目标的界定"相关连。通常,在进行 SFS 构成要素一及要素二之后,受督者于进入督导时所提的问题会更具体聚焦,甚至会重新修改与界定之,也会使督导有了更为明确的方向性,而促使督导的效益更易产生。

(二)要素二:确认正向督导目标

1. 转为正向具体之界定

从问题的描述中,不见得能对应出受督者真正想要探讨的督导目标,故督导者会致力引导受督者澄清与说明其"正向所欲的"目标,如"想出现的""想达成的""需做到的"目标。当目标是以正向所欲的词汇来加以描述时,督导者较能确认受督者想要追求的方向;而"不要变成什么"的描述,并不具有让受督者知道要做什么努力的明确性。

在这个步骤中,主要分为两大方向。第一,当受督者描述一个问题情境并进行问题对焦后,督导者会接着询问受督者希望问题解决或问题不存在之后的状况,以确认督导进行的大方向是处于正确的轨道上。例如:

你希望给予当事人什么帮助，或者，希望当事人能有什么改变？

如果有一个奇迹发生，你希望当事人变成什么样子？那时，别人又会看到他有什么不同？

你最希望你与当事人的咨询历程是什么样子，会是对你最具意义的？

你如何知道自己是有改进的呢？

你如何得知晤谈是有进展的呢？

若你担心的事情改善了，你会看到有何不同？

你如何知道我们已经可以开始讨论另一个主题，而不需要再谈论这个议题了？

如果，受督者仍是以"不要什么"的用词来描绘自己的目标，督导者则会持续以"那么（instead），你要什么？"来继续确认出受督者真正想要的目标，此时奇迹问句、假设问句、差异问句，是经常会使用的引导技巧。举例来说，受督者希望自己在晤谈中不要那么焦虑，督导者便会接着邀请受督者回答：

那么，你希望可以变成是什么样子？

当事人会看到你有什么不同？

若你已经改变了，咨询室的录像机拍下了你的样子，我们于录像带中会发现你与之前的样子有何不同？

如果奇迹发生了，明早起来你不再为这件事困扰了，你会有何不同？你会如何得知奇迹已经发生了？在你还没有告诉我之前，我又会如何得知你已经不同了？

评量问句、关系问句及循环问句也尝试此时用以引导受督者思考不同的面向的技巧，以使督导目标更加明确化、正向化、可追求化，以激发受督者

将抽象的努力方向,化为具体的行动:

　　当事人在各个向度(如信心、动机)上的评分为何? 何以有此分数? 哪一个分数需要先提高(或者是最容易提高)?

　　请你评估一下当事人的处境,1 到 10 分,10 分是奇迹确实发生了,1 分是毫无进步,你认为当事人现在处在几分的位置? 当多 1 分时,当事人又会有什么不同?

　　当事人目前在某问题上的表现是几分? 若增加 1 分又会是什么样子? 会和现在有何不同? 当事人如何增加 1 分? 你需要做什么,才能使当事人真的能去执行增加 1 分的行动? 当事人又会说他希望你如何帮助他?

　　有时,督导者还会以下列问句引导受督者思考:
　　* 何以认为这个咨询目标是合理的目标,其准则何在?
　　* 这个咨询目标的重要性何在?
　　* 受督者何以要坚持这个目标?
　　* 当事人需要什么才能有此转变?

这些引导,乃企图让受督者从"问题的描述"转而说明"所欲的目标",并帮助受督者澄清与检视自己所设定之督导目标背后的参照标准与诠释架构,以更能浮现出受督者真正想要的督导目标。当然,督导者也会持续努力倾听与回应受督者的描述,捕捉与推想受督者的需求与在乎的重点,并会再与受督者确认这是否为受督者想突破之点。例如:

　　是什么让你觉得当事人要负起更多的责任? 负责任对这个当事人有何意义?

　　你与当事人对于"负责任"的看法与定义各是什么?

　　这样听来,你其实是希望当事人的行为能符合校规而不要被母亲责打。在你关心如何让他的行为符合校规以外,还更关心当事人如何可以减低被母亲责打的概率,我这样说对吗?

　　那么你想当事人如果变成什么样子或者有什么行为,就会让当事人的老师比较愿意平和地和他说话?

　　在这个环节上,你觉得你要如何引导当事人,会是比较容易有所成功改变的?

　　如前,督导者的赞美、一般化与重新建构的反应,也会持续适时提出,以能滋润、支持受督者,并更能聚焦于正向督导目标建构的工作。常见的重点为:

　　＊ 肯定此目标是有其意义的。

　　＊ 赞美受督者能对问题有初步的看法与解答。

　　＊ 重新建构受督者能从问题找到了一个重要的介入方向,尽管暂时还不知如何做。

　　＊ 肯定受督者对自己表现的担忧也正是可以努力的动力所在,以鼓舞受督者能继续面对挑战。

　　当受督者能回答这个步骤的各引导问句时,督导者有时会回到要素一,再次确认此问题何以是困难的,并于构成要素一与构成要素二间循环、深入,确认受督者真正所需突破的督导目标。或者,于必要时,督导者会进入构成要素四,提出一些其他可能性的思考与方法来加以探讨,然后再回头来确认受督者真正的目标。

2. 兼顾当事人的主观想法与咨询目标

　　当事人在 SFS 的督导过程中,除了关注受督者的目标之外,也会请受督者思考当事人的目标为何,甚至会强调于咨询中需以当事人的目标为主。

换言之,督导者会就受督者提出的督导需求,询问受督者以下几个方向的问题,以引导受督者扩展对于当事人的状况与目标了解,进而协助受督者检视所设定的咨询目标,是依据受督者需求还是当事人的标准而设定的:

* 当事人一开始来谈所希望探讨的问题或目标。
* 当事人希望问题解决时的图像。
* 以关系问句引导受督者思考:当事人对于受督者所认为之咨询中的困境或目标会有何意见,以及当事人会同意受督者之看法的内容与程度。

例如:

当事人一开始来谈的主题是什么? 针对这个主题,如果你问他,你猜他的奇迹图像是什么?

是什么让你觉得当事人如果交了更多朋友会比较好呢? 可以多说一些吗? 当事人知道吗? 如果他知道了会对他有何影响?

你如何让他知道这改变对他的正面影响? 你想当他听到时会有什么反应?

如果对妈妈好好说话就可以改善关系,你想是什么让当事人没有这么做呢? 他的困难在哪儿? 他需要什么才能有所突破?

过去你在人际关系这个主题上,是如何引导他有所突破的?

如果,受督者提出的是当事人不愿意配合改变或所谓抗拒等相关问题时,督导者则会引导受督者去思考:

* 当事人不愿意改变的理由为何?
* 他真正需要的目标为何?
* 他坚持不改存在什么好处?
* 什么是阻碍他改变的因素?

＊ 当事人需要什么才愿意改变？

＊ 过去曾经在哪些主题上的探讨，是当事人曾经或比较愿意与受督者合作的？

＊ 当事人接受受督者看法的可能性为何？ 如何增加可能性？

＊ 如果当事人坚持不改变时，当事人会面临的后果与挑战为何？ 受督者又将如何告知当事人才会让当事人接受？ 以及受督者要如何面对当事人的不改变？

这些提问的方向能用来扩展受督者对当事人的全盘理解，也会促使受督者找到能与当事人合作的方法，并形成后续协助当事人的方向。 同时，也能从中确认出受督者需要突破与努力的重点所在，而有助于形成后续的具体督导目标。

有时督导者会先直接进行构成要素三的探讨，先去了解当事人既存的例外、询问当事人何以能发生此例外，或会先协助受督者看到之前对当事人于其他主题上的成功介入，了解受督者何以能成功等等之后，再回头确认这个步骤，以能让受督者澄清咨询该当事人的真正需求、困难、目标或较容易成功突破的方向。

3. 涵括受督者之专业成长

除了建构咨询的督导目标外，有些受督者提出的督导需求是直接关乎咨询师个人专业成长的议题；或者，有些受督者是在督导者的带领下，从讨论咨询当事人的困难中，渐渐澄清出自己目前于专业成长和担任咨询师角色的困境。

举例来说，有些受督者会担心自己不是个够好的咨询师或是做错了些什么，而影响其咨询工作。对此一议题，督导者会秉持前述之发展与确认正向界定目标的原则加以进行，并会深入澄清与探究：这个专业成长的目标对受督者的意义为何；这些目标达成后，与现况间的差异与不同；或者，以不同角色、理论观点的多元角度,引导受督者重新检视其对咨询师角色与咨询工作的界定标准与诠释内涵,以能自发创造出处理困境的想法。

例如,当受督者觉得自己不够好时,督导者常会先了解受督者所谓够好、够理想的咨询师的定义以及他对自己目前的评价之内涵:

什么样的表现,会让你觉得自己是够好的、是令自己满意的?

一位所谓理想或够好的咨询师,可以带给这位当事人什么不同的协助与影响? 这样的标准从何处来? 这些标准是你自己的标准,还是从当事人的标准来看? 这些标准何以这么重要?

当事人认为的理想咨询师与你对自己的期待之间有何差别? 知道这个差别,对你的意义是什么?

如果你真的成为一位最棒、最完美咨询师,那时候的你,在咨询上的表现会和现在有什么不一样? 对于当事人目前的状态,又会如何介入?

如果我问当事人,他会认为什么样的咨询师才是理想的? 就这当事人的角度,他会期待你做些什么,才会让他觉得你真的有帮到他? 你对他的看法又有何想法?

又例如,当受督者提及:希望能"罩得住"这位当事人时,督导者则可接着询问:

* "罩得住"的定义是什么?

* 什么样的咨询师才足以"罩得住"?

* "罩得住"何以如此重要?

* 当事人希望咨询师"罩得住"他吗?

* 当受督者真的做到所谓"罩得住"时,他会表现得跟现在有什么不一样? 那时的受督者又具备了什么能力与特质? 又会做什么不同的介入?

　　此外，督导者还可就受督者想改变的向度或有困难的主题（如能够打破僵局、掌控场面、提升信心、自在表现等），来请受督者加以评分，以找出具体的督导目标。

　　若 10 分表示你在咨询时是很自信、不焦虑的，1 分是十分焦虑的，你觉得自己目前在几分？需要什么才能提高 1 分？你觉得我可以如何帮助你提高 1 分？

　　1 到 10 分，10 分是如你期待自己成为的理想咨询师那么能理解当事人，1 分是相去甚远，那么在 10 分时你是什么样子？你目前的表现又是几分？你何以有此分数？你又是如何评量的？

　　你期待在面对这个当事人时，自己至少要有几分的表现？怎么说？

　　10 分表示你很能引导当事人思考，1 分表示不懂得引导当事人，目前你自评几分？而当事人又会评你几分？何以这两个分数有差别？若就你的评分再多了 1 分时，你会和现在有何不同？若你要再突破 1 分，会是需要什么（或何以有困难）？

　　可知，上述的种种引导，都在催化受督者于所谓的理想状态以及具体介入之间，探究其所需发展的专业能力或可立即具体行动之方向。当然，督导者也可以先进入受督者的例外经验，让受督者看到自己已经做得不错或过去没有困难之处（对于不同或同一当事人介入的成功之处皆可），然后再回来探究受督者于此阶段真正需要于专业成长发展的一小步为何，以更启发出受督者真正需要努力的方向。

活动 BOX 4—3：咨询师之路

进行方式：

1. 两人一组，一人扮演受访的咨询师，一人担任访问的督导者，并以下列问句依序进行访谈。

2. 访谈后，督导者需要统整访谈所得，给予受访咨询师正向反馈。

3. 受访咨询师则分享被访问与反馈内容，对其专业发展的反思有何影响。

访谈问句：

* 当咨询过程是顺利时，你觉得你是如何让咨询顺利进行的？

* 当咨询进行顺利时，你会看到当事人的反应是什么？

* 当你想要预防晤谈过程中不好的情况发生时，你曾经怎么做？

* 你曾经如何让咨询中不好的情况，没有变得更糟？

* 什么人是最能在咨询专业上帮助你的？你是如何运用他们的帮助的？

* 最近有没有什么时候觉得咨询过程的哪个部分做得不错，但这部分以前对你来说是困难的？你这次的咨询做法，跟以前有什么不同？你何以能有此改变？

* 到目前为止，你曾经遇过最困难的咨询历程是什么样的状况？你是如何度过的？对你的专业学习又是什么？

* 你的同事们对你的咨询最欣赏之处为何？

* 在咨询专业上，最令你骄傲的成就是什么？你是如何达成的？

（三）要素三：深究受督者与当事人的例外

1. 受督者对此当事人介入之例外

基于看重优势观点，SFS 对于受督者及当事人既存的资源、优点、优势、成功经验等例外，会积极开发、停留与探究，以协助受督者及当事人对例外经验细节化与意识化，而能拥有或提升其对突破困境的信心、动力与具体策略。在引导受督者逐步形塑出正向督导目标的同时或之后，督导者都会主动积极地探问：受督者对此当事人介入的例外成功之处及其如何做到等相关主题。

常见督导者会请受督者针对咨询效果满意度、目前自己的表现以及当事人何以没有更糟等方向进行评量，并会对受督者自评出的已有的分数（即使分数并不高）深入探讨该分数所代表的意义与受督者既存的优势。督导者也会以关系问句请受督者就当事人的角度来思考有关咨询满意度、咨询对当事人已发挥的帮助所在、受督者对当事人的意义与重要性以及当事人何以能信任受督者与开放自己等向度，来捕捉与确认受督者已经发挥功能之处。督导者还会多方探问在咨询过程中当事人已经产生的任何小小进步与改变。其如：

1 到 10 分，10 分表示很好，1 分正好相反，你为自己的咨询工作评几分？何以有这些分数？这位当事人会为你的咨询工作打几分？其中的差异是怎么来的？

如果具体询问当事人，他会特别感谢你对他的协助为何？

当事人第一次来时整体状况是几分？他目前的情况又是几分？你如何帮助他产生这些改变的？

当事人会说你用什么方式特别帮助得了他？那个方法，也适合用在这个主题上吗？若使用的话，会有什么结果？

　　你虽然生气当事人对你说谎,但是,你是如何能让当事人愿意诚实地告诉你,她之前对你和她先生都说了谎?

　　虽然你还没帮助当事人突破职场的这个部分,但你何以能让他愿意采取行动去与家人沟通的?之前是怎么做到的?当事人需要什么才容易改变?你用什么方式介入,最容易带来当事人敢于冒险的勇气?

　　当事人的情况的确是不容易改善的,但是你认为他是如何帮助自己没有变得更糟的?之前你又做了什么,而让他可以采取这些应对行动的?

　　当事人这样的行为何时较少出现?何时较不困扰你?何以如此?

　　在此处探讨受督者对该当事人介入之例外经验的同时,督导者仍会大大地赞美受督者的优势之处,并追问受督者是如何能够做到,以让受督者更有力量感,常见的向度为:

　　* 肯定受督者已经做到的有效介入与协助。

　　* 赞美受督者已经做得不错之处。

　　* 赞美受督者对此当事人之介入所反应的个案概念化能力。

　　* 肯定受督者努力之处。

　　* 重新建构受督者认为的困境,乃反映了受督者对当事人的了解、尊重、重视或关心。

　　上述这些督导介入的方向,主要目的是要让受督者在目前卡住、没有进展之时,仍能再次觉察曾经成功的经验与策略,也能因此回顾该当事人已经产生的改变,以及当事人愿意接受受督者影响的方式。这不仅能提升受督者的咨询效能感,还可更深入了解与意识化这些例外发生的方式、已经做到过的具体步骤及背后的支持信念,而能刺激受督者针对此当事人再次使用与变化运用之前有效的介入策略,或者,能更有能量、有意愿地继续发展出突破目前困境以达成督导目标的方法。

2. 当事人本身例外的运用

在积极开发例外的过程中,督导者亦会运用类似前述的方式,来引导受督者觉察当事人个人的例外。其如:

* 以评量问句邀请受督者评量当事人在某向度或某些特质上是几分?何以有此分数? 这分数对当事人与受督者的意义与启发又是什么?

* 以关系问句询问当事人的重要他人会如何称赞与欣赏当事人的某些例外或改变?

* 直接询问受督者,当事人在咨询目标的相关层面上,什么时候是当事人的问题没有发生、比较不严重或没有更糟的例外经验?

* 可以协助当事人突破其问题及达成目标的资源与力量又为何?

除了发问之外,督导者也可能在倾听的过程中去捕捉当事人的优点与例外,并直接分享之。当然督导者除了直接回应之,还会接续询问受督者以下问句,以检核或扩大此例外可能具有的效果:

* 当事人何以能有此例外发生?

* 当事人又是如何帮助自己的?

* 对受督者来说,这些例外的意义与价值为何?

* 如果当事人知道自己的例外所在以及达成这些例外的方法,又会发挥什么作用?

具体例句如:

你最欣赏这个当事人什么地方? 这些欣赏之处对当事人可能会有何意义与帮助?

看来当事人虽然还不够稳定,但已经比开始来谈时稳定很多。 那么,何时当事人的情况是比较稳定的? 他何以能做到?

当事人显然是很想要在工作上有所晋升突破的。 那么,在关于获得老板更多肯定的这部分,你想当事人会给自己打几分?你给当事人打几分?何以不是最低分?

不晓得你同不同意,虽然当事人暂时还无法忘了她脚踏两条船的男友,情绪也还是会波动,但是,至少她已经不会主动去找她男友,甚至还会拒绝男友的联络。你同意吗?你想是什么力量让她可以做到这重要的一步?

如果当事人看到自己已经有增加自己的控制力了,你想对她的意义是什么?

在受督者确认与同意当事人的例外之后,督导者便会再次连结至前述受督者对介入此当事人的其他例外经验,以引导受督者去思考:该使用何种方式,才能有效帮助当事人觉察、回想、复制与重现这些例外。这样的方式将能赋能当事人与受督者,同时也给予受督者突破困境的替代性介入方向与策略。

3. 受督者个人的例外

如果受督者的目标是与个人专业成长有关,或者,对该当事人的介入部分并无任何例外经验时,督导者可引导受督者去发觉自己个人在他相关经验中的例外与应对,以协助其承受或处理咨询中的挑战。例如:

* 以前对于类似的当事人或其他类型(如性别、年龄)的当事人之成功介入经验。

* 之前遇到类似的或其他的咨询困境(如别人对其角色期待的压力)时,如何成功突破的经验与策略。

* 以前于其他机构中可贵的见习与实际经验。

* 受督者个人成长经验中,是否曾有类似于当事人的一般生活困境及其突破方法。

* 受督者的平日生活与个人特质中,于类似情境(如焦虑、被人理解、对

自己不满意、愿意改变)中如何自我协助之资源与优势。

　　* 在此专业成长的议题上，何时问题没有如此严重。

　　* 过去于专业成长及生活中的挑战与挫败，如何成为介入的智慧。

　　* 受督者不断突破专业困境的例外经验。

　　* 目前对自己专业的满意度。

　　* 之前帮助自己推进专业成长(如学习技巧、理解当事人)的方法。

　　* 受督者在高焦虑、压力大或不满意的情况下，何以仍能：继续咨询、推进当事人的改变、有一些好的表现或对当事人有关怀等之应对能力与策略。

　　* 在此督导过程中，受督者的改变与自信会有所提升之具体转变方法。

　　具体例句为：

　　你之前使用游戏的方式帮助了很多小孩，你是如何帮助他们改变的？他们改变的因素是什么？其中有什么因素，是你也可以用在成人晤谈的？

　　过去在这个成长阶段，你是如何面对联考压力的？你看到其他同学还运用了什么有效方式，是你可以参考的？

　　你曾说，咨询的学习是一条漫漫长路，所以你之前都是如何帮助自己待在这条路上且持续成长的？

　　你在面对这位困难当事人时，如何能持续不放弃？我们的督导又怎么帮助了你能够坚持下来？

　　在探讨受督者个人例外之后，督导者会就受督者对他自己的肯定与欣赏，来强化与深入这些例外的细节，以使受督者将过去既存的例外与此刻的督导目标做一连结。如此一来，例外的效果就不仅只停留于赞美，而更能成为推进完成督导目标的莫大力量与参考策略。

　　倘若受督者尚不能辨识出自己的例外，或者，当督导者想要强化受督者的例外以及转化受督者的负向情绪时,督导者亦会以赞美、重新建构、一般化来回应受督者。例如:反映受督者的焦虑是一种反思、自我期许与自我监控的力量,或者,对当事人的担忧与顾虑正可转换为介入方向等,而使受督者更有意识、更能接受本身既有的优势与力量,并有意识地加以发挥之:

看起来你的焦虑帮了你的忙,它激发你能积极检视咨询历程,并能在事后愿意开放地回顾与反省之。

当事人让你担心的地方是很值得重视的,这也让你的咨询有了需要优先介入的排序。

活动 BOX 4—4:优势力量的探究

进行方式:

1. 请就下列寻求 SFS 督导的这位咨询师所描述的接案状况,以赞美、重新建构的技术,列出这位咨询师与文中当事人各自优势之处。

2. 以这位咨询师为询问对象,再就这位咨询师与文中当事人双方可再多加探讨的例外之处,对这位咨询师提出相关的引导问句。

"小柔是我们学校的特殊学生,有心脏病及皮肤病。表面上其实完全看不出来小柔有什么特别的状况,小柔也不愿意让其他同学知道她的事,故除了班主任以外,同学都不知道小柔的状况,只隐约感觉她身体不太好。小柔在学校几乎没有朋友,话不多,每当上外堂课(如体育),小柔总是会待在教室里。渐渐地,小柔不参加的活动越来越多……包含校庆、园游会。班主任和家长一再拜托我这位学校的心理辅导老师跟她进行辅导,我也每个礼拜都和她约,但小柔每次来都不说话,然后全身红肿,开始东抓西抓(小柔妈妈有表示小柔一紧张就会全身发痒)。我刚开始曾尝试了一些方法,包含画画、卡片、游戏等,但小柔总是不太表达。起初,我也很心疼她,对她很有耐心,但她每次都不太讲话,每次问什么都说不知道,而且超小声的,我都要很近地听,所以……我觉得我有的时候都快要失去耐心了。这怎么办呢?"

活动 BOX 4-5:咨询师个人复原力的反思

1. 请参考咨询师复原力的技能(Macdonald,2011):

* 幽默感。

* 情绪觉察力:对情绪的觉察、控制与负责。

* 冲动控制:对不确定性的忍受,不急着做决定。

* 乐观性:有现实感,能以建设性的方式来思考不同经验。

* 多元性:能以多元向度来思考问题。

* 敏觉与理解别人的情绪,并能提供社会支持以及懂得求援。

* 自我效能感:了解自己的优势与劣势,懂得运用优势去应对问题,以及相信自己可以解决问题。

* 突破性:愿意适度尝试与冒险,也接受失败是人生的一部分。

2. 以下列语句思考自己的状况:

* 你不需要全部高度具备上述特质与能力,但选择你最强的一个特质与能力。

＊ 你曾经运用这个特质或能力，创造了什么成功经验？

＊ 你希望自己可以记得这个成功经验的什么地方？何以想特别记得？

＊ 思考你可以如何更加运用这个特质。

＊ 当你会更加运用这个特质时，你的行动将有何不同？你的工作又将有何差别？别人又会注意到你有何改变？

3. 与伙伴分享自己的反思。

(四)要素四：发展其他可能性

此构成要素主要是以结合假设问句以及差异问句的问句句型，提出假设性的情境："如果……会有什么不同？"来拓展受督者原有的思考脉络，以使受督者能以扩大的、多元的、逆向的角度来思考咨询困境或督导目标，而激发更多达成正向所欲督导目标的策略与步骤。

1. 提出不同于受督者困境的假设情境

第一种主要是根据受督者所提的问题与情境，督导者加以逆向操作地探问不同于受督者所提的问题与情境，而使受督者产生逆向思考，并能激发其运用内在已具有的经验与专业能力。可分为以下三类：

(1)以假设性语句邀请受督者思考："如果受督者认为的问题不存在时"，受督者的反应与处理，会与现在有何不同？例如：

当你对自我的高要求（或别人的期待压力）不存在时，你的表现会跟现在有何不同？

当你不再被这些问题干扰时（或能顾及所有的考量时），你会采取什么行动？

（2）由督导者提出一个与受督者"现存状况不相同"的假设情境,询问在此情境与条件下,受督者的反应、考量与做法会如何不同于现在,进而讨论受督者认为如何处理与介入才会是最佳选择。与现况不相同的假设情境,常包括:

* 如果当事人的背景条件不同时。
* 如果当事人得知受督者的关心或观点时。
* 如果受督者是接受当事人的目标时。
* 如果多停留于受督者认为重要的主题时。
* 如果受督者的介入意图不同于从前,或是没有一定要往某一方向时。
* 如果受督者能注意到自己的焦虑与需求,而非无意识时。
* 如果受督者是依序处理当事人议题,而非企图同时介入时。
* 如果以后再遇到类似的情境时。

其如:

如果你不再坚持要先处理当事人的情绪时,你会介入的方向又为何?

当你在咨询中,是更能注意当事人的目标且同时较接纳你自己的焦虑时,你猜当事人会看到你有什么不同?

（3）直接询问受督者"最坏情况真的发生时之情境与预备";举例来说,询问受督者:对于当事人情况变糟了、对受督者真的失望了、当事人真的结束自己生命了、咨询历程真的没有按照受督者的期待发展时等情境,受督者的反应与处理又会为何,如:

* 受督者最担忧的是什么?
* 受督者及当事人可能会面对的情况是什么?
* 这结果与代价对受督者与当事人的意义为何?

　　* 受督者在此情况下会如何处理？

　　* 有何资源可以协助并降低危险性与严重度？

具体例句如：

如果当事人真的不想再继续咨询了，你会怎么做才能符合你一直最在意的方向——对当事人是有帮助的？

　　特别当受督者非常担心以及想避免最差的情况发生时，督导者会特别引导受督者思考如何避免与转化危机，或者，直接提醒受督者需接受伤害与遗憾发生的可能性，并将此可能性与影响力降到最低。例如：

虽然当事人的母亲不知是否真的会结束自己的生命，但是你觉得现在当事人与你做些什么，可以降低这事发生的可能性？ 万一真的不幸，他的母亲过世了，又有哪些能冲击较小或有立即可介入的资源？

　　2. 反思运用各种假设性议题的可能性

　　此部分主要是督导者会针对某一特定议题，以自己的经验进行假设性的提问，以刺激受督者增加、扩大其反思与检核的向度，而协助受督者能有更多元的思维并具体形成行动策略。常见督导者提供的向度主要包括以下三类。

　　(1)请受督者再次检视当事人的状态与目标，特别是当受督者为当事人设定了咨询目标，且咨询并未有进展时：

　　* 受督者认为当事人应该以 A 目标为主，但是何以 B 因素会影响当事人？

　　* 需要先处理 A 目标还是 B 因素？

＊若当事人得知受督者的想法,可能会有什么影响以及什么反应?

＊当事人坚持不改变目标的理由,以及他需要付出的代价为何?

＊如何以当事人能接受的方式引导当事人得知所需付出的代价? 过去的晤谈经验可以有何提醒?

＊督导者对当事人的这些看法,对于受督者有何意义? 对于受督者的介入有何影响?

具体例句如:

你觉得当事人目前的阶段应以升学为主,不然父母的反应会很强烈,然而,你觉得爱情这部分会如何影响他的升学?

何以当事人还放不下这份爱情? 爱情这部分,你打算如何协助他?

这样说来,你觉得应该先处理升学还是爱情? 或者,可以同时处理吗?

(2)请受督者重新检核并扩大其所看重或坚持的信念,例如:

＊受督者认为 A 议题何以这么重要? 对当事人的重要性又是什么?

＊受督者对 A 议题的定义或判断标准为何?

＊受督者认为的 A 议题,与督导者所提出的 B 议题有何不同或关连?

＊在受督者的角度里,A 等于 B 吗? 何以是或不是?

＊A 议题的差异讨论,对受督者有何帮助?

＊如果加上 C 信念或 C 技巧,是否还是符合 A 议题? 受督者可以如何搭配运用?

＊若当事人做了 E 行为,可否会更好?

＊这些思考对于受督者达成督导目标有何帮助?

具体例句如:

你觉得应协助当事人提高他的自我价值,但是当事人目前在乎的是这个吗?

你觉得当事人会开始愤怒地反对别人,你觉得是什么让他有这项改变?你觉得愤怒地反对别人,会跟自我价值提高有关吗?

你觉得如果当事人能接纳自己的愤怒情绪以及学会表达自己的反对,算不算是自我价值感提高的一种表现?

如果当事人可以更接受与区分人我之间的差异,会否对他有帮助?

(3)请受督者检核与扩大其对咨询专业的信念:主要请受督者先反思其对咨询专业发展、角色定位等议题的看法,而后根据这些反思来思索目前的困境可如何突破。其如:

* 询问受督者会坚持走咨询专业的理由,及其面对目前困境的可能意义为何?

* 询问受督者所认为之理想咨询历程的定义,以及当事人与咨询师的角色各为何? 何以有此设定? 这些设定如何影响受督者进行咨询?

* 如果受督者发展了或拥有了什么能力,目前的困境就不再是个问题?

* 询问受督者:在专业发展中,这次的困境与经验如何可以转换成为专业发展的智慧?

* 督导者先分享自己对于咨询的专业定位以及咨询师专业角色与发展历程的看法,并探问这些看法对受督者的意义,及其会如何有助于目前的问题处理。

* 督导者督导受督者的这个流程与方式,对受督者来说,可以如何参酌于介入当事人的过程。

具体例句如:

　　你对投注于咨询专业工作的担忧,好像也是一种自我监控? 如何充分发挥? 这担忧若能落在几分到几分的程度,比较能发挥自我监控的效果,但又不会太影响你的工作效能? 你需要什么,才能让担忧落在这个分数的间距里?

　　咨询是一个让当事人可以开放自己、专心反思自己的历程,你觉得我们的督导过程里,有些什么氛围是让你可以专心反思的? 你观察到这是怎么产生的? 那么,在你的咨询中,可以如何创造出类似的氛围?

3. 省思介入策略与后续可能性

　　请受督者就前述种种督导过程的讨论内容,尝试形成后续之介入技巧。此又可分为以下几个方向:

　　(1)检视受督者后续介入的意图与可能成效为何。例如,当受督者选择某一介入时,督导者会询问受督者的意图以及期待当事人的反应为何。若当事人的反应是受督者所预期或者非预期时,受督者接续之处理方法为何? 同时整理、讨论这些介入方式,如何可以达成受督者的咨询意图,甚至,根据预想当事人的反应,可以如何进一步修改其意图及介入方向。

　　具体例句如:

　　在你更了解了这当事人虽然表现得很恨母亲,但实际上他是很渴望母亲的关怀后,你接下来的工作方向会是什么?

　　若当事人又表示他很恨母亲时,你会如何接话?

　　如果当事人不同意渴望母亲关怀的这个观点,你又要如何接下去反应?

　　你这样接话,你觉得能接近你"要让当事人厘清自己对母亲之情感"的这个目标吗?

　　(2)请受督者思考后续可有的不同技巧与切入方向之可能性,并接着探问受督者的看法与当事人可能会有的反应。常见的向度与句型为：

* 如果后来受督者是以不同于前的 X 技巧来切入，会有何差异？

* 若受督者先以督导者所提出的 Y 方向来切入，会有何不同？

* 若在 Z 主题停留久一点，是否会对目前的咨询或督导目标较有帮助？

具体例句如：

如果你以澄清的方式取代面质，你想这当事人的反应会是什么？效果可能会是什么？

看来当事人与女友的状况因为第三者介入而复杂了，我从他的担心中看到他其实很想极力挽回，你同意吗？如果你先谈被分手的可能性以及如何挽回目前这份情感，而不是谈他想要的男女关系与情绪调适，你看这当事人是否会觉得更有帮助？

(3)请受督者思考目前咨询的阻碍之意义，或者，如何突破进行某项介入时的阻碍，常询问：

* 是什么让受督者不敢做 A 介入？如果发生什么，就比较敢做 A？

* 受督者表示考虑到 B 状况时，则再询问：如何能在考虑到 B 的情况下去做 A？

* 理想中，怎么样才能在同时顾及 A 与 B 的情况下介入？

* 如果受督者加入督导者提出的 C 能力，目前的困境会有何变化？这阻碍是否还会是个问题？

具体例句如：

是什么让你比较不敢直接询问当事人可能快要被裁员的议题？你担心或在乎什么？

如果发生什么事或你拥有什么，你就会比较敢直接确认当事人快要被裁员的议题？

原来你是考量当事人的心理调适力——那么，你觉得当事人需要什么，才比较能面对快要被裁员的事实。你觉得若先从这个部分进入，再带入被裁员的主题，效果会如何？

(4)请受督者扩大思考推动当事人行动的要素：在有了前面的检视、反思之后，再请受督者思考如何具体可行地引导当事人的改变。例如：

＊当事人需要什么，才能有受督者期待(或当事人期待)的改变？

＊需要发生什么事，当事人才比较能接受受督者的论点？

＊受督者认为一个人要如何才能学会执行 R 行动？如果需要有 P 之前置作业方能学会做 Q 行动，受督者又会如何引导当事人？

＊当事人可以改变(或行动)的可能性是多少分(评量问句)？需要什么才能再增加 1 分？

＊受督者若往哪个方向引导，是最容易引发当事人的改变的(督导者有时会间接建议之)？

＊受督者如何就当事人想要的目标，引导当事人执行目前他愿意开始做的一小步？

＊若当事人暂时不易再改变，受督者如何先维持稳定住当事人到目前为止的进步？受督者又会如何与当事人讨论如何面对因为不改变而会有的未来挑战？

具体例句如：

你评估目前这个妇女能够反抗先生施暴的可能性是几分？她在乎的是什么？需要什么才能让此可能性增加 1 分？

如果一个人要能反抗暴力，事先需要能考量安全以及拥有人权的概念。你觉得这当事人需要先突破的是什么地方？

如果当事人暂时无法离开她施暴的先生，那么你会如何继续强化她开始不认同先生、想要保护孩子的勇气？

经过讨论，你觉得要先介入何处，才能使当事人自责自己没用的行为不再发生或减少发生？

在探讨各种可能性的过程中，督导者还是会对受督者进行正向反馈。例如，赞美受督者的愿意突破及努力尝试与改变，一般化受督者的困境，认可受督者的困扰正是其突破咨询困境的检视处与转折点，或者，重新建构受督者目前暂时的混乱是因为其有多种选择之故。尤其，督导者还会特别肯定欣赏并汇整归纳受督者自己想出来的解答、思考重点、目标与行动，让受督者辨识出自己的优势，并从自己的观点与已具备的能力中，形塑出下一个自己确实能尝试或执行的具体介入行动方向。

当然，督导者也可能连结至受督者与当事人的例外，来协助受督者检视上述的方向以向前推进，并形成受督者可以介入或改变的第一小步骤。如果受督者在此番检视时，又产生新的议题或另一个督导目标，则再循环前面几项构成要素，以能找到达成新的正向督导目标的第一小步。

活动 BOX 4－6：SFS 部分访谈体验

进行方式：

1. 于督导训练课程中，领导者请参与成员两人一组。一人先扮演督导者，另一人扮演受督者。

2. 督导者先询问:"今天你来到这里,你认为我们讨论什么会对你最有帮助?"

3. 受督者扼要地提出自身咨询工作中的一个辅导当事人的困境。督导者则简要询问相关背景信息。

4. 之后,督导者以下列问句继续访问。督导者可将各问句修改得更口语化,最好还能将受督者的关键字放入问句之中(约20分钟):

＊你希望当事人可以改变成什么样子? 若当事人知道,他会同意吗? 他的看法会如何?

＊当事人当初来谈的目标是什么? 当事人希望自己的生活可以变成什么模样?

＊对照你与当事人的目标,你觉得你想要帮助当事人迈进的一个比较小的目标或方向是什么?

＊若达成这个小目标或方向表示10分,你觉得当事人目前在几分的位置上? 你何以如此评量?

＊从这样的评量分数中,你特别看到当事人什么样的优势力量或成功经验? 他何以能做到?

＊当事人有充分觉察到这些优势力量或成功经验吗? 若他更有意识或更了解可以如何多加善用这些优势力量或成功经验,他会有何不同? 他的重要他人又会看到什么不同? 这样会更朝向小目标或方向前进吗?

＊到目前为止,你对于自己的咨询满意度是几分,若以1到10分,10分为最高分的情况来评量? 你何以会打这个分数(何以不是1分)? 你看到自己做了什么不错的地方? 还有呢?

＊若询问当事人,他对于咨询的满意度又会是几分? 何以不

是 1 分？当事人会说你做了什么特别对他有帮助？还有吗？提出当事人对咨询的满意之处，对你的意义是什么？

　　* 你有观察到你用什么样的方式，是特别能引导当事人思考与突破现况或是当事人特别能接受的方式吗？还有呢？

　　* 如果你对咨询的满意度又提高 1 分时，是因为你看到何事发生了？

　　* 如果当事人对咨询的满意度又提高 1 分时，那是因为你做了什么？

　　* 为了继续协助当事人，你接下来可能会采取的第一个步骤是什么？你有多大的信心可以做到这个步骤？如果你看到什么，就知道这个步骤是奏效的？

　　* 通过这样的对话，让你发现或学习到了什么？对当事人的认识增加了什么？对自己的认识又增加了什么？对于咨询工作的体会又增加了什么？

　　* 你如何运用这些体会于你未来的咨询工作上？

　　5. 扮演督导者给予受访者担任咨询师角色的正向反馈（包括专业技能、个人优势与资源或对当事人的协助等）。

　　6. 之后两人角色交换，重复上述步骤。

　　7. 两人皆结束受访后，进行受访经验的讨论与心得分享。

　　8. 课程领导者对于各组的讨论内容，回应与补充 SFS 前四个构成要素之重点。

（五）要素五：给予反馈与临床教育

对于受督者的反馈与临床教育，主要是在督导历程中的较后阶段进行，但于必要时亦会穿插于督导历程中随时进行。主要可分为两大部分：

1. 给予正向反馈

在督导过程中,督导者随时大量给予受督者正向的反馈与肯定,包括赞美与重新建构等技巧的运用,同时,在结束督导之前会再次汇整对于受督者整体的欣赏。除了直接赞美外,督导者亦会以间接赞美的方式来肯定受督者已经做到之处或所具有的专业能力:"我印象深刻的是你所做……""如果我是你的当事人(或主管)我会特别感谢你……"其常包括的向度为:

* 受督者已经发挥的功能。

* 对当事人的关心与理解。

* 已拥有的例外与应对能力。

* 愿意用心学习与投入专业。

* 能够反思与有行动力。

* 受督者与当事人的进步与改变。

于督导过程中,督导者随时给予的赞赏以及整体的正向反馈,不仅会鼓舞受督者更有赋能感,也会让受督者更容易开放自己去反思咨询历程,而提升督导效益。尤其,这些赞美会特别连结受督者的督导目标,以期受督者能运用这些正向优势来达成其目标。

2. 施予临床教育

当受督者问起一些特定的咨询专业知识与常见议题时,督导者在确定受督者的目标以及探讨例外与其他可能性之后,若判断受督者仍对于达成目标的方法不清楚,或是对特定专业知识与技巧真的不熟悉时,督导者会根据受督者的督导需求,直接分享、说明、示范之,或者,与受督者进行角色扮演与讨论。值得特别注意的是,督导者所做的临床教育,是针对受督者的督导目标并确认受督者真的没有概念时,才会给予的相关信息。同时,督导者给予讯息的姿态,是具开放性的,尊重受督者自己判读这些信息对他的意义与启发,所以,也具有前述发展可能性的引导色彩。

　　SFS 的督导者,常分享与示范的是基本咨询及 SFBT 的理念与技术,但是,不管受督者是否为 SFBT 取向者,督导者常给予临床教育的方向包括:

* 咨询的本质与基本概念。

* 特定主题与特定对象的基本辅导原则。

* 个案概念化与整体辅导计划的流程与内容。

* 人类特定时期常见之发展心理任务与介入重点。

* 各咨询派别的人性观与基本哲学。

* 咨询历程与阶段(包括从开场至结案)的架构与具体介入方向。

* 特定咨询技巧的意图、铺陈及其应用的注意事项。

* 与机构的合作、角色转换与面对他人的期待之原则与策略。

* 咨询师角色的定位、功能与限制。

* 受督者专业发展与学习历程。

　　督导者在进行正向反馈与临床教育之后,会确定受督者的理解、同意以及懂得应用的程度,而再次确认目前还需要再讨论与突破之处,以及是否知道达成目标之执行细节。督导者也可能会带回前面的构成要素,进行受督者与当事人的例外及其他可能性的思考,而循环 SFS 督导历程中的前述构成要素。

　　最后,在督导历程的后半段,督导者也可能会汇整给予受督者的特定学习任务。例如:理解当事人的方法、特定咨询技巧的练习、自我信任、自我训练及自我督导的方法等,并且,会明确地开始与受督者确认结束督导后会去行动的第一小步。

(六)要素六:形成第一小步

　　在根据受督者的督导目标,充分探讨受督者及当事人的例外、其他的可能性,以及给予受督者反馈与临床教育之后,督导者会引导受督者汇整该次督导的发现与体悟。于每次督导的结束前,督导者还会引导受督者探讨:在有了前述的发现与体悟之后以及目前的现实考量之下,希望看到自己或当事人能有什么样的初步改变,以及打算如何采取下一小步。

不管受督者的第一小步是锁定于对当事人的介入还是对自己咨询专业的突破,能协助受督者确认出督导结束后回去会先"开始"的"第一小步"是重要的,因为行动会有实验的效果,而能使受督者的种种考量有了落实检查的机会。当然,此第一小步必须是受督者认为重要又有意义的,是受督者所能承受与开始执行的合理难度的步骤,如此,受督者才能有信心地集中火力于第一小步的行动,而易突破咨询困境或达成督导目标。有时,督导者也会根据受督者的目标与现况,指派给受督者一些可以开始有意识练习的学习任务。

举例而言:

在看见你对当事人已有协助之处,知道度过失落的过程是人各有异后,以及明白了对当事人而言,要维持在 4 分已经是个挑战,那么,你的下一小步会做些什么,以协助当事人在这个失落的历程中先能继续维持在 4 分而不往下掉?

现在你知道你与男性晤谈时很有创造力,但是目前你需要练习和女性当事人谈话。在下次督导前,你会刻意让自己练习的是什么?

如果这一小步成功了,你想我会看到什么差异发生?

在督导结束之前,我想要给你一个学习任务。希望你能特别关注到什么样的介入或方向,是当事人较有反应、让他较愿意多分享自己的,同时,也希望你能特别去练习等待与沉默的技巧,这样会对于你所在乎的晤谈流畅度之督导目标,很有帮助。

(七)要素七:探究差异与改变

于第二次或后续督导的开始,督导者都会以:"上次督导之后,你或当事人有些什么更好的改变或不同之处?"来作为开场,并深入停留、加以探讨。

同时,督导者也会于两次督导间或结束整体督导前,请受督者就自己、当事人或重要他人的角度,来思考或评量以下向度:

　　* 受督者于督导目标以及当事人于咨询目标的达成程度为何?

　　* 受督者及当事人于各个向度的进步与改变为何?

　　* 受督者的改变,对当事人带来的正向影响为何?

　　* 受督者的改变,对自己的专业成长的影响为何?

　　督导者对于受督者与当事人的努力与改变是好奇的,同时还会深入探讨受督者与当事人何以能有此改变的方法与细节,以使受督者产生滚雪球效应式的改变与成长,也促使受督者于"日后如何自助于专业晤谈工作的执行与发展"产生更多的意识与经验累积,而同时提升了受督者的咨询效能与专业发展。

　　探讨差异与改变的过程,也会再连结至深究受督者与当事人之例外的要素;之后,督导者会再推进询问受督者这次来的新督导目标为何。有时,在探讨差异与改变后,受督者原本的督导目标又会再修正。

　　此外,于最后一次督导中,督导者会再多加询问与整理:受督者的整体受督经验与收获、督导过程对受督者之整体启示为何,以及受督者日后要如何继续带着这些获得,而能自我欣赏、自我督导地在咨询专业领域继续前进之。

 活动 BOX 4－7:SFS 各构成要素的熟练与运用

　　进行方式:

　　1. 于督导训练课程中,课程领导者请参与成员三或四人成一组,一位当受督的咨询师,一位当督导者,一至两位当观察员。

　　2. 根据下列 SFS 的各构成要素表,分段练习。每一次练习以一个构成要素如何执行为主;每一段分段练习的时间约 10 分钟。于每一段的练习中,小组的督导者、受督者及观察员的三个角色固定为佳。

3. 于每一段练习前,课程领导者简介 SFS 各构成要素的重点,并举例之。

4. 接着,请担任受督者的咨询师提出咨询工作的困境,而担任督导者则根据该 SFS 构成要素的方向进行督导之,其余观察员则记录督导过程。

5. 每一段 SFS 构成要素练习后,由观察员分享其观察记录,提出督导者做得很好之处,也提出一些可介入的不同做法。督导者与受督者也参与讨论。

6. 于每一段练习与讨论后,再根据小组讨论的心得与疑惑,由课程领导者解惑与补充说明之。

SFS 构成要素:

一、正向开场与问题对焦	1. 正向开场 2. 问题背景描述 3. 了解问题与受督者的互动并对焦之
二、确认正向督导目标	1. 转为正向具体之界定 2. 兼顾当事人的主观想法与咨询目标 3. 包含受督者之专业成长
三、深究受督者与当事人的例外	1. 受督者对此当事人介入的例外 2. 当事人本身例外的运用 3. 受督者个人的例外
四、发展其他可能性	1. 针对不同于受督者困境的假设情境进行探讨 2. 反思运用各种假设性议题的可能性 3. 介入策略的省思与后续可能性

续表

五、给予反馈与临床教育	1. 给予正向反馈 2. 施予临床教育
六、形成第一小步	
七、探讨差异与改变	

（八）焦点解决督导构成要素的特色

在得知 SFS 的构成要素后，更进一步地了解其特色，将能协助 SFS 督导者更能掌握与弹性进行 SFS 的督导流程。

1. **各构成要素间为一动态弹性的循环历程**

下面以图 4—1 的方式，呈现 SFS 构成要素间的关系。由图 4—1 可知，

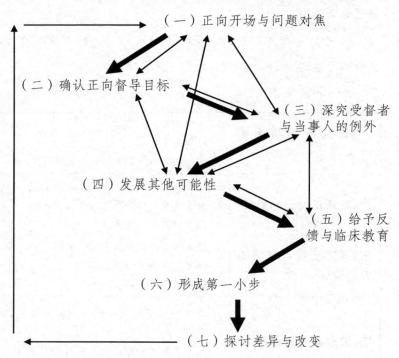

图 4—1　SFS 构成要素及其间关系路径图

SFS各构成要素之间的"主要轴线",仍依照构成要素一至要素七的顺序来发展与推进。但是,构成要素一至要素五(正向开场与问题对焦、确认正向督导目标、深究受督者与当事人的例外、发展其他可能性、给予反馈与临床教育)之间,存有一个不规则的循环连结关系;而要素五(给予反馈与临床教育)也不一定放在督导之后面阶段,必要时,在了解受督者的督导目标后,督导者会先反馈受督者或给予受督者相关的临床教育,再进入其他可能性或例外的探究;最后,则找出可以介入与行动的一小步,并追踪后续的差异与改变。

明显可见,SFS的结构要素关系其实反映了在实际操作中各构成要素是一个动态循环发展的历程。当然,这样的动态循环历程的变化,是因为每个受督者的个别需求的差异、每次督导历程的独特性以及受督者与督导者的互动性造成的。而此也符合SFS强调由受督者决定督导目标与历程的精神,同时也验证了Rita(1998)所言:每次的督导都是唯一的独特的过程。所以,SFS流程与构成要素虽然会提供受督者反思个人风格与咨询历程的架构,但是,并非是既定不动的模式,而是一个不断在变化调整的弹性架构。

2. 突显目标与行动导向的色彩

明显可见,在SFS中,确认并执行具体正向所欲的受督目标,是督导过程中的主导方向,其中,又以催化受督者改变与行动为主要意图。整体来说,SFS督导者在了解受督者所提问题的相关背景之后,督导者不预设问题所在,反而询问受督者认为何以有困难,及了解受督者与其困境的互动。在了解受督者对于困境的定义与标准后,接着便会请受督者想象与界定出问题不存在时的所欲愿景。结合其他可能性与例外来加以探讨后,受督者往往会获得新的角度与信息而重新看待来督导时的困境,而使受督者的督导需求重新聚焦之,甚至是重新被定义之。受督者的督导目标,大致可包含个人专业发展以及如何进行后续介入两个方向,当受督者从例外、其他可能性的探讨以及反馈与教育中获得了一些新的觉察时,督导者会试图引导受督者形成对自己专业发展或对当事人后续介入的第一小步骤。是以,目标导向及行动导向的色彩,乃贯穿整个 SFS 的督导历程。

这样的督导过程,明显是一种"螺旋式前进"──从负向目标至正向目标、从多目标到单目标、从大目标至小目标、从小目标至小步骤。而且,在目标与行动之间,会依循受督者思考的内容与速度,在受督者的思考脉络中不断地循环确认,直至受督者认为符合其目标及确认目前做得到的第一小步出现,以服膺 SFS 小改变会带来大改变的信念。通常,受督者在督导者引导下重新检视自己对专业的假设,并能更全貌地了解当事人的脉络后,受督者的 SFBT 个案概念化及文化敏感度亦将会有所提升。值得注意的是,督导目标及第一小步皆是由受督者所提出与决定的,督导者的角色仅为一催化者,负责澄清正向目标、激发行动策略,以及确认与探讨符合受督者目标与现实的可行之道,即使是给予临床教育,也都是依据受督者的需求与状态而行。所以,清楚可知 SFS 督导者充分发挥尊重受督者需求、资源、思维、速度的精神,不仅持续地将功劳归于受督者,让受督者成为懂得处理自己咨询问题的专家,也发挥了训练受督者自我督导与自我协助的 SFS 精神。

此外,在督导目标的确立方面,SFS 并不以"反移情"或"非理性信念"等长期治疗的议题来命名受督者的困境或成为督导的介入重点,也不企图强烈面质受督者,反而是引导受督者思考:"何以有困难""如果变成什么样子就可以突破此一困境",来了解受督者真正需要突破的目标;同时,也不断引导受督者觉察与深入自身及当事人的目标、资源、可能性与可采取的行动,以突破困境。因此,符合着 SFBT"不以过往历史为决定论"的基本精神的 SFS,整个督导都是一个从"问题式的对话"转化到"以解决之道为焦点"的历程,并于各构成要素中综合灵活运作了 SFBT 的各个代表技巧。

3. 探究"例外"与"可能性",是策略产出与情绪转化的关键

从图 4-1 SFS 各构成要素之间的关连程度可以发现:例外的探究以及可能性的发展的构成要素,乃与其他构成要素连结为最多,是最具催化受督者产生自己观点效益之要素。

在例外的探究部分,督导者对受督者及当事人的理解与欣赏,示范着督导者对他们的信任。受督者常因着这一示范而对于自己及当事人能更以正向的角度看待之,甚至协助形塑为后续介入的一个参考点。除了受督者对此当事人介入的例外、当事人本身例外的运用以及受督者个人的例外等三大例外组成要素的探究之外,督导者随时的赞美、重新建构、一般化,也丰富了受督者对自身优势的觉察,而让目前的困难转移成为受督者咨询专业发展的必经过程,并转化为受督者累积智慧的历练。这些督导介入特别能促使受督者的焦虑情绪降低,而将能量集中于思考如何突破困境及达成督导目标。而后续的差异与改变的追踪,也使督导者催化受督者的自我赋能,也使受督者懂得催化当事人的自我赋能,而当事人的改变又再次赋能了受督者。凡此,在彰显了 SFS 像是一种"加分制"的思维,让受督者充分知道自身与当事人已经拥有的能力与功能之后,再"往上加分",让自己可以够好至应对困境;而且,在这个追求"够好"的过程中,是以过去的成功经验为基础而发展、继续经验累积的,而非忽略已有的资源,或推翻与颠覆既存的思维架构。是以,SFS 并没有大量停留于受督者负向情绪的探究,但是可以看到在 SFS 的督导过程中,受督者的任何情绪是被接纳、理解、赋予意义的,进而产生转化至行动的效果,而此也正为 SFBT 及 SFS 的意图与特色之一。

在发展其他可能性的构成要素中,乃大大地运用了"如果没效的话,就做些别的"之 SFBT 的原则(Seleman & Todd, 1995),并且结合了"寻找以当事人观点为基础的解决之道"的理念(Hsu, 2009; Triantafillou, 1997)。虽然在发展其他可能性的构成要素中,可提供引导的方向非常之多,也有不

同的类别,但这些介入皆欲引导受督者重新检视自己对困境、目标、咨询意图、技巧介入、特定主题、咨询专业、当事人观点等之各种假设,并借用督导者的观点,扩大检视的角度,以刺激出突破行动的各种可能,并进而检视各行动成功的种种要件。明显可见,SFS 督导者以各种可能性的、暂时性与实验性的态度,来刺激受督者开放思考,而丰富了受督者的个案概念化以及多元的介入选择与弹性思维。尤为可贵的是,这些检视的向度,也都可能成为受督者当时及日后自我督导的方向。

三、 其他督导形式的变化应用

根据机构与场合,许多督导者会抽取 SFS 的构成要素,并且加以变化应用,即使是与非学习 SFBT 咨询师或者不谙咨询的职场员工工作。在此特别介绍几种常见之 SFS 变化应用于一些个案研讨的型态。

(一)焦点解决单场团体督导(个案研讨)

除了个别督导外,团体督导是咨询师常选择来自我成长的方式,其可配合的督导素材包括:现场观察、示范、角色扮演、个案研讨、录像或录音带、网络实时或非实时督导等。团体督导除了省时、省钱、省人力之外,还能提供受督者替代性的观察学习机会,使团体督导成员有机会认识到更多类型的当事人,获得更为多元与大量的建设性反馈、示范以及经验分享,而拥有更多机会来扩大顿悟、增加自信、学习新的行为与人际技巧以及练习解决复杂的任务。如此,这将能减少受督者对督导者的依赖,又可发展对其个人的咨询专业的认同。同时,从团体督导的讨论过程及各成员的反应中,都可以成为督导者了解当事人的线索,使得督导者能有机会从不同角度看到提案受督者与其他成员的想法或困难。甚至,团体督导对于某些较为孤立作战的咨询师更为合适,因为团体督导能使彼此对所关切的议题有共鸣,而拥有可平等对话的同侪支持(徐西森、黄素云,2007;许维素、蔡秀玲,2008)。

单场的团体督导,常称为个案研讨或个案研究,是在咨询机构中经常使用的督导方式。每一个案例约需进行 80 至 90 分钟较为充裕。SFS 团体督导是相当容易进入工作导向的,也非常以受督者及其机构为主体,相当能帮助受督者发挥既有长才于实际的工作场域中(许维素,2011)。于每次 SFS 的团体督导时,先由受督者提出一个真实案例进行报告。呈现案例的方式为案例分析、部分咨商逐字稿内容或片段录像带,可由提案的受督者自行决定。提案的受督者亦需要提出特别希望被协助之处,以及期待别人如何协助的方式。督导者会先强调受督者将会有很多收获以及此督导为大家互相学习的机会,以创建正向气氛。每位成员于反馈时,督导者将强调运用多元可能的角度而没有绝对正确的观点,故皆以"非绝对性的"、"暂时性的"语言表述,例如:"就我的角度,我目前看到的是……""我不太确定这样做可以不可以……",只有提案的受督者对于信息的提供,拥有决定接受权——即由受督者表示什么才是对他有用的,而非督导者或其他成员(Thomas,1996)。当然,若当事人是于危机情境时,督导者也要秉持伦理,加以特别强调危机介入之行动及完成通报程序(许维素,2011)。

一种应用 SFS 构成要素的单场团体督导流程可如表 4-2 所示(杨雅雯、许维素、蔡秀玲,2009),此流程对于并非 SFBT 取向的受督者亦可使用。当然,若团体督导成员固定时,督导者也可直接与成员讨论如何修改进行方式以符合所需。

表 4-2　一种单场焦点解决团体督导的流程

督导流程	过程说明	时间	焦点解决督导构成要素
一、受督者报告及督导目标初步确认	1. 提案受督者先扼要说明当事人的状况以及自己的需求或困难。 2. 督导者会询问受督者的初步督导目标,同时也会探问当事人来谈的动机与期待。	10～15 分钟	正向开场与问题对焦、确认正向督导目标

督导流程	过程说明	时间	焦点解决督导构成要素
二、澄清报告内容与补充说明	1.参与提出需要提案者说明与补充处。提问的方向可以是一般背景资料的了解，并加入焦点解决取向的技巧来发问。 2.受督者——回应或整体回应之。 3.根据补充的资料，督导者会再与受督者确认一次督导目标。	10～15分钟	正向开场与问题对焦、确认正向督导目标
三、开放讨论	1.督导者引导所有成员思考及反映当事人的目标、例外、资源与进步。 2.全体反馈受督者已经成功协助当事人之处，以及可持续介入之处。 3.全体针对当事人与受督者的互动状况开放讨论，参与成员彼此分享经验或看法，特别是成功经验与有效方法。 4.引导全体成员脑力风暴后续介入的可能方向。	30分钟	深究受督者及当事人的例外、发展其他可能性
四、督导者指导与反馈	督导者针对当事人概况、受督者的目标及团体讨论内容，以焦点解决取向之精神及督导策略，予以提醒、汇整、补充或建议，甚或示范与教导 SFBT 的介入技巧。	20分钟	给予反馈与临床教育
五、反馈与总结	1.督导者确认受督者督导目标的达成情况，询问受督者从此团体督导中的学习或团体所给予的协助。 2.督导者就全体成员针对此案例衍生的主题或疑问进行简短回应。 3.全体成员自由分享收获与体会。 4.督导者做最后总结。	10分钟	给予反馈与临床教育、形成第一小步

（二）焦点解决反思团队（团队个案研讨会议）

焦点解决反思团队（solution-focused reflecting teams）是由 Harry 及其同事（2005）于英国提出。焦点解决反思团队对于拓展焦点解决思维之运用，十分有价值，是一种可用于咨询师培训以及一般工作场域的团队合作方式，甚至已经被认为是"世界上第一个跨领域的焦点解决训练之网状系统与支持团体"（引自郑媄玮、刘威成、钟泂伟、许维素，2009）。这个模式是以提案受督者简要陈述当事人概况作为开始，约进行 20～30 分钟；在此"报告"阶段时，其他人不发言。之后进入"澄清阶段"，其他人开始轮流提问，一次询问一个问题，受督者则逐一澄清现状。接着，其他人对于提案者令人印象深刻之处进行"肯定"，提案者则保持沉默。在"反思"阶段，每位小组成员轮流提供自己的反思或有关这个情境的想法，或者说出下一步可能怎么做；提案者则保持沉默，除非反馈中出现了明显的错误才简短回应之。在"结束"阶段，提案者就可能已经有了可行的意见或未来的行为计划，最后进行简短的评论（Macdonald，2007）。Harry（2003）汇整简述焦点解决反思团队阶段及其与 SFBT 关键活动的相对应（引自 Macdonald，2007），可如表 4-2 所示。

表 4-2　焦点解决反思团队架构及其与 SFBT 关键活动的对照

阶　段	活动内容说明	对照 SFBT 的关键活动
1. 准备	想得到帮助的人（报告者），带着一个特定需被协助的实务议题，来到会议中。	当事人知道治疗如何发挥效用。当事人对于他们想说什么、他们想从晤谈中得到什么，都是有自己的看法的。
2. 报告	报告者向团队概述情况。	让当事人叙说他们的故事，并且说明他们想得到的协助。

阶段	活动内容说明	对照 SFBT 的关键活动
3. 澄清	团队成员不必依特定顺序来提出"开放式问句"。不鼓励使用如"你是否曾想过……?""你可有试过……?"等字眼开始的问句,因其追根究底的语气,会转移报告者的焦点。借着询问报告者问题,以便更清楚地了解情况与事实。"事实"是对特定行动的描述(就像于录像带中可被看见的行动一般),而非报告者对于事件的解释。于过程中,特别看重当事人及其重要他人的目标。	咨询师以发问的方式,使他/她形成对当事人目标的确认与理解,包括谁涉及其中,以及当事人针对此情况所拥有的能力、资源与技巧。
4. 肯定	团队成员们告诉报告者,对于他/她的处理,最让他们每一个人印象深刻的部分,真诚与中肯地对讨论内容提出赞美。团队成员对于报告者与当事人所产生的任何进展与乐观性都很有兴趣,并且,想要找出当事人"实际已经做的"而非只是"想要打算去做的"的方法。每位成员脑力激荡地讨论可进行赞美的各个向度,或专心就某一向度进行赞美。	会谈期间,咨询师会找机会赞美当事人的个人特质、有利的资源与技巧。
5. 反思	团队成员们轮流提供适当的反馈,这个反馈时常能激发出团队其他成员相关的想法。团队成员可提出对报告内容所考量到的任何相关事情:技术性的意见、建议、反馈、隐喻,甚至是诗。团队成员常使用"我想知道"或"我正想知道"的字句开头。当某一成员没有特定意见时,则跳过换人。	咨询师思考"到目前为止所听到的故事",并且探索当事人可以更有进展的方法。

续表

阶　段	活 动 内 容 说 明	对照 SFBT 的关键活动
6. 结束	报告者会简短地回应先前所报告的部分，也时常会回顾反思阶段的内容，或者说出他/她觉得最可行的部分，甚至在反馈的基础上设立他/她的一个目标。	会谈之后，咨询师会与当事人讨论当事人可以如何有所进展。

Taylor(2010)也将焦点解决反思团队修改并发展为"团队个案研讨会议"（team case conference），并更清楚地给予进行的规范与说明，乃分为以下几个步骤：

1. **预备阶段**（preparation）：先组成团队，包括一位主持人，一位提案受督者，以及 4～5 位团队成员。团队成员彼此面对面坐成一个小圈圈，圈圈的大小为大家都容易听到彼此对话的距离为主。团队个案研讨会议的时间历时约 40～60 分钟。受督提案者需预备口述当事人相关内容，有无书面资料皆可。一开始，主持人会先进行很简短的正向开场，如谢谢大家来担任反思团队之成员，并愿意提供提案者一些可能的后续介入方向。

主持人是个案研讨会议的一位关键人物，主持人需让会议的氛围保持在焦点解决取向的轨道上；于必要时，主持人需要导正会议的走向，以确保这个会议能达成其每个步骤的目的。亦即，主持人对于团队动力以及各项步骤的精神掌握，是很重要的，包括：清楚说明规则，以及维持与示范 SFBT 的精神、态度与技巧等。

2. **案例说明**（presentation）：主要是由提案者进行案例说明，时间大约为 10 分钟。主持人请受督者简略说明当事人的状况及其介入前后之效益。提案者需汇整与判读：提供什么样的相关重要讯息给团队成员，将会加快团队成员的理解与进入脉络。最后，提案者需提出对此次个案研讨会议的最大期待,主持人亦简要地确认提案者的受督目标。

3. **澄清**(clarification):主要是由团队成员向提案者澄清案例的整体情况,并促发提案受督者各种可能性的思考,约 15 分钟。主持人会先说明接下来乃是由每位团队成员(包括主持人)轮流发问问题,以更清楚一些当事人的背景资料、受督者与当事人的互动等;团队成员也可以 SFBT 的技巧询问提案者。发问不需要按座位顺序,但发言次数与时间需要平均轮流;大家自由发问,一次只问一个问题;每问一个问题,提案者即立刻简要说明;没有问题者可以跳过,约进行三至四轮。

主持人需强调:每个提问的意图不是要分享见解,而为事实细节导向的、非个人主观思考的内容;提问时的态度,是以好奇关怀的态度来询问,而非是评价、分析、建议的姿态。主持人亦可鼓励团队成员多利用 SFBT 问句进行提问。

4. **肯定**(affirmation):主要是为团队给予提案者肯定的时段。所有团队成员(包括主持人)直接地、面对面地、轮流地针对提案者的各种例外(包括其付出、难得之处、成功的介入等),给予大量肯定、赞美,以鼓励提案者。而提案者仅需要接受大家的赞美,不需做任何回应(如反驳或解释)。时间约 5 至 10 分钟。

5. **反思**(reflection):主要是由所有团队成员(包括主持人)进行个人主观反思,时间约 15 至 20 分钟。主持人先请提案者的座位退至团队成员所坐位置的小圈圈之外,但仍位于可清晰听到团队成员对话之处。主持人再请团队成员进行反思。针对前述各步骤所获得的资料,请大家轮流表述:"如果是你,对于这位当事人及目前情况,于未来的'下一步'或'第一小步',可能会想要做的是什么?"

主持人需先特别强调:团队成员在轮流回应时,乃需在理解接纳提案者的态度下,提出个人主观反思意见,而非有批判提案者的意味;同时,也请团队成员多运用"似乎""也许"等可能性较高的语言,来提出个人见解。发言不需要按座位顺序,但需平均轮流发言时间与次数。大家自由反思表述,相互激荡,但发言时一次仅提出一个简短重点,没有意见者可以跳过,约进行三至四轮。提案者对于团队的反思无须做任何说明与回应,但可自行记下对其有意义的观点,并进行个人反思。

6. **统整**(integration):主要是由提案者统整所得,时间约 5 分钟。主持人先请提案者回到团队对话的小圈圈里,并请受督者统整刚才听到的意见中,对其有启发性或助益性的部分。而其他成员则不再发言,团队也不再进行任何讨论与说明,以尊重提案者的思维重点,并让提案者保有完整的统整所得。若有其他事宜需要再进行讨论,则先结束此段落,再另外进行之。

焦点解决反思团队的模式相当符合经济效益,其可以在最短的时间内,带给提案者很大的支持及获得扩大思考的刺激。而且,焦点解决反思团队的模式避免了只有一种声音的主导,相当容易执行,所以十分适合一个处室内的同僚进行相互同侪督导。甚至,已有人将此督导模式进一步地运用于其他领域之中,例如小组会议(许维素,2011;Macdonald,2007)。尤其,焦点解决反思团队满足了焦点解决实务工作者与折中取向实务工作者对于顾问指导与临床督导模式的需要,也支持与符合了团队所需要特别召开或临时召开会议之需求(郑媖玮等人,2009)。

当然,焦点解决反思团队模式可依机构、场合、团队组合及其需求调整各阶段的进行形式,例如于会议前增加重要工作报告或危机个案报告,或者于会议前后增加一些处室活动(如暖身活动或读书会)等。各步骤阶段之时间亦可弹性调整:例如当团队组成分子是新手咨询师时,可能澄清阶段的时间会较久一些;而于肯定阶段,可采用另一个方式:请提案者移驾至团队座位的小圈圈之外,但仍听得到团队成员的对话,团队成员开始进行对提案者的背后赞美活动。这方式会使较易接受间接赞美之文化者更易悦纳(许维素,2011;Taylor,2010)。此外,参与者参加焦点解决反思团队的预备,多少是会影响投入意愿的。若能先认识 SFS 或 SFBT 模式以及此焦点解决反思团队的目的与价值,都将会提高其参与性、投入度。而同侪彼此于专业能力的差异,有时会带来丰富性的讨论,有时则不然。至于同侪成员之间的关系熟悉与安全,当然会影响焦点解决反思团队的进行。不过,持续通过焦点解决反思团队的运作,同处室同侪成员之间的合作、默契与士气,将会大大提升(许维素,2011)。亦即,训练有素的实务工作者可以创意地加以运用焦点解决反思团队模式,而多元的支持团体也会扩大使用之。因此,焦点解决反思团队的模式,提供一个资源导向、易懂与结构化以及有效提高生产力与效率的工作模式(郑媖玮等人,2009)。

 活动 BOX 4—8:团队的形成与互动

进行方式:

1. A、B、C 三人一组,A 被 B 访问以下的问句(Frisk,2011),C 则摘要回应受访者之机构、团队以及个人的个别及互动优势之处。

访谈问句:

＊ 你的工作团队有几人? 大致的团队工作情况为何?

＊ 你觉得你团队的人对机构的贡献是什么? 以 1 到 10 分来评量,1 分是很少,10 分是很多,你觉得他们的贡献是几分?

＊ 你觉得你自己对机构的贡献是什么? 以 1 到 10 分来评量,1 分是很少,10 分是很多,你觉得你的贡献是几分?

＊ 你觉得你如何影响或造就他们对机构的贡献?

＊ 你觉得他们的贡献如何影响或造就你对机构的贡献?

2．A、B、C 三人角色互换，至每个人都受访过为止。

3．小组讨论前述访问问句的意义，以及探讨形成工作团队的原则。

 活动 BOX 4－9：团队个案研讨会议的体验与带领

进行方式：

1．于督导课程训练中，课程领导者先邀请四位咨询师担任团队成员，再邀请一位咨询师为提案者，并由课程领导者担任会议主持人，示范一次团队个案研讨会议的过程。其他参与课程的咨询师则担任观察员。约 40 至 50 分钟。

2．请参与示范的咨询师们成为一组，参与观察的咨询师五至六人成为一组，以小组的形式来分享与讨论：刚才所观察或参与之心得与疑问。课程领导者再针对各组的心得与疑问加以回应与指导，约 15 至 20 分钟。

3．以前述之讨论小组的成员组成，分组进行一次团队个案研讨会议过程。于每一小组中，其中一位成员担任主持人，一位成员担任提案者，其余成员则为团队成员。课程领导者则轮流至各组进行观察。约 40 至 50 分钟。

4．结束后，同一小组的成员再进行讨论，讨论内容包括：团队个案研讨会议的优点、适用场合以及限制等心得与疑问。

5．课程领导者再根据小组讨论之所得，予以回应与补充说明。约 15 至 20 分钟。

（三）个案研讨会议讨论大纲

许多机构内部在定期讨论个案时，虽然不尽然会使用特定结构或步骤的流程，但会特别以 SFS 的精神来设计讨论大纲，并以这些大纲来进行个案研讨会议。De Jong 与 Berg(2012)建议用以下大纲作为个案研讨会议的方向：首先，请提案者简短描述希望从此次个案研讨中有所收获之处，或描述其认为所谓有效能的咨询结果为何；再请提案者简短叙述当事人如何进入了此服务系统。之后，再询问提案者以下这些问题：

1. 到目前为止，当事人会如何描述咨询师对他有帮助之处？

2. 当事人想要看到的结果是什么？

3. 咨询师会说当事人目前有多接近目标的完成？（使用评量问句）当事人会同意咨询师的这个看法吗？若同意，当事人会说何处较好了？若不同意，当事人会打的分数是几分？发生了什么，让他可以达到他所评量的那个分数？

4. 咨询师与当事人若持有不同的目标时（或当事人的情况改变了），当事人这方会认为他目前需要改变什么？

5. 是什么告诉当事人，他已经产生改变了？当事人会说，是谁在这一过程中对他有最大的帮助？

6. 为了要使当事人对达成目标的评量分数再向上移 1 分，当事人需要优先采取什么小小的步骤？当分数再增加 1 分时，当事人的生活会有什么不同的事情发生？还有什么其他地方会有改变呢？是谁会注意到这些改变？这又会怎么改变当事人与生活中重要他人的互动？还有什么资源是当事人认为可能有助于他达成目标的？他又要如何获取这些想要的资源？

7. 你的当事人会说，到目前为止，晤谈对他是有何帮助以及如何有用？在 1 到 10 分的量尺上，10 分表示他希望晤谈所能发挥的最高效能，1 分正好相反，你的当事人对于你目前和他的工作，会给几分？

8．猜猜看当事人会说，到目前为止，对他最有帮助之处为何。你同意他的看法吗？如果不同意，你的看法是什么？（如果咨询师不知道当事人认为最有帮助之处为何，督导者则可问咨询师要如何得知？还要做些什么才能知道？）

9．假设当事人认为你对他的帮助进步了1分，他会注意到你做了什么不同的事情？

10．在1分到10分的量尺上，10分代表你很满意晤谈工作的进展，1分是很不满意，你会说你目前的分数是几分？当分数再调高1分时，你会发现自己做了些什么不同的事情？

Insoo（2006）还特别强调这种个案研讨会议要特别注意的重要原则包括：

1．对当事人而言"谁"和"什么"是重要的，并运用这项信息与当事人连结。

2．当事人可能会"想要的"是什么？

3．当事人是否"能够"且"愿意"去付出？

4．和当事人讨论从"已知道该如何做"中，选择简单且容易的一小步开始。

5．当事人的计划中"实际完成的"部分是什么？

6．回顾并重新评估"下一小步"是什么。

7．不断重复，直到当事人认为情况已经好到足以结束。

8．所有的成就都归功于当事人。

Kremsdorf、Slate、Clancy与Garcia（2011）在他们心理健康机构之内部个案研讨会议中，即大量采用SFS精神以及前述之个案研讨会议大纲，并加以扩大化。Kremsdorf等人将他们的会议称之为"复原导向／焦点解决个案会议"。其主要讨论大纲摘要如下：

1. 初始的个案讨论

* 简要地描述提出此案例之缘由。

* 当事人所认为的复原目标是什么？

* 到目前为止,什么是已经有帮助的？

* 当事人有哪些优势、资源和应对技巧,能帮助他面对现在的挑战？

2. 介入计划

* 这当事人是否有任何需要关心其安全性的注意事项(safety issue)？

* 从当事人的观点而言,目前有什么策略是可以帮助其达成目标的？

* 有没有任何人有其他的想法,是有助于帮助当事人的复原,如:建立希望、增加其与同事或周边资源的参与互动？

* 从长远来看,哪些步骤是当事人在达成复原之前的必经步骤？（例如:不再需要专业的心理健康照护等）

而详细讨论大纲则为:

1. 初始的个案讨论

(1)简要地描述提出此案例之缘由。

* 切中重点地简要描述当事人的背景资料。

* 呈现问题。

* 讨论介入计划。

* 回顾当事人的成功经验。

(2)当事人认为的复原目标为何？

* 参与会议的工作伙伴是否都能清楚:在当事人认为的主诉问题被解决后,他眼中的生活又会是如何呢(即当事人对于解决之道的看法)？注意:这个对未来的看待,需要将焦点放在生活中正向改变的出现,而非仅是症状的消失。

＊ 在迈向康复之路上，当事人较为短期的目标为何？

＊ 参与会议的工作伙伴是否能够清楚知道：当事人想要什么及重视什么？

（3）到目前为止，什么是已经有帮助的？

＊ 当事人／案家会说治疗师／医生已经做了些什么对他有帮助的事？

当事人已经做了些什么，是可以帮助自己应对目前的问题？（例外）如，从开始治疗至今，当事人的成功经验是什么？ 上一次严重的症状发生时，当事人是如何能让症状停下来的？

（4）当事人有哪些优势、资源和应对技巧，能帮助他面对现在的挑战？

＊ 当事人在接受治疗的这段期间内，发展了哪些优势能力与应对技巧？这些优势与技巧可以被如何运用？

＊ 在当事人目前的周边资源中，有哪些是可以提供协助的？

2. 介入计划

（1）这当事人是否有任何需要关心其安全性的注意事项（safety issue）？

＊ 如果有的话，是否与当事人制订了相关的计划？ 如果当事人没有安全性计划，那该如何帮他们制订相关计划？

＊ 在制订计划中，当事人哪些应对技巧和资源是能有所协助的？

（2）从当事人的观点而言，目前有什么策略是可以帮助其达成目标的？

＊ 我们可以提出什么问题，来多了解当事人对于治疗计划的看法，并将其意见加入介入计划中。

＊ 当事人是否已经准备好要从事"行为型的任务"（例如：采取某些具体行动）？ 或者应先请当事人完成"观察型的任务"（例如：去观察什么是有效的方法，以建构解决之道）。

（3）关于帮助当事人迈向复原，参与会议的工作伙伴对以下两个方向有没有其他的想法？

　　* 如何协助当事人建立更多的希望感？

　　* 如何协助当事人增加其与周边资源和服务机构的互动？

　　(4)就长远来看,哪些步骤是当事人在达成复原之前的必经步骤(例如:不再需要专业的心理健康照护)？

　　* 对于此位当事人的咨询师而言,什么是现在要做的第一步？

　　* 此咨询师和当事人是否思考过,需要发生什么,好让当事人能回到社会中？

 活动 BOX 4—10:焦点解决个案研讨会议讨论大纲的演练

　　进行方式:

　　1. 于督导训练课程中,课程领导者请一位咨询师担任提案受督者,而课程领导者则担任会议主持人。

　　2. 请提案的咨询师先报告所欲讨论的案例概况后,主持人邀请参与的咨询师阅读前述焦点解决个案研讨会议讨论大纲的方向,并且以 SFS 的精神修改大纲问句,或者设计适合目前案例的新问句。

　　3. 会议主持人再请参与的咨询师依序提问问句,而受督的咨询师则一一予以回答。

　　4. 之后,课程领导者邀请提案的咨询师分享心得与收获。同时,再邀请参与提问的咨询师提出心得与疑问,课程领导者则加以回应指导。

　　此外,Kremsdorf 等人(2011)还会邀请提案者以及所有工作伙伴都能去

确认自己于当事人晤谈时,有无进入焦点解决取向的工作脉络,而提出以下几则咨询师自我督导的大纲:

1. 澄清(clearing)

帮助我们自己用开放的心与每一位当事人接触,不让过去的经验影响我们对于当事人的预期或希望。

2. 赋能(empowering)

(1) 将焦点放在进展上:询问"什么变好了?"或"什么进行得不错?"了解当事人具体做了些"什么"让这些进展得以产生,将焦点放在这些"什么"的细节上。

(2) 大大强调已经做到的(magnifying accomplishment):例如,可回应当事人"哇！自从我们上次谈完后,你就开始去那边参加活动了!"

(3) 赞美:赞美当事人的进步,使用具体而非笼统的赞美。

(4) 强化当事人的应对技巧:指出任何咨询师所注意到的优势,并增强当事人对于应对技巧的使用。

(5) 了解当事人对于进展的想法:例如,"以 1 分到 10 分,你有多靠近你所谓的康复?"

(6) 为下次的晤谈设立目标:例如,"你现在自评为 6 分,如果做了些什么,就会变成 7 分?"

(7) 和当事人对话,因为他是自己生命中的专家:例如,"对于你能让这些事有所好转,你是怎么想的?""当上次被困住时,你做了些什么?""当……,什么会有些不同?"

(8) 肯定(validating)优势:当事人提到最近的困难时,确认、肯定他的优势部分。例如,"虽然在发生车祸后,你遇到了很多困难及不顺遂之事,但你到现在都没有放弃。"

(9) 展现对于当事人的信心:例如:"听起来这是一段辛苦难熬的日子,

在过去这样的处境你能度过,我相信现在的你也有能力走过这段日子。"

(10)谈论当事人看重的角色(valued role):可能的话,与当事人谈论他的重要角色。例如,"听起来这个周末你花了很多时间在陪伴你的孩子,让他们开心。当你带他们去吃比萨时,孩子们有什么反应?""我猜当你愿意借朋友车时,他们一定非常开心?""当你……(朝目标迈进一小步)时,你的朋友/老板/先生会先注意到什么?"

3. 讨论优势与技能

如果当事人认为自己需要额外的协助(例如:亲职教育、放松技巧),则提供他们容易取得的有用资源(例如:和咨询师会谈、找护士等)。

(四)个案研讨会议报告格式

SFS个案研讨会议的目的,希望善用所有实务工作者的智慧、特定技巧与知识,以脑力风暴带入任何可运用的资源(De Jong & Berg, 2012)。许维素(2011)汇整一般个案研讨报告重点、SFS的精神与构成要素以及前述之个案研讨会议大纲,将个案研讨会议中需请提案者先行撰写的个案研讨报告格式,汇整如表4-3所示。这个报告格式的内容,不仅包括了SFS的重点以及SFBT的记录格式内容,也将一般咨询及督导中需要收集的资料汇整于其中。虽然收集了这些资料,但督导时的目的仍是朝向SFS、SFBT的种种意图与方向前进。于记录与汇整时,咨询师尽量能以当事人自身的语言来记录,将会更能促发个案研讨会参与者的思考与提供协助。当然,此"焦点解决取向个案研讨报告格式"也是督导者可以用来引导提案受督者或参与会议者所需要了解的背景资料与集思广益的方向,尤其当提案者并非SFBT取向或其所提供的书面资料不足时。

一般咨询师在撰写具有SFS引导色彩的个案研讨报告后,便已经会产生自我督导的效果;而咨询师在先行汇整之后,于个案会议中报告说明时,亦会较具有重点,并容易使其提供的信息更有解决式谈话的内容,而有助于进行 SFS 的个别督导或个案研讨会议的团体督导。当然,在带领个案研讨会议时,带领的督导者要能确认参与的成员不会给予提案咨询师一些不必要的、未被期待的、无法接续讨论的建议(De Jong & Berg,2012)。

此外,也建议欲熟练 SFS 的督导者,可先以咨询师的身份以此格式撰写一次个案报告,再根据个人体会、工作场域、受督对象等因素,将格式予以修改或提取部分重点。

表 4-3　焦点解决取向个案研讨报告格式

(尽量以当事人的语言呈现)

一、基本资料

(一) 当事人机构编号及开案日期

(二) 姓名

(三) 身份证件资料(如身份证号、学生证号)

(四) 联络资料

(五) 性别

(六) 基本资料:如年龄、婚姻、学历、职业、学校年级与班级

(七) 家庭资料:含出生性别;经济状况;同居住人基本背景与关系资料,例如父母兄弟姊妹之职业、年龄、居住关系等;监护人资料。

(八) 社区环境与种族概况及使用语言(是否需要语言翻译者)。

(九) 整体适应概况:如学业表现或工作表现、师生关系或人际关系、生活适应等。

(十) 身心健康:重要生理特征、身心障碍情形、用药情况、有无药物滥用。

(十一) 特殊情况:是否为低收入户、有无接受福利服务或特定违法纪录。

(十二) 相关心理测验信息。

(十三) 需立即注意的事项:是否有危机。是否曾就诊于精神科,或有酗酒或暴

力的行为。晤谈时会否有暴力倾向,与之晤谈时的安全性为何。

(十四) 涉及于协助当事人的相关机构与单位。

二、当事人来源

(一) 转介单位背景说明。

(二) 转介单位联络资料。

(三) 转介方式。

(四) 转介时间。

(五) 转介的目的与原因。

(六) 转介单位的最大期待,以及认为当事人需改变之处。

(七) 转介单位对于当事人之例外的看法:如对当事人现况以及曾有最好状况的评量与描述。

(八) 转介单位认为有效协助当事人的方法以及相关注意事项。

(九) 转介单位认为协助当事人的相关注意事项。

(十) 转介单位认为当事人对于转介的反应,以及如何提升来谈可能性的建议。

三、主诉问题

(一) 当事人来谈问题及对其影响:当事人对困扰问题的观点与描述,当事人认为问题发生的历史、促发因素、问题形成的脉络,以及问题对于当事人与生活中重要他人所造成的影响。

(二) 当事人个人主观认为寻求晤谈协助的需求与最大期待。

(三) 当事人个人的详细愿景与明确目标。

四、当事人的优势分析

(一) 个人的优势与力量(包括:动机、信心与努力程度等)。

(二) 例外与应对:过去的成功经验或遭遇困境时之有效应对策略。

(三) 晤谈前的改变。

(四) 个人内外在的正向资源与优势:咨询师如何发现? 这些优势发挥了什么影响? 当事人如何做到的? 如何可以复制、重现、扩大或善用、极大化?

五、各次晤谈之介入过程的简述

（一）每次晤谈内容重点摘述。

（二）单次晤谈时所给予的反馈（赞美、桥梁、建议）。

（三）每次晤谈中，当事人所知觉到的目标、例外、一小步、各向度评量、进展、未来工作方向。

（四）当事人之安全性的评估与进展：当事人对危机影响其各层面的主观知觉；当事人对于运用外在资源的知觉与接纳度；当事人愿意以及能够采取减降危机之步骤的种类、意愿与能力；重要他人的协助与观点对前述各点的看法为何。

（五）当事人于各次晤谈间的改变，及其促发因素（例如个人、系统与重要他人的协助）。

（六）于各次晤谈与整体咨询对当事人特别有效的介入策略与效果。

六、结案评估

（一）结案时，当事人与初次晤谈时的各种差异与改变。

（二）结案时，当事人及其相关系统所得知如何维持已经进步的策略。

（三）结案时，当事人及其相关系统所得知如何预防与处理复发的策略。

（四）结案时，转介机构对于当事人改变的看法与期待的满足度。

（五）若为提早结案，对后续转介机构的建议：对当事人目前各项知觉的摘述；对当事人有效、可持续的协助方法；安全性的提醒；可尝试的后续工作方向。

七、整体反思

（一）晤谈收获

1. 你的当事人会说，到目前为止，晤谈对他是有何帮助及如何有用的？

2. 简述当事人期待通过晤谈之所得为何？ 在 1 到 10 分的量尺上，10 分表示他希望晤谈所能发挥的效能程度，1 分正好相反。你的当事人对于你目前和他的工作，会给几分？

3. 简述转介者期待通过晤谈之所得为何？ 在 1 到 10 分的量尺上，10 分表示他希望晤谈所能发挥的效能程度，1 分正好相反。转介者对于你目前和当事人的工作，会给几分?

4. 咨询师对于协助当事人工作的满意度是几分?何以打此分数?

5. 当事人会如何描述到目前为止咨询师对他有帮助的部分为何?是否与咨询师的观点一致?咨询师同意当事人的看法吗?如果不同意,咨询师的看法是什么?如果不清楚,咨询师要如何得知?咨询师还要做些什么才能知道?

6. 当事人认为最有帮助的一次晤谈是什么?为什么?

7. 当事人的希望感有否提升?何以能提升?

(二)成功的征兆

1. 对于成功的征兆,当事人是如何描述的?

2. 对于转介者来说,哪些是成功的征兆?

3. 对于咨询师来说,哪些是成功的征兆?

(三)达成目标的程度

1. 什么可以让当事人相信自己是可以达成这些目标的?

2. 什么可以让转介者相信,当事人是可以达成这些目标的?

3. 截至目前,对于目标的达成,有哪些部分已经做到了?

4. 咨询师与当事人的目标是否一致?当事人目前的目标又为何(如认为目前什么还需要改变)?

5. 咨询师会说当事人目前有多接近目标的完成?(使用评量问句)当事人会同意此评量分数吗?若同意,当事人会说何处较好了?若不同意,当事人会打的分数是几分?又,是发生什么事,而让他可以到达他所评量的那个分数?

6. 是什么告诉当事人已经做出改变的?当事人会说在此过程中谁对他有最大的帮助?

(四)未来方向

1. 为了要朝10分的目标前进1分,当事人需要优先采取的第一小步是什么?当前进1分时,当事人的生活又会有何不同?还有呢?谁会注意到当事人的不同?还会有什么其他地方会改变呢?谁会注意到这些改变?这些改变又会怎么影响当事人与生活中重要他人的互动？

2. 还有什么资源，是当事人认为可能有助于他达成目标的？他又如何获取这些想要的资源？

3. 为了要使咨询师对当事人的帮助再增加 1 分，咨询师需要做什么事？当分数再增加 1 分时，当事人又会观察到咨询师做了什么不同的事情？

4. 当咨询师对晤谈的满意度增加 1 分时，咨询师会发现自己做了什么不同的事情？或者又会产生什么不同？

5. 当事人要如何知道自己已经够好到足以结案？咨询师又要如何知道？为达结案，当事人要做哪些努力？咨询师还要如何协助他？

（五）督导讨论

1. 希望通过这个督导过程，进行讨论的特定督导需求为何？

2. 希望督导者或同侪以什么方式来进行反馈？

 活动 BOX 4—11：焦点解决取向个案研讨报告格式及其重点的精熟

进行方式：

1. 于督导训练课程中，请一位咨询师事先按照传统取向的格式提出一份个案研讨报告，并担任提案受督者。

2. 请另一位（或多位）实习督导者，根据焦点解决取向个案研讨报告格式及其重点，针对提案受督者未撰写或报告之处，弹性焦点解决取向个案研讨报告格式重点来询问受督的咨询师，以引导其能进入焦点解决取向的思考。

3. 之后，课程领导者、实习督导者与提案受督者讨论于前述过程的心得与疑惑，以及讨论如何使实习督导者熟练此格式重点与方向。

（五）受督者对督导的反馈

除了督导者给予受督者反馈外，于督导过程或个案研讨会的最后阶段，也可运用 SFS 的精神与要素，来邀请受督者对于整体督导给予一些反馈。Waskett（2005）即赞同 SFS 的督导不妨给受督者一个机会，让受督者来教导督导者如何把督导工作做得更好，并从中知道受督者究竟想要从督导中得到什么。除非督导者知道如何对受督者有帮助，否则督导效益将很难有所提升。而得到受督者反馈的其中一个方法乃借由"效果评量（usefulness scale）"取得。督导者可以询问受督者：

"以 1 到 10 分来评定，10 分表示今天的督导对于你及当事人是很有帮助的，而 1 分表示是没有帮助的。在今天的督导后，你觉得我们是在几分的位置？"

这是一个不尖锐且非针对个人的反馈方法，也可将受督者对督导过程的欣赏以及于督导过程的进步一并考量入内。不论回应的分数是几分，督导者都能进一步去思考：

＊ 于督导对话中什么是对受督者最有帮助的，以至于受督者选了这个分数？

＊ 下次督导时需要有什么不同（如，督导者和受督者分别需要做些什么不一样的事），而能让分数再提升 1 分？

＊ 如果这督导工作能达到最佳水平——有史以来最好的督导工作——那么看起来会是怎么样呢？

这类评量可用于每次督导后进行，或是在固定的督导回顾中偶尔使用。如果分数一直都很低的话，督导者需要询问受督者，此督导过程是否对其有效？是否想要继续督导？若督导工作并无生效，受督者便需找寻其他的督导。不过通常我们比较常听到受督者给予像这样的反馈：

　　我发现从系统的观点去讨论是很有帮助的，这让我在实务工作上有些不同，也想再做得更多。

　　你问的问题对我很有帮助，但我希望督导过程中，你给我多一点时间思考。

　　在赞美我的专业能力时，你是认真的吗？我自己看不到那些部分，但我喜欢去看见并开展它们。我们可以在这方面多谈一些吗？

　　我们可以多谈一些关于如何和当事人结束的方式吗？

　　对于督导者而言，以上的反馈都是值得相信且非常有帮助的，因为这些反馈都提供了一些宝贵的指引，来告诉我们受督者需要的是什么。而此，也正是 SFS 以受督者为中心的基本精神。

　　四、结语

　　虽然焦点解决取向的实务始于心理治疗，但近年来，焦点解决取向不仅被运用于心理治疗，也在许多专业讨论的场合中被使用，包含护理、感化机构、心理健康机构、医技人员、职能治疗、中小学的辅导。同样的，SFS 是一种"助人专业的督导（supervision in the helping professions）"，亦是一种可以用来开展各种专业的新思考与新学习。焦点解决取向之所以可以被用于上述的各种场合，乃因为它所关注的是实务者对于工作的目标和方向。

　　虽然督导过程的细节，会因各机构与场域擅长的特定实务工作种类不同而有所差异，但任何督导模式的核心要素反映了督导者的一个任务："引导"（lead）受督者更为胜任、更有能力，并且能不断提升其专业技能。SFS 相信要落实这个督导者任务的最佳方式，即是通过建构解决之道的对话来达成，因为，建构解决之道风格的督导，即是以一组假设来"引导"受督者所进行的活动，督导者的工作就是去协助、回应受督者，提问一些有帮助的问句，并肯定受督者的能力；亦即 SFS 督导历程是一个教育、监督、滋养、启发受督者的历程(De Jong & Berg，2012；Waskett，2005)。

如同其他学派的督导一般，SFS 致力达到伦理与专业的实践，这也包含能对于界线有所觉察、能注意对于受督者和当事人的责任，以及能知道什么方向是适合他们的。不过，对于 SFS 督导者而言，能与实务者一同沿着新的路径并走到不同的地方，是特别新鲜且有趣的，因此乃成就了一种"循循善诱的专业(coaxing expertise)"。正如 Waskett(2005)所言："SFS 就像是一个寻宝的历程。我们持续聆听并观察——被藏在洞穴中的聚宝盆在哪里？被埋在深土中的珠宝盒在哪里？我们便能找到当事人和受督者的宝物与珍珠，并将其反映在我们的面容上。"(De Jong & Berg，2012；Waskett，2005)

SFS 将会同时引导参与督导的双方发现受督者正在发挥的特定优势力量与资源，也会从中找到可更进一步有效运用的优势力量与资源。在 SFS 中，督导者的临床知识不一定是必要或有用的，因为督导过程的重点并不在督导者身上，亦不将督导者视为全知全能，而是将焦点放在受督者的能力以及对于知识和进步的探寻上(De Jong & Berg，2012；Waskett，2005)。是以，从前述之 SFS 的精神、效能以及构成要素中亦可见，SFS 乃十分符合良好督导的标准，并明显发挥着赋能的效益。

常见 SFS 历程不仅能协助受督者对于问题获得新的观点，也给予受督者一种高自我效能与咨询效能感。换言之，SFS 符合了咨询研究中对于"好督导"的两个重要标准：(1)促进彼此关系中的互相尊重、支持、鼓励、相信、赞美、了解、不批评，这些特征将能够促进受督者的自我开放、合作、愿意冒险、探索和元认知的发展(Heath & Tharp，1991；Hess，1997；Worthington，Mobley，Franks，& Tan，2000)；以及(2)教导受督者学习对于特定当事人或咨询情境的处理，集中聚焦于如何协助受督者处理当事人的议题而非其他，且给予受督者的反馈是可学习与应用的(Harkness，1997；Landany，Lehrman-Waterman，Molingaro，& Wolgast，1999；Wampold，

2001）。

　　再者，Lombardo、Greer、Estadt、和 Cheston(1997)曾提及一般督导者能够带给受督者赋能感的四个督导策略是：(1)建议其他替代技巧与观点；(2)引发受督者的观点与意见；(3)赞美受督者的优势与表现；以及(4)示范介入的技巧。Triantafillou(1997)认为一个具有赋能精神的督导模式，应包含四个重点：(1)肯定受督者的能力、资源及优势，营造正向的督导气氛；(2)帮助受督者进行个案概念化，并寻找以当事人为基础的解决方法；(3)反馈受督者，包括赞美、临床教育、及建立与当事人有关之督导目标；以及(4)后续追踪督导，了解受督者咨询效能，并肯定其正向表现。显而易见地，SFS 的构成要素与前述的各项督导赋能规准及定义，乃有许多相似重叠之处。所以，有别于许多传统的问题导向模式，真可谓 SFS 是一种"赋能模式"(许维素、蔡秀玲，2008)。

　　因此，SFS 是一个相当值得学习、深入与熟练的督导模式，而掌握 SFS 的精神与构成要素，将能协助督导者在进行 SFS 督导历程时更懂得聚焦的重点或工作的方向，而更能发挥 SFS 的效益，乃值得资深的 SFBT 咨询师再进一步追求的专业晋升方向。虽然 SFS 的各要素可以单独独立应用在顾问与教练等工作上，但是关于 SFS 的深入多元应用及可如何转化应用于顾问与教练的工作中，仍为未来值得通过实务与研究继续累进的经验。当然，咨询督导者的培训与养成有其基本必要条件与历程，SFS 的督导者亦然。期许认同且熟练 SFBT 的咨询师能进而担任 SFS 督导者，而能在更推广 SFBT 的专业发展的同时，提升更多咨询师的专业成长以及当事人接受服务的效果与福祉！

活动 BOX 4-12：自我督导

进行方式

1. 请咨询师就下列问题进行自我督导：

* 1 到 10 分，10 分代表最高，1 分代表最低，你对 SFBT 的认同是几分？何以打此分数？

* 1 到 10 分，10 分代表最高，1 分代表最低，你对于处理挑战度高的当事人（例如：有自杀意念、非自愿前来之当事人），拥有多少信心？何以打此分数？

* 1 到 10 分，10 分代表最高，1 分代表最低，你对 SFBT 实务的熟练度是几分？何以打此分数？

* 你希望前述三项自己能够到达几分？何以打此分数？

* 前述三项若要比现在再往上 1 分，需要发生什么事情？

* 你觉得需要多少时间，前述三项才能提高这 1 分？

* 就前述三项内容，你觉得需要做什么第一小步，来让自己突破现况？

* 若你遭遇困难时，你会运用哪些过去学习 SFBT 的经验来帮助自己？

* 1 到 10 分，10 分代表最高，1 分代表最低，你有多大的信心继续留在精熟 SFBT 的轨道上？

* 当前三项到你最想要的分数时，你的当事人、同事、督导会发现你有何不同？他们的发现对你会有何影响？

* 当前三项达到你最想要的分数时，你会如何肯定自己以及感谢曾帮助过你的人？你又会如何帮助你的当事人？

参考文献

王文秀. 咨商师被督导经验对其咨商挫折之因应及其专业成长之影响研究. 中华辅导学报,1998：(6)1—34

朱素芬. 高中辅导教师之督导者专业智能的研究. "国立"暨南国际大学辅导与咨商研究所硕士论文,未出版,南投县,2009

徐西森、黄素云. 咨商督导理论与实务. 台北：心理,2007

许维素、蔡秀玲. 高中职辅导教师焦点解决团体督导成效之研究. 教育心理学报,2009：39(4),603—622.

许维素. 焦点解决短期治疗的应用. 台北：天马出版社,2003

许维素. 焦点解决督导成效之研究. 教育心理学报,2007：38(3),331—354

许维素.「高中职辅导教师督导员训练方案暨成效之相关研究——以焦点解决取向为基」训练手册. 台北：台湾师大出版社,2011

许维素、蔡秀玲. 高中职辅导教师焦点解决团体督导成效之研究. 教育心理学报,2008：39(4),603—622

陈均姝. 焦点解决督导模式实务. 载于唐子俊、欧阳仪、蔡秀玲、陈均姝著,咨商督导——实务篇(181—221). 台北：天马出版社,2003

杨雅雯、许维素、蔡秀玲. 焦点解决团体督导对高中职辅导教师之赋能内涵研究.论文发表于2009年台湾辅导与咨商学会年会暨「多元文化、多元包容：辅导与咨商专业的挑战与展望」国际学术研讨会,台北,2009

蔡秀玲、陈秉华. 受督者在咨商督导情境中的情绪觉察历程研究. 教育心理学报,2007：38(3),311—329

B. O'Connell & S. Palmer 著. 郑媄玮、刘威成、钟泂伟、许维素(译),许维素(校阅)焦点解决治疗应用手册(Handbook of Solution-Focused Therapy). 台北：心理出版社,2009

Barrera, I. (2003). *The impact of solution-focused supervision and social workers*. Unpublished master's thesis, California State University, Long Beach

Bernard, J. M. , & Goodyear, R. (2004). *Fundamentals of clinical supervision*. Boston, M. A. : Pearson Education

Briggs, J. R. , & Miller, G. (2005). Success enhancing supervision. *Journal of Family Psychotherapy*, 16, 1 /2, 199—222

Cantwell, P. , & Holmes, S. (1994) Social construction: a paradigm shift for systemic therapy and training. *Australia and New Zealand Jnl of Family Therapy*, 15, 17—26

Corcoran, K. B. (2001). *An ethnographic study of therapist development and reflectivity within the context of postmodern supervision and training*. Unpublished doctoral dissertation, the University of Akron, Ohio

De Jong, P. D. , & Berg, I. K. (2012). Interview for solutions (4th ed.). Pacific Grove: Brooks /Cole

Frisk, H. (2011). *Workshop manual for training for trainers and supervisor*. 2011 SFBTA conference in Bakersfield, LA

Greene, G. J. , Lee, M. , Mentzer, R. A. , Pinnell, S. R. , & Niles, D. (1998). Miracles, dreams, and empowerment: A brief therapy practice note. *Families in Society*, 79, 395—399

Harkness, D. (1997). Testing interactional social work theory: A panel analysis of supervised practice and outcomes. *The Clinical Supervisor*, 15, 33—50

Heath, A. , & Tharp, L. (1991). *What therapists say about supervision*. Paper presented at the American Association for Marriage and Family Therapy Annual Conference, Dallas, TX

Hess, A. K. (1997). The interpersonal approach to the supervision of psychotherapy. In C. E. Watkins, Jr. (Ed.), *Handbook of psychotherapy supervision* (pp. 63—83). New York: Wiley

Holloway, E. L. (1995). *Clinical supervision: A systems approach.* California, CA: Sage

Hsu, W. S. (2009). The components of the Solution-focused supervision. *Bulletin of Educational Psychology*, 41 (2),475—496

Jim, R. , Lee. S. , & Berg, I. K. (1997). Focused supervision seen through a recursive frame analysis. *Journal of Marital and Family Therapy*, 23(2), 203—215

Juhnke, G. A. (1996). Solution-focused supervision: Promoting supervisee skills and confidence through successful solutions. *Counselor Education and Supervision*, 36, 48—57

Kim, H. (2006). *Client growth and alliance development in solution-focused brief family therap.* Unpublished doctoral dissertation, State University of New York

Kok, C. J. , & Leskela, J. (1996). Solution-focused therapy in a psychiatric hospital. *Journal of Marital and Family Therapy*, 22(3), 397—406

Koob, J. J. (1999). *The effects of solution-focused supervision on the perceived self-efficacy of developing therapist.* Unpublished doctoral dissertation, Marquette University, Wisconsin

Kremsdorf, R. , Slate, L. , Clancy, C. , & Garcia, J. (2011, November). *small steps in incorporating Solution-Focused practices within a mental health agency: An interactive discussion.* Paper presented at the 2011 Solution-Focused Brief Therapy Association Conference, Bakersfield, California

Landany, N. , Lehrman-Waterman, D. , Molingaro, M. , & Wolgast, B. (1999). Psychotherapy supervisor ethical practices: Adherence to guidelines, the supervisor working alliance, and supervisee satisfaction. *The Counseling Psychologist*, 27, 443—475

Lombardo, L. T., Greer, J., Estadt, B., & Cheston, S. (1997). Empowerment behaviors in clinical training: An empirical study of parallel processes. *The Clinical Supervisor*, 16(2), 33—47

Macdonald, A. J. (2007). *Solution-focused therapy: Theory, research & practice*. London: Sage

Macdonald, A. J. (2011). *Solution-focused training manual*. Landon

Marek, L. I., Sandifer, D. M., Beach, A., Coward, R. L., & Protinsky, H. O. (1994). Supervision without the problem: A model of solution-focused supervision. *The clinical Supervisor*, 5(2), 57—64

Peake, T. H., Nussbaum, B. D., & Tindell, S. D. (2002). Clinical and counseling supervision references: Trends and needs. *Psychotherapy: Therapy /Research /Practice /Training*, 39(1), 114—125

Pearson, Q. M. (2006). Psychotherapy-based supervision: Integrating counseling theories into role-based supervision. *Journal of Mental Health Counseling*, 28, 241—252

Peterson, Y. (2005). Family therapy treatment: Working with obese children and their families with small steps and realistic goals. *Acta Paediatrica*, 94, 42—44

Presbury, J., Echterling, L. G., & McKee, J. E. (1999). Supervision for inner vision: Solution-focused strategies. *Counselor Education and Supervision*, 39, 146—152

Rita, E. S. (1998). Solution-focused supervision. *The Clinical Supervisor*, 17(2), 127—143

Rude, J., Shilts, L., & Berg, I. K. (1997). Focused supervision seen through a recursive frame analysis. *Journal of Marital and Family Therapy*, 23(2), 203—215

Schapira, S. K. (2000). *Choosing a counseling or psychotherapy training*. New York: Routledge

Seleman, M. D. , & Todd, T. C. (1995). Co-creating a context for change in the supervisory system: The solution-focused supervision model. *Journal of Systemic Therapies*, 14(3), 21—23

Studer, J. R. (2005). Supervising school counselors-in-training: A guide for field supervisors. *Professional School Counseling*, 8(4), 353—360

Taylor, L. (2010). Workshop manual for training for trainers and supervisor. 2010 SFBTA conference in Banff, Canada

Thomas, F. N. (1996). Solution-focused supervision: the coaxing of expertise. In S. D. Miller, M. A. Hubble, & B. L. Duncan (Eds.), *Handbook of solution-focused brief therapy* (pp. 128—151). San Francisco, SF: Jossey-Bass

Trenhaile, J. D. (2005). Solution-focused supervision: Returning the focus to client goals. *Journal of Family Psychotherapy*, 16 (1—2), 223—228

Triantafillou, N. (1997). A solution-focused approach to mental health supervision. *Journal of Systemic Therapies*, 1, 21—24

Wampold, B. E. (2001). *The great psychotherapy debate: Models, methods, and findings*. Mahwah, N. J. : Erlbaum

Waskett, C. (2005). Solution-focused supervision. *Healthcare Counselling and Psychotherapy Journal*, 6(1). Retrieved December 8, 2008, from http: //www. northwestsolutions. co. uk / sf-supervision-res. html

Waskett, C. (2006). The pluses of solution-focused supervision. *Healthcare Counseling and Psychotherapy Journal*, 6(1), 9—11

Wetchler, J. (1990). Solution-focused supervision. *Family therapy*, 17, 129—138

Worthington, R. L. , Mobley, M. , Franks, R. P. , & Tan, J. A. (2000). A phenomenological investigation of 'good' supervision events. *Journal of Counseling Psychology*, 43(1), 25—34

附录

悼念焦点解决大师 Steve de Shazer

　　当电子信箱出现 Steve de Shazer 过世的消息,我在座位上,整整愣了好几分钟。错愕震惊,是唯一的形容!

　　这该不会只是个谣传吧? 我心里祈祷着。但是联想到,近来为中国辅导学会邀请 Insoo Kim Berg,Steve 的太太,SFBT 另一位创始人,在 2006 年 8 月 24 日至 27 日来台讲学的最后确认工作,中断了好几天,担忧又再度增加。

　　搞不好这也只是个巧合? 怀着一丝希望、忐忑不安地立刻写电子邮件给 Insoo。

　　当从 Insoo 信中收到证实的消息,再也忍不住地,就在计算机桌前哭了起来。

　　几日内,精神好难以集中,脑中一直在萦绕着:Steve 才 65 岁,这么年轻,为什么就离开人世了? 面对这样的事实,我又能做些什么?

　　于是,我问了一些朋友,我该怎么办,他们告诉我,就写封信给 Insoo 致意吧⋯⋯

　　又问了 Insoo 我可以为她做什么。她觉得,只要我能持续为她与 Steve 祈祷就够了⋯⋯

　　我不知道我会这么在意,也不知道我会如此伤心。

　　跟 Steve 不算是很熟的，只是在两次八个月的网络督导课程中有些直接的接触。印象最深刻的，常常是 Steve 简洁、幽默又饶富哲学反思的话语。曾问他，短期咨询的短期是晤谈几次，他的回答是：不做没有必要的次数。我不知如何去提醒与说服一位案主女友要跟他分手的事实，他的回应是：这是你的目标还是案主的目标。我问他一位案主若询问治疗师是否相信他没有打人，他的回应会是：你是否要我说谎，虽然我的答案是不知道。我说我觉得学了 SFBT 跟之前的训练有些混淆，他便恭喜我：混乱，表示我已经开始改变了——一位如此丰富而有趣的人，怎舍得离开人世？！

　　其实，除了网络督导课程中受惠于他智慧与灵敏的回应以外，在这近十年钻研与熟练 SFBT 的过程中，我的生命就与 Steve 有着间接、奇妙而深入的互动。SFBT 看重解决之道、生命正向与可能性的思维，对我而言，已不再只是一种治疗派典，而更是一种富有行动研究意涵的生命哲学。是以，对 Steve 离世的伤心，让我再一次检视 SFBT 对我个人及专业生涯的深远和巨大的影响；对失去 Steve 的在意，也让我再一次确认对 SFBT 的敬重与感谢，无论是在治疗派典的转移或是在实务上的运用。Steve 的突然过世，在我眼中，无疑是生命中一个意外的失落，而且，更是咨询与治疗领域的莫大损失。

　　这样对 Steve 离世的在意与伤心而激发对 SFBT 的敬重与感谢之分享，在跨国的世界里，有着热烈的激荡与回响；这让我在有普同感的支持下，平复冷静了许多，继而涌现的是感恩的怀念。而当 Insoo 开始恢复日常工作并坚信日子要往前走时，我才发现一个我能做的事情：我可以像一些国际友人一般，将 Steve 过世的消息公布，并用中文简介他的生平，而让国内更多关心 Steve 的人以及 SFBT 的同好，得知此重大的消息，同时，也能在他刚离开人世的这段日子，一起为 Steve 和 Insoo 祈祷。当然，也期许 Steve 的离世能再次成为集结 SFBT 发展的力量，召唤起更多的热情、力量与行动投注于 SFBT 的茁壮，进而能为更多的人创造生命中更为多样的可能性！

Steve de Shazer 的生平简介

对于我想说与我能说的一切，并且对于我所说的一切赋予意义，我，已然尽力。

（Steve de Shazer；11 September，2005）

Steve de Shazer 生于 1940 年 6 月 25 日，2005 年 9 月 11 日突然病逝于奥地利维也纳，享年 65 岁。在过世之时，他的妻子 Insoo Kim Berg 随侍在侧。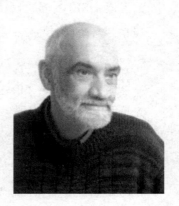

Steve 是焦点解决短期治疗的创始人之一，近来，也被视为是家族治疗重要的代表人物。从 20 世纪 70 年代末期开始，他和他的妻子、同伴以及长期合作者 Insoo Kim Berg 一起，花了近三十年的时间致力于形成和改进 SFBT，后来终于得到国际的广泛认可。Steve 于 1978 至 1989 年期间担任美国密尔沃基短期家族治疗中心（Milwaukee Brief Family Therapy Center）主任，并在生命的最后 16 年内，担任资深副研究员。

Steve 与来访者的沟通风格，很自然地被界定为简约主义。Steve 经常在世界各地进行演讲，频频受邀于欧洲、北美、亚洲等地巡回讲授 SFBT。

Steve 最具代表性的著作是：*Patterns of Brief Family Therapy*（New York：Guilford，1982）、*Keys to Solution in Brief Therapy*（New York：Norton，1985）、*Clues：Investigating Solutions in Brief Therapy*（New York：Norton，1988）、*Putting Difference to Work*（New York：Norton，1991）、*Words Were Originally Magic*（New York：Norton，1994）；de Shazer 的著作有将近 14 种语言的翻译出版。他有一本遗作 *More than Miracle：The State of the Art of Solution-Focused Therapy*，当中对 SFBT 有许多更新的想法，也已出版。Steve 除了就职于多种国际刊物的编辑委员会之外，还有多篇短文著作及许多专业工作经历，可详见美国密尔沃基短期家族治疗中心的网页 www. brief-therapy. org。此外，Steve 曾取得美国威斯康星大学的社会福利学硕士学位，也曾在帕罗奥图的"心理研究机构"（Mental Research Institute）进修，由已故的 John Weakland 督导，两人并因此成为终身好友。

　　Steve 出生于美国的密尔沃基，他的父亲是一位电子工程师，母亲为一位歌剧的演唱家。作为一位反传统和富有创造才能的天才，Steve 的兴趣极为广泛：他是一位喜爱美酒、美食的美食家，也是一位钻研食谱、手艺高超的厨师；他是一位不折不扣的棒球迷，也喜欢在清晨或深夜慢走。他喜欢阅读文哲书籍及侦探小说，也喜欢听 Duck Ellington、Thelonius Monk 及爵士乐曲。尤为特别的是，他可说是一位天才型的艺术家，曾获取美国威斯康星大学的美术学士学位；也因为家传，他接受过古典音乐的训练，能吹奏数种乐器且有专业水平的演出。在年轻时，他还曾在爵士乐的剧院，以吹奏萨克斯风为生。

　　在 de Shazer 的太太 Insoo 心中，de Shazer 是位专注的、努力的、热情的人，也是一位极简哲学者及传统反动者；尤其，对于生活中许多细小的不正义之事，也会执着地战斗着。Insoo 常听到 Steve 说，他觉得他很幸运可以拥有这样的人生,即使在他生病的时候。在 Insoo 心中,Steve 并非是一个完人,但却真的是一个很好的人;她非常珍惜与感谢与 Steve 相处的时光。

　　Steve 的一生不仅留给他的太太、继女、妹妹等家人无穷的怀念,也给咨询治疗专业领域留下深远的影响。

　　注:本文参考 de Shazer 和 Berg 多年的好友 Yvonne Dolan 为 de Shazer 所写的讣文(刊登于美国焦点解决短期治疗协会网页 www. sfbta. org)及 Berg 的致谢文(刊登在密尔沃基短期家族治疗中心的网页 www. brief-therapy. org)撰写而成。

给亲爱的 Insoo 督导的一封信

Insoo，没有想到，在 Steve 离世才十六个月之后，我竟然就要为你的离去而哀悼。你可知道我心里的不舍有多强、恐慌又有多深？

本来是兴高采烈地第四次参与你带领的焦点解决短期治疗的网络督导课程，才开学不到一星期，就被课程秘书通知你骤然过世的消息。怎么可能?！前一天我们才写信，你还答应我要再来台湾的啊！更何况上一次你离开台湾面对我的依依不舍时，还安慰我说："我们总会再相见，在任何时候、任何地方都有可能以特定方式联系……"你忘记了吗？坐在研究室望着计

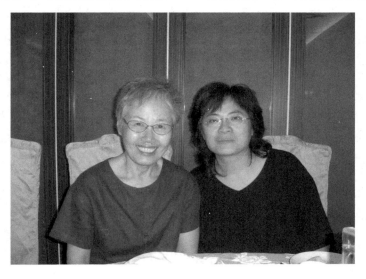

算机,才刚与学生上完这学期焦点解决短期治疗最后一堂研究所的课的我,无法置信地坠入了难过的深渊。

那日,在研究室里,我哭了好久;但我没有想到,我竟然哭了好几天。将近十天,我没有办法做任何事,一说到你,就忍不住落泪;我也开始害怕再接触时时出现在我生活中的 SFBT。一碰触,就想到你已离去。若不是得知你是毫无病痛地平静离开并想象你与 Steve 快乐地在一起,我几乎无法忍受这份痛苦。一个月内,生活中不断出现心不在焉下的混乱与差错;我知道我正在历经失去你的失落,但我不知这份失落会是如此的多,要走过这个失落是如此之久。安慰我的一些朋友要我写下对你的认识与怀念,但是我没有办法提笔;我知道我的思绪因着我的哀伤而断裂、因着对你的思念而纷飞。……直到今日,两个月后,我终于能像之前一样地与你分享生活中的点滴,开始诉说这两个月在我生命中因为你的离去而发生的美丽。

就从我的难过与失落开始说起吧! 其实,我真的很惊讶我对于你离世的反应。检视这份反应让我知道,我对你的爱与依赖有多么的深。

对你的爱与依赖怎么能不深呢? 因为直接接受你的多年督导,才让我真正晓悟 SFBT 的精髓;也通过你贴近当事人主观世界的反馈,让我更为尊敬 SFBT:

结案的时候不见得一定要是所谓的快乐美好的结局,因为生活与生命是不断向前走的过程。每一步的前进都是在目前的快乐与痛苦的动态平衡下,所做出一个现今当事人认为最好的决定……

我知道你很想要帮助当事人结束她的痛苦,但你知道吗? 只有一个人自己走过自己的痛苦,才能变得真正的坚强。

这个世界有很多的不公平,但一个人可以选择与学习如何面对,让自己真正长大地处理这些不公平,而不再是用伤害自己的方式。

通过这些令我深为感动且具省思性的反馈,其实让我真正学习到的是你看待生命的许多哲理。我发现你不再只是我的督导,而已经是我心灵的导师。

尤其,每次在阅读 SFBT 的书籍时,都会有你的名字出现;每次我介绍 SFBT 时,都会提到你的至理名言;我的生活中充斥着 SFBT,而你也时时出现在我的生命中。由于你是我学习 SFBT 的后盾,对你的依赖更是日益加深。

然而,让我更加爱你、尊敬你的原因,是你对待人与生命的方式,以及你为人处世的风范:

你不设立 SFBT 的证照制度,是因为你希望 SFBT 能普及。

你大方地允诺我随时可以向你提出问题,坚持不愿意收费但只期待我将所学传递出去。

在工作坊面对别人的批评,你却说这引发你更多的战斗力。

你告诉我面对其他派别质疑的最好方式,就是去做自己相信的事,而不期待与控制别人的反应。

你在工作坊中对声称来看你的大师风范的回应是:"这应不是工作坊的目的。我们也不是宗教团体。"

七十余岁的你来台湾时不要我随侍在侧地服务,因为你说:"我是坚强独立的女性,我很能照顾自己。"

对你,除了叹为观止,还能说些什么?

意识到对你如此深刻的爱与依赖,撑住了我的悲伤,但却无法止住我对你离去的不舍。为什么呢? 我也不知。忍不住与熟识你的吴熙琄博士联系,她竟主动表示可以跟我一起聊聊你;她温馨地陪伴并分享对你的认识——真诚、直接、坚强、热情、慈爱,就是你的速写。她还跟我说你曾经告诉她,你认为我很好、很高兴认识我,相信很多人可以通过我学习 SFBT。此时,感动的我才知道我还困惑与在意的,是你对我的爱。

　　重新翻阅这几年来我们之间往返的信件,你总是在一两天内回我的信,除了 SFBT 的讨论之外,你会告诉我你从哪国又飞到哪国、你跟哪位朋友在一起做些什么事、你所在地的天气、你在铲雪或在过节,也多次地肯定我并叮咛我要照顾自己的身体……看着你多次署名"Love Insoo"又忍不住哭了起来。从不敢奢望能有你的关怀,但是你的爱却又是如此自然而真切地流露……

　　你的离世带给我强烈的失落,这份失落让我再次厘清我对你的爱与依赖,也再次确认你对我的爱与关怀。本来,我是如此恐慌地害怕失去你,如今,我才明白,在我们之间的爱已经流动,即使不再增加,但这份爱也会一直存在。本来,我愤怒地抗议为何会失去一切,如今我才明白,与你互动的点滴记忆,是上帝给我的一份意外的、美丽的、值得感恩的生命礼物……

　　怀抱着这份生命的礼物,才让我想起挚友赖念华博士为了安慰我曾问起你对我的期待;记得你跟我说过:相信自己,稳健地前进与跨出下一步;但是,怎么做呢? 当新加坡的友人关怀中心强惠芬主任鼓舞我可以去协助建构一个新加坡的 SFBT 中心,来纪念你的离去,我才回想起,你曾鼓励我也可以像韩国一样,找一批同好在台湾成立 SFBT 中心……此时,我蓦然发现,SFBT 是我们相遇的契机,所以,当继续投身于 SFBT 时,就会再次感受到你仿若不曾离开的陪伴,而我们生命的交集,也会如你所说的,以一种特别的方式,继续……延续……

爱你的维素敬上

2007 年 3 月

Insoo Kim Berg 的生平简介

　　2007 年 1 月 10 日于美国密尔沃基居家附近，Insoo Kim Berg 在毫无病痛的情况下，骤然但平静地离世，享年 72 岁。

　　Insoo 与早她十六个月过世的丈夫 Steve de Shazer，并列为焦点解决短期治疗的创始人。生前，她是位于密尔沃基的短期家族治疗中心的协同创始人及执行长，也是焦点解决短期治疗协会的创办人。Insoo 是一位世界闻名的心理治疗师，也是美国婚姻与家庭治疗协会的合格督导与临床工作者。Insoo 相当积极活跃于威斯康星婚姻与家庭治疗协会、社会工作者国家协会以及欧洲短期治疗协会等机构，并提供咨询给各种机构与工作方案，如大学及中小学校、心理健康单位、药物滥用治疗单位、人力资源单位、社会工作、寄养家庭、流浪者之家、受暴妇女庇护所、行为矫治单位、家庭教育中心等范畴。近年来，Insoo 经常于世界各国讲学及带领工作坊，足迹遍及美国、加拿大、南美、欧洲及亚洲（包括韩国、日本、新加坡及中国台湾）。

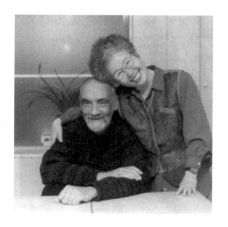

　　Insoo 生平撰写了许多篇短文，也拥有十余本可应用于心理治疗、临床或社

工领域的著作,部分著作在台湾也陆续翻译问世,其包括:Interviewing for Solution(《建构解决之道》,心理出版社)、Tale of Solution(《焦点解决的案例精选》,张老师出版社)、Children's Solution Work(《儿童与青少年焦点解决短期心理咨商》,张老师出版社)、Solution Step by Step、Family Based Service、Brief Coaching for Lasting Solutions 等。Insoo 也曾任 Journal of Marital and Family Therapy、Family Psychology and Counseling Series、Family in Society 以及 Family Process 等著名期刊的编辑。

Insoo,1934 年 7 月 25 日出生于韩国,并在优越的家境环境中长大,也获得韩国梨花女子大学的大学文凭。1957 年,为承袭药厂的家族事业而赴美进修,但在美国找到生涯的新方向——助人工作,最后获得威斯康星大学的社会工作硕士。之后,再参与芝加哥家庭研究所、Meninger Foundation 的硕士后课程,于 1975 开始接受短期治疗及"心理研究机构"的训练,并于密尔沃基家庭服务机构工作多年。因工作之故,于 1977 年与 de Shazer 相恋结婚。两人鹣鲽情深,除了是专业上的伙伴外,更是生命相倚的伴侣。

在 Insoo 亲近朋友的眼中,她是一位天才型的治疗师,具有高度工作热忱并享受于工作之中。她聪明自信、思路清晰、诚信真实、幽默乐观、坚强独立、择善固执,对人则是敏锐、大方、热情、温暖、慈爱、尊重以及全然信任人的自我决定,也总是会影响与她接触的人们。在平日生活里,Insoo 生活很有规律,即使是在寒冬中仍然坚持早起的习惯。她喜爱各种活动,包括散步、肢体伸展、园艺、爬山等。由于 Insoo 的瑜伽素养甚高,所以身体状况甚佳。此外,听古典音乐、阅读小说、做菜也是她的兴趣,但 Insoo 更喜爱徜徉于沉默的美丽与大自然的奥秘中。

Insoo 的过世,无疑是心理治疗界的莫大损失但她对人类的贡献,却又无法不流芳万世。

注：本文乃参考 Insoo 好友纪念她的文章撰写而成。

Yvonne Dolan（2007）．Tribute to Insoo Kim Berg．

Brian Cade（2007）．Obituary：Insoo Kim Berg．

SFBT 训练课程之活动 BOX 检索